中医奇腑奇经系统临证新论

主审　张学文

主编　刘绪银　苏凤哲

副主编　谢淑梅　董斌　杨丹　范桂清

编委（以姓氏笔画为序）

卜献春　毛宇湘　石浩　刘桂兰　刘李玟韬

刘建设　苏博伦　李华　李永红　李福海　张林

张娜　张尚华　周梦佳　周光春　郭晓瑾　盘继顺

谭英

人民卫生出版社

图书在版编目（CIP）数据

中医奇腑奇经系统临证新论 / 刘绪银，苏凤哲主编.
—北京：人民卫生出版社，2017
ISBN 978-7-117-23969-1

Ⅰ．①中…　Ⅱ．①刘…　②苏…　Ⅲ．①中医临床 -
经验 - 中国 - 现代　Ⅳ．①R249．7

中国版本图书馆 CIP 数据核字（2017）第 012258 号

人卫智网	**www.ipmph.com**	医学教育、学术、考试、健康，
		购书智慧智能综合服务平台
人卫官网	**www.pmph.com**	人卫官方资讯发布平台

中医奇腑奇经系统临证新论

主　　编：刘绪银　苏凤哲
出版发行：人民卫生出版社（中继线 010-59780011）
地　　址：北京市朝阳区潘家园南里 19 号
邮　　编：100021
E - mail：pmph @ pmph.com
购书热线：010-59787592　010-59787584　010-65264830
印　　刷：北京铭成印刷有限公司
经　　销：新华书店
开　　本：710×1000　1/16　印张：16.5　插页：2
字　　数：305 千字
版　　次：2017 年 5 月第 1 版　2017 年 5 月第 1 版第 1 次印刷
标准书号：ISBN 978-7-117-23969-1/R・23970
定　　价：45.00 元
打击盗版举报电话：**010-59787491**　**E-mail：WQ @ pmph.com**
（凡属印装质量问题请与本社市场营销中心联系退换）

主 编 简 介

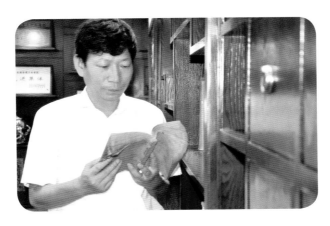

刘绪银,湖南省武冈市人,二级主任医师,国家优秀中医临床人才,硕士研究生导师,国医大师张学文教授、路志正教授、李今庸教授弟子,全国第五批老中医药专家学术继承工作指导老师、脑病专家王净净教授学术继承人,湖南省非物质文化遗产传统医药项目"龙山药王医药文化"代表性传承人。

7岁起在叔叔指导下学习中医药,1981年考入湖南中医学院中医专业学习。曾任《湖南中医药导报》(现《中医药导报》)编辑部主任,协助国医大师路志正创办《世界中西医结合杂志》,2006年参与了执业医师考试办法修订讨论。系湖南省卫生系列高级职称评审专家、中华中医药学会脑病专业委员会常委、中华中医药学会风湿病专业委员会委员、湖南省中医药和中西医结合学会老年病与虚证专业委员会副主任委员、《湖南中医药大学学报》常务编委、《传统医药保护与传承》执行主编。临床以老年疾病,尤以心脑血管疾病、风湿骨病、肝病为特长,担任多家中医药医疗机构学术顾问和中医药期刊编委,出版《〈肘后救卒方〉新解》《国医大师张学文临床经验传承集》《中医教您防治中风》等学术著作12部,发表医学、哲学论文130余篇,获省、市科技进步奖及省优秀自然科学论文奖10项。

主 编 简 介

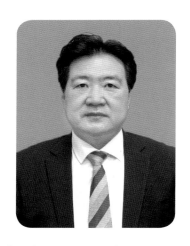

苏凤哲,中西医结合主任医师,医学博士,中国中医科学院中医药学博士后,国医大师路志正的传承弟子,硕士研究生导师,第一批国家优秀中医临床人才,首届中医药传承奖获得者,现任北京市通州区中西医结合医院副院长兼国医馆馆长,兼任中华中医药学会中医科普委员会常委、中国中医药研究促进会推拿砭石刮痧委员会常务会长、中华中医药学会特色疗法与适宜技术推广联盟副主席兼秘书长、北京市中医师协会理事、《世界中西医结合杂志》常务编委,在国家级医学期刊发表论文80余篇,获省部级科技进步奖3项,出版著作8部。

路　序

　　中医药学源远流长,从理论体系的建立到现在已有两千多年的历史,既为中华民族的繁衍昌盛作出了巨大贡献,也为世界人民的健康发挥了重要作用。中医药学不仅理论上强调"天人合一""整体观""治未病""三因制宜""药本自然",与现代医学发展趋势相符,而且许多技术方法在对多因素综合作用导致的各种慢性疾病和某些急症的防治及养生保健、改善与提高人类生存质量等方面,依然可起到其他传统医学和西医不可替代的作用。这是中医药学在世界传统医学中独秀并发展至今的关键所在,也是它继续存在与发展的基础。

　　诚然,中医理论体系毕竟是形成于古代,与现代科学文化存在差异,在一定程度上难以被受现代科技文化熏陶的人群所接受。近百年来的中医药学的学术发展也存在继承创新上的不足,许多宝贵精华,如伏邪学说、毒邪学说、奇恒之腑理论、奇经理论、辨病论治体系等,没有给予很好的继承发扬,致使对一些现代疾病缺乏有效理论指导和技术支撑,影响了中医药学的广泛认同与发展。因此,积极开展中医研究,构建与社会发展相适应的现代中医理论体系,是中医药学发展的必由之路。

　　学科的发展必须和社会、文化、科技的发展相适应,是继承与创新、主体发展与开发兼容的辩证统一的过程。发展中医药学,必须正确处理好继承与创新、主体发展与开放兼容的关系。不同时期的不同医家从不同角度、不同层面探讨了人体生理病理规律,提出了许多观点、方法,充分继承先贤经验,就有可能对人体生理病理产生较为完善的科学认识,寻找到中医药学发展的突破口和防治疾病的有效途径。要在中医文献和经验的发掘、整理的基础上,准确运用中医药学的思想、理论、方法,并借鉴应用现代科学技术方法、手段、成就,对现代社会、自然环境下的疾病积极开展多学科、多点位、多层次的立体研究,遵循中医理论构建规律,创立新说。学生绪银等著的《中医奇腑奇经系统临证新论》正是如此。

奇恒之腑与奇经八脉理论肇始于两千多年前的《黄帝内经》,虽然后世医家亦有论述,但依然缺乏系统性,而且许多问题争执不一,造成了学术上的紊乱。作者本着发展中医药学的目的,在文献研究的基础上,根据中医的认识思维方法和中医理论构建规律,结合现代研究成果,对奇恒之腑、奇经八脉的生理病理进行了全面的系统的探讨,提出了许多新的见解。如对奇恒之腑,既补充了其阴阳五行四时之"象",又提出应将"膻中""命门""精室"归入奇腑之中。在奇经八脉方面,不仅对督脉、阳跷、阳维的循行起止做了订正,认为起于头部,而且补充了八脉的根、结、标、本和属络关系及腧穴。在奇腑奇经的疾病方面,不仅认为中风、呃逆、不孕不育、遗精、多寐、失眠、眩晕、癫狂、痫、痉病、瘿病等属于奇腑疾病;而且还提出了脑温、脑痨、脑蛊、脑水、脑萎、神惮、胆蛊、脉痹等新病名,详细论述了病因病机、临床表现、治疗方法,并附录名家和自己的经验,有较高学术水平和临床指导意义。

科学研究是无止境的探索,新理论、新方法、新观点的创立,并不是一开始就能完全符合现有传统理论,因此,要对新观点予以宽容。如果过早以固有观念加以评判,不仅切断了新理念与传统理论互相渗透、接轨的途径,而且会导致在现时看来不符合固有观念而将来却有可能为学科发展所用的甚至接近学科发展方向的理论被扼杀。不同的学术思想、观点只有通过争鸣,在相互激荡的过程中得到修正、完善,才能接近真理,进而实现学术突破和创新。尽管《中医奇腑奇经系统临证新论》也存在不足,需要不断完善,但作者敢于提出新观点的精神值得赞扬,这不仅需要勇气,而且更需要深厚的学力和丰富的知识,故乐为之序。希望绪银等不断努力,勇于创新,在中医药理论和临床上取得更大的成就。

路志正

2015年8月

张　序

"唯楚有才,于斯为盛"。几千年来,湖南以其优越的自然环境和"心忧天下,敢为人先,经世致用,兼收并蓄,勤勉笃实,百折不挠"的精神品质,孕育和吸引了许多历史名人,造就了许多名医。从神农尝百草卒寝茶乡起,中医药学灵犀已广灌湖湘大地。相传秦始皇曾遣侯生、卢生访仙药于湖南省武冈境内的云山,长沙马王堆出土了早于《黄帝内经》的医药养生学著作14种,孙思邈、李时珍采药湘中龙山,传至当代,李聪甫、谭日强、欧阳锜、刘炳凡、夏度衡等医家更是名闻全国。这对湖湘中医工作者起到了良好的熏陶和激励作用,学生刘绪银主任医师就是在这种环境下茁壮成长起来的。

绪银出生于湖南省武冈市,少时挖采草药以资学费,成而入湖南中医学院(现湖南中医药大学),步涉岐黄。三十年如一日,辛勤耕耘,勤求古训,广寻名家,博采众长,参酌新知,融合实践,不断创新,时有新论问世。先后发表了《肾实证的诊断与治疗》《肺阳虚的诊断与治疗》《冠心病从胆论治》《奇经八脉病证辨析》等130多篇较高学术水平的论文,出版了《〈肘后救卒方〉新解》等多部学术著作,取得了多项省级科技成果,整理发表了许多名家的经验,当是中医的坚定实践者和探索者。如今,又与国医大师路志正教授弟子苏凤哲主持编著了《中医奇腑奇经系统临证新论》,令人欣慰。

继承创新是中医药学发展的永恒的主题。继承中医就是要认真发掘、整理古今中医文献和名家经验,按照中医的认识思维方法,在中医理论指导下,积极开展中医药学的学术和临床研究。创新就是要在研究的基础上,提出新的理论、观点、方法,实现中医理论、技术、方法上的突破,构建起适合现代需求能有效指导现代临床实践的理论体系、技术体系,《中医奇腑奇经系统临证新论》正是如此。

奇恒之腑与奇经八脉,虽然秦汉时期成书的《黄帝内经》已有论述,但一直没有受到医家的足够重视,即使后世少数医家有所论述,但在奇腑的内涵、阴阳五行属性、生理功能、生理特性、病理特征和八脉起止循行、属络关系、生理功能及奇腑奇经在人体生理病理变化中的地位等方面,不仅缺乏全面系统的认识,而且还争论不休、相互矛盾,对于奇腑奇经的病证更是少有论述,显然不利于中医药学的学术发展和临床实践。作者在广泛研究中医经典理论和中医文献的基础上,结合现代研究成果,按照中医理论体系构建的规律,对奇腑奇经的生理病理及其与其他藏腑经络、形体官窍、气血津液、自然环境之间的相互关系进行了详细的论述,提出了许多新观点。

此举一例,如脑,因《黄帝内经》在构建中医理论体系时受当时的哲学影响,认为心主神明,只极为简单地介绍了脑病的症状,后世医家也只有散在认识。作者在文献研究的基础上,对脑的生理病理进行了系统论述,详细论述了各种脑病的病因病机、临床表现、发病类型与西医病类、治疗方法,介绍了名家及自己的经验。

纵观本书,征引广博,论断精辟,见解新颖,有较高的学术水平,对临床实践有较好的指导价值,值得一读,故乐为之序。

张学文

2015年8月

李　序

　　任何学科必须不断进行理论创新，才能继续存在和发展。中医学与西医学的创新有明显的不同，西医的创新是基于实验方法获得认识后以新理论代替旧理论，中医学的创新是对传统理论的继承和发挥。几千年来，中医学在继承的基础上创新，取得了较大发展，创造了许多医学史上的辉煌奇迹。《伤寒论》继承《黄帝内经》对外感热病的认识，将经络理论与外感热病（广义伤寒）变化规律相结合，提出了六经辨证。明清时期的温病诸家，在充分继承《黄帝内经》中有关温病、热病和卫、气、营、血、三焦的认识及《伤寒论》的基础上，建立了卫气营血辨证和三焦辨证理论，发展和完善了温病学说。

　　然而，受医家的认识及人文环境的影响，在中医学发展的历程中，中医学的继承存在明显的不足，不仅许多宝贵精华没有得到较好地继承和发扬，如伏邪学说、毒邪学说、奇腑理论、奇经理论、辨病论治体系等，而且，有些传统概念、理论被曲解、异化，如藏象被异化为脏腑，导致当代相当一部分中医人缺乏中医思维，这又制约了中医学术的全面发展。发展中医学，必须遵循中医学理论形成和发展规律，全面准确地发掘、整理、研究中医经典和历代文献，充分继承先贤经验，在恢复中医学本来面目的基础上，结合实践经验，进行创新。

　　中医学的继承发扬任重道远，需要广大中青年中医脚踏实地，认真研读经典，博采诸家，跟名师，勤临床，遵循中医学的认识方法和思维模式、理论构建规律，勇于创新。学生绪银和他的合作者通过对中医文献的研究，在尊重原始概念、理论和充分吸收历代先贤经验的基础上，结合临床实践，对奇恒之腑和奇经八脉的生理病理及其与其他藏腑经络的关系进行了深入研究，编著《中医奇腑奇经系统临证新论》，令人欣慰，可喜可贺。本书首次将奇腑奇经作为一个系统进行阐述，提出了许多新观点、新理论，如认为藏象不等同于脏腑，督脉、阳跷、阳维起于头，膻中、命门、精室当归入奇腑，将经脉分为血脉与经络，并补充了奇腑之象、奇经之属络,详细探讨了奇腑奇经的生理病理特征,系统地介绍了相关病证,较好地继承、发展、完善了奇腑奇经理论。

纵观全书,征引广博,论证充分,内容详细,观点新颖,具有较高的学术价值,值得中医临床、教学、科研人员一读,故乐之为序。

李今庸

2017年1月于湖北中医药大学

前　　言

　　我出生于贫困的武冈农村,那时的农村缺乏现代医药,赤脚医生常以简、便、廉的中草药治疗乡亲们的常见疾病,屡获奇效。尤其是父亲的泌尿道结石仅以一味田野山坡皆有的草药打鼓藤治愈,使我对中医药产生了浓厚的兴趣。7岁时起,在基层从事医疗卫生工作的叔叔的指导下,对照中草药书,挖采细辛、荆芥、田基黄、茵陈、鱼腥草、金银花等中草药。1981年,考入湖南中医学院学习,走上中医之路。

　　大学期间,课外得到了著名中医外科专家彭泽南先生和《黄帝内经》专家李育福先生的单独指导,经常聆听闻名全国的湖南中医五老(李聪甫、谭日强、欧阳锜、刘炳凡、夏度衡先生)的学术讲座。毕业后,分配到新邵县中医院工作,承蒙时任院长的湖南省名中医孙广生先生的厚爱,主持医院科研工作,取得了多项省级科研成果。1999-2002年,在省卫生厅和中医管理局及省中医药学会领导的提携下,借调到省学会主持《湖南中医药导报》(现《中医药导报》)编辑部工作,结识了许多中医名家,增长了见识。2003年,拜师于国医大师张学文教授门下。张老为开拓我的思路,提高我的中医水平,又将我介绍给路志正教授、李今庸教授等中医大师,请他们传道解惑。十多年来,恩师们待我如子,告诫我读经典、学各家、跟名师、勤临床,才是中医成才之路,要认真研读中医经典,从字、词、句和经典成书的人文环境入手,准确把握原文的内涵,全面掌握中医认识思维方法与理论,并正确运用于临床实践,并经常携我参加学术活动,获益匪浅。随着知识的积累和临床实践的深入,发现许多中医经典及传统理论被淡化甚至被掩没了,有些概念、理论甚至被错解,影响了中医学术发展和人才培养。于是,在恩师们的悉心指导下,我和合作者着手对一些经典及经典理论进行研究,出版了《〈肘后救卒方〉新解》等作品。现在,历时十余年,四易书稿,终于完成了《中医奇腑奇经系统临证新论》。

　　本书的编写,得到了许多中医名家的帮助,国医大师路志正、张学文、李今庸教授等三位恩师亲自作序,在此表示衷心感谢。但因天性愚钝,学业不精,恐有错漏,敬请读者指正。

　　继承往圣绝学,发展中医学,是中医人的历史使命和共同担当,让我们共同努力,为继承好、发展好中医药学,为健康中国事业,做出自己的应有贡献。

刘绪银
2017年2月

目　录

第一章 导 论

　　奇恒之腑与奇经八脉理论是中医藏腑经脉理论体系的重要内容,是关于它们的生理病理及其与其他藏腑经络、形体官窍、气血津液、自然环境之间的相互关系的学说。要正确认识奇恒之腑、奇经八脉,必须从中医药学的认识思维方法和理论构建规律入手。

第一节　中医药学的基本认识方法

　　中医药学的基本认识方法主要有直察法、试探法、类比法、内视法、实验法。

一、直察法

　　直察法是通过感觉器官直接观察认识事物,有望、闻、触、尝、解剖等五法。

　　1. **望法**　望法是通过眼的视觉观察人和物的形态结构、颜色、光泽等,以此了解人体生理病理变化和药物、食物等的特征。

　　2. **闻法**　闻法包括听法、嗅法。听法是通过耳的听觉感知人的声音变化,了解人体生理病理变化的特征。嗅法是通过鼻的嗅觉感知物质的气味,了解人体生理病理变化和食物、药物特征。

　　3. **触法**　触法又叫切法,是通过触觉对有形物进行触摸、按压,感知事物形态结构以及人的生理病理变化的特征,如切脉、按腹。

　　4. **尝法**　尝法是通过舌的味觉感知人体某些有形之物(含分泌物)和药物、食物等特征,了解人体生理病理变化特征与药物、食物属性。

　　5. **解剖法**　解剖法是通过对人体的剖割分解来认识其组织结构形态。原始社会,人们宰杀动物对解剖知识的积累起到了促进作用。奴隶社会通过宰杀战俘和枭首、车裂等刑罚以及剔肉置骨的葬俗,对人体结构有了一定的认识。中医药学曾积极倡导通过解剖法认识人体,《灵枢·经水》指出:"若夫八尺之士,皮肉在此,外可度量切循而得之,其死可解剖而视之。其藏之坚脆,府之大小,谷之多少,脉之长短,血之清浊,气之多少,十二经之多血少气,与其少血多气,与其皆多气血,皆有大数。"古代医家通过对人体的解剖,发

1

现"心重十二两,中有七孔三毛"(《难经》);肺者,"为心之盖也"(《素问·痿论》);"肝独有两叶"(《难经》),并认识到熟悉藏腑器官的解剖结构在临床诊疗中具有重要意义,《素问·刺禁论》云:"藏有要害,不可不察……刺头,中脑户,入脑立死;刺脊间,中髓为伛。"

二、试探法

试探法是先尝试性地提出观点,然后采用相应的措施进行研究,以了解事物变化规律及判定认识是否正确,类似于今天的假说试验法。人类对自然的认识总是由失误较多、较粗逐渐发展到正确细致而逐步逼近真理的,在这一过程中,常常提出假说,进行试探性研究。恩格斯指出:"只要自然科学在思维着,它的发展形式就是假说。"

试探法实际上是包括观察、试验,还有归纳、演绎、类比、推理和概括等多种认识思维方法,甚至包括科学的想象。这对于科学理论的发展,特别是重大的科学发明与创造是必不可少的。在中医药学的发展史上,历代医家总是不断提出假说,如刘完素的"火热论"、张子和的"攻邪论"、吴又可的"瘟疫论"、叶天士的温病"卫气营血学说"等,并不断实践,加以修正和完善,以实现中医药学的创新。

三、内视法

内视法,又叫内照法、返观法、内景返视法,是通过某种特殊方法向内体察机体自身生理病理(内在景观)的方法。李时珍《奇经八脉考》说:"内景隧道,唯返观者能照察之。"有学者认为,如藏腑颜色、经络等,有可能就是通过内照法获得的认识。

四、类比法

类比法,又叫援物比类法。人们为了变未知为已知,常把陌生的对象和熟悉的对象相比较,把未知的东西和已知的东西相比较,产生新的认识。类比在科学研究中具有启发思路、提供线索、触类旁通的作用,许多科学发明就是借助于类比法发现的。康德指出:"每当理智缺乏可靠论证的思路时,类比这个方法往往能指引我们前进。"中医药学十分重视类比法,《黄帝内经》将自然、社会(国家)类推于人的生理病理,如云:"心为君主之官""肺为相辅之官""肝为将军之官""肾为作强之官""脾胃为仓廪之官"。"天温日明,则人血淖液而卫气浮,故血易泻,气易行;天寒日阴,则人血凝泣而卫气沉"。

类比法在许多情况下是有效的,但因忽视了事物之间的差异性,又限制了结论的正确性,导致牵强附会。

五、实验法

实验法是在自然环境下或模拟条件下观察研究对象的一种方法。中医是建立在实践经验基础上的,特别重视在活体上进行实验,中药及复方的功效、主治的发现,都是在活体上反复实验的结果。

动物实验是医学研究中常用的方法,是以人与动物的相同点为基础,通过对动物的观察研究,然后将实验结果与认识类推到人,这对医学的发展具有较大的推动作用。中国自汉代就开始了动物实验,汉·魏伯阳通过动物考察丹药的效验。公元五世纪,刘敬权以獐为实验对象,人为致伤獐,伤口塞以愈伤之药,以考察药物的疗效。北宋时期,医家以毒箭刺伤鸡或犬,使其中毒,再外敷或内灌解毒药,以观察药效。遗憾的是,由于各种因素的影响,实验法在中医药学发展过程中没有得到进一步放大。相反,西方医学则借助了科学发展所提供的技术条件不断完善与发展了这一方法,使医学理论发生蜕变而获得巨大发展。诚然,因动物与人有差异,动物试验所得出的认识也存在局限性。

第二节 中医药学的思维模式

中医药学的思维模式是中医药学理论体系构建过程中的理性认识的方法学体系,在中医药学理论体系的构建和发展中起到决定性作用。

一、意象思维

意象思维是最原始最基本的思维方式。世界上的事物及其变化是无穷无尽的,人的思想和情感也是无形可见的,人们总会遇到"只可意会、不可言传"的困境,那么,如何描述它们? 人们选择了"象",以象表形、表意、示物。《周易·系辞》云:"圣人立象以尽意","是故易也者,象也;象也者,像也;像,相似之谓也。"段注《说文》云:"古书多假象为像。像者,似也,凡形象、图像、想象字,皆当从人,而学者多作象,象行而像废矣。""故诸人之所以意想者,皆谓之象。似古有象无像,然像字未制以前,想象之义已起。"王冰注《素问》说:"象,谓所见于外,可阅者。"可见,象包括形像、征象、像似。

意象思维在文字、概念的形成过程中具有十分重要的作用,中国最早的文字就是象形字。意象思维是中医药学最主要的和最基本的思维,古人通过解剖发现各藏腑后,常拟形为字对藏腑进行命名。如"肺",其声符为"市",《说文》:"市,韠也。上古衣,蔽前而已,求以象之","市"即遮盖物,表示肺居胸中而蔽盖心,《素问·痿论》云:"肺者,藏之长,为心之盖也。"

二、直觉思维

直觉思维又称体验思维、顿悟、心法、省悟、心悟、冥想、禅悟,是在对被认识的对象的直观认识的基础上,以非逻辑、非理性的形式认识事物本质的一种思维形式。直觉思维是通过对某些问题念念不忘,殚心思虑,反复琢磨,终于心领神悟,获得独到见解的认识方式,它与人们通常说的"灵感"相关。直觉是人类思维活动中客观存在着的思维方式,是以实践经验的积累、比较、分类、概括为前提的,其结论是通过体验和经验得出的。早年,西方的哲学家注重逻辑思维,认为归纳或演绎等足以做出科学发明和发现,但许多天才的重要发现是通过诸如假想、猜测、直觉或灵感等非逻辑思维方式方法提出的。

中医药学许多概念、命题来自古代医家的体验和经验,属于非逻辑性结论。古代医家一方面以直觉思维研究前贤的学术思想,另一方面通过直觉思维完善或阐明自己的见解和发现。周学霆《三指禅》指出:"医理无穷,脉学难晓,会心人一旦豁然,全凭禅悟。"诚然,因直觉思维使人联想和认识扩大空间,存在非理性因素,因此,对于同一事物,人们的体悟常"仁者见仁,智者见智",这是中医各家学说蜂起的原因之一。

三、尚同思维

《荀子》云:"天下无二道,圣人无二心。"尚同思维是古代的重要思维模式,是从事物的相似性或相同性出发进行认识事物,认为世界上万事万物的本原和组织构成以及变化规律是相一致的,甚至是同步的。

中医药学的尚同思维主要体现在天人合一、天人感应、子午流注学说中,认为人与自然、社会具有高度统一性,人体各系统与整体、自然的协同一致是生命活动进行下去的保证。《灵枢·邪客》云:"人与天地相应。"《素问》云:"其气九州、九窍、五藏、十二节,皆通于天气"(《生气通天论》)。"六合之内,天地之变……四变之动,脉与之上下,以春应中规,夏应中矩,秋应中衡,冬应中权"(《脉要精微论》)。

四、整体系统思维

系统指由相互联系的若干部件所组成的,具有一定的相对稳定性结构的整体。整体系统思维是注重分类与联系,以整体性、联系性、有序性、动态性和调控性为基本原则,认为世界上的万事万物都不是孤立存在的,而是互相联系、互相依存、互相制约的整体。这种思维要求医学实践从分析和处理事物之间或事物本身内部存在的不同形式的错综复杂的关联着手。

中医药学首先将自然、社会与人作为一个有机联系的整体,分为木、火、土、金、水五大系统,把人体分为心、肝、脾、肺、肾五个次级系统,认为人与自然万物遵循着同一运动规律，"天地之间,六合之内,其气九州、九窍、五藏、十二节,皆通乎天气"(《素问·生气通天论》)。其次,把人本身看作小系统,把藏腑、经络、形体、官窍、精气神等作为要素来研究,将人体各脏器组织、四肢百骸、九窍和精神情感以及内外表里作为一个联系的系统整体进行研究,强调内外相合相应,"藏居于内,形见于外",提倡"司外揣内",根据局部变化,如舌、脉、面部变化来判断整体状态。

亚里士多德指出:"整体大于它的各部分的总和"。整体系统思维具有还原分析方法所不可及的视野,能发现分解方法不能及的客体的一些属性和特点,在理论上和实践中都具有很大的积极意义。但整体系统思维不注重分析,缺乏对各部分做深入细致的研究,在一定程度上又有局限性。

五、辩证思维

辩证思维属于抽象思维,是从事物与事物之间以及事物内部的对立双方的关系出发认识事物。辩证思维有助于揭示事物生成、发展和变化的规律。任何一位科学家所取得的任何一项科学成果,都是理论与实践在某种程度上结合的产物,必须进行科学抽象,在不同程度上应用辩证思维。

中医药学移植了古代的阴阳学说,具有较明显的辩证思维。中医认为"人生有形,不离阴阳",人的生理活动是阴阳二气对立制约、互相利用、消长转化的表现形式,阴阳的有序制约、消长转化的协调和谐状态被破坏就是病态,《素问》云:"阴平阳秘,精神乃治;阴阳离决,精气乃绝"(《生气通天论》)。"阴胜则阳病,阳胜则阴病"(《阴阳应象大论》)。故诊断与治疗疾病要"察色按脉,先别阴阳"(《生气通天论》),"调气之方,必辨阴阳,定其中外,各守其乡";"谨察阴阳所在而调之,以平为期"(《素问·至真要大论》),重视辩证论治,强调因人、因时、因地制宜。

六、逻辑思维

逻辑思维是高级思维形式,是根据事实材料,遵循逻辑思维规律、规则,通过比较、类比、分析与综合、演绎与归纳等做出判断和进行推理,形成概念、命题。中医药学与其他民族的传统医学相比,能够取得卓越的成就,并至今仍然发挥作用,关键在于其善于应用逻辑思维方法,建立了比较科学的理论体系。

中医药学的逻辑推理模式与西方的逻辑推理模式不同,西医的推理是从小前提到大前提、从具体到抽象、从个别到一般。中医药学则是重于从一般到个别、从抽象到具体、从大前提到小前提。如从阴阳为世界变化的总规律出发,推导出人亦有阴阳和藏腑分阴阳。

第二章 奇恒之腑

奇恒之腑的理论肇始于《黄帝内经》,但至今缺乏系统化研究,故有必要按照中医药学的认识思维方法,遵循中医药理论构建规律,对奇恒之腑进行深入研究。

第一节 概　　论

奇恒之腑是藏象的重要组成,研究奇恒之腑必须从藏象学说的内涵入手。

一、藏腑

《黄帝内经》称器官组织为"藏"与"府",而不是"脏""腑"。"藏"与"府",古义相通。《群经音辨》云:"藏,藏之府也。"《玉篇》曰:"府,聚也,藏货也。"《说文》说:"府,文书藏也。"故《黄帝内经》又将"藏"与"府"统称为"藏",如《素问·灵兰秘典论》之"十二藏之相使"。

"藏""府"是藏物之器,故必有形,藏腑之形是通过对人的解剖获得的认识。《史记·殷本记》载纣王为验证"心有七窍",下令"剖比干,观其心"。《史记·扁鹊仓公列传》载中庶子语:"医有俞跗……因五藏之输,乃割皮解肌,诀脉结筋,搦髓脑,揲荒爪幕,湔浣肠胃,漱涤五藏"《灵枢》云:"若夫八尺之士,皮肉在此,外可度量切循而得之,其死可解剖而视之。其藏之坚脆、府之大小、谷之多少、脉之长短……皆有大数"(《经水》)。"藏府之在胸胁腹里之内也,若匣匮之藏禁器也,各有次舍,异名而同处"(《胀论》)。在我国古代,常拟形、会意为字,赋予文字以特殊内涵。如"心",甲骨文为"♡",金文为"❸",小篆为"♨",均像心脏之形,其中的点代表血。肝、肺两字均为形声字,"月",古"肉",《说文》曰:"凡肉之属皆从肉"。《说文》:"肝,木藏也。"《释名》云:"肝,干也,五行属木,故其体状有枝干也"。《释名》:"肺之声符为市",《说文》:"市,韠也。上古衣,蔽前而已,市以象之","市"即遮盖物,故《素问·痿论》云:"肺者,藏之长也,为心之盖也。"可见,藏腑的原始概念是指有具体形态的藏于体内的组织器官。

二、藏象

"象",与"像"通,段注《说文》云:"古书多假象为像。像者,似也,凡形象、图像、想象字,皆当从人,而学者多作象,象行而像废矣。"《周易·系辞》云:"象也者,像也;像,相似之谓也。"因"象"有形象、征象、像似、表现、想象等含义,故医家对藏象有不同的解释:一是从"象征"解,谓藏象是藏腑的外在表现,王冰注《素问》云:"象,谓所见于外,可阅者也。"此说忽视了"藏之于内"的"像"。二是从"像形"解,张志聪《素问集注》曰:"象者,像也,论藏腑之形象,以应天地之阴阳也。"此说忽视了"形之于外"的"象"。三是认为"藏"与贮藏之"藏"同义,"象"从"征象"解,是指收藏之气的征象。今人称"藏象"为"脏象",对其本义没有一致认识。一版教材《内经讲义》认为"对活着的人体进行观察来研究内脏活动规律的叫藏象。"二版教材《内经讲义》只对藏象学说作了论述。四版教材《内经选读》谓"藏是指藏于内的脏腑,象主要指脏腑功能反映于外的征象及脏腑的实质形象。"

《素问·六节藏象论》先论"天以六六为节,地以九九制会"之天度气数;继述"生之本,本于阴阳,其气九州、九窍皆通乎天气""天食人以五气,地食人以五味。五气入鼻,藏于心肺……五味入口,藏于肠胃,味有所藏,以养五气";然后提出"藏象何如",并进行解答:"心者,生之本,神之变也,其华在面,其充在血脉,为阳中之阳,通于夏气。肺者,气之本,魄之处也,其华在毛,其充在皮,为阳中之太阴,通于秋气。肾者,主蛰,封藏之本,精之处也,其华在发,其充在骨,为阴中之少阴,通于冬气。肝者,罢极之本,魂之居也,其华在爪,其充在筋,以生血气,其味酸,其色苍,此为阳中之少阳,通于春气。脾、胃、大肠、小肠、三焦、膀胱者,仓廪之本,营之居也,名曰器,能化糟粕,转味而入出者也,其华在唇四白,其充在肌,其味甘,其色黄,此至阴之类,通于土气。凡十一藏取决于胆也。"显然,"藏"指藏于内的脏器,"象"即"象似"征象。

古人虽然通过解剖可以了解藏于内的藏腑之形,但受条件限制,对脏器组织的生理特性不可能深入认识,故取类比象,移植演绎阴阳五行学说、天人感应学说等,对藏腑的生理特性进行探讨归纳。《素问·五运行大论》云:"天地阴阳者,不以数推,以象之谓";王冰注曰:"象,为气象也。言五藏虽隐而不见,然其气象性用,犹可以物类推之。何者,肝象木而曲直,心象火而炎上,脾象土而安静,肺象金而刚决,肾象水而润下。夫如是,皆大举宗兆,其中随事变化,象法傍通者,可以同类而推之尔。"《素问·经脉别论》认为"太阳藏……象三阳而浮也";"少阳藏……象一阳也,一阳藏者,滑而不实也";"阳明藏……象大浮也。"《素问·五藏别论》云:"脑、髓、骨、脉、胆、女子胞,此六者地气之所生也,皆藏于阴而象于地。"

医学研究的对象是具有生命活动的人,虽然解剖方法有助于对人体结构和生理病理的认识,但解决不了结构(形)与生命功能活动(神)的内在关系问题。结构与功能是生命体的普遍属性,结构和功能的有机统一即"形与神俱",才是生命的内在本质。恩格斯《自然辩证法》指出:"整个有机界在不断地证明形式和内容的同一或不可分离。形态学的现象和生理学的现象、形态和功能是互相制约的。"医学就是要回答生命过程是怎样产生的? 形态与结构是如何有机统一的? 形体各部是如何联系协调的? 对于这些问题,在科技高度发达的今天仍没有阐明,显然在科技落后的古代更是无法回答的。但深入认识是人类固有的本性,是医学必须为之努力的。于是,通过思辨推测生命现象的内在本质联系也就是其必然的选择。恩格斯《路德维希·费尔巴哈和德国古典哲学的终结》指出:"用理想的、幻想的联系来代替尚未知道的现实的联系,用臆想来补充缺少的事实,用纯粹的想象来填补现实的空白。它在这样做的时候,提出了一些天才的思想,预测到一些后来的发现,但是也说出了十分荒唐的见解,这在当时是不能不这样的"。中医通过取类比象,移植精气学说、阴阳学说、五行学说、天人感应学说等,从气本原论出发,从一般推演到个别、从抽象推演到具体,把气作为生命的基本要素,认为生命活动的实质是阴阳二气运动变化的过程和结果。《素问》指出:"气合而有形"(《六节藏象论》),"出入废则神机化灭,升降息则气立孤危。故非出入则无以生长壮老已,非升降则无以生长化收藏。是以升降出入,无器不有。故器者,生化之宇,器散则分之,生化息矣。故无不出入,无不升降"(《六微旨大论》)。可见,将解剖发现的器官称"藏象",赋予了新的涵义,"藏"指气之聚而为形的本体性结构,"象"即是气之化的生理特征。

"藏象"有三个层次的内涵:第一层是本体结构,指通过解剖发现的藏于内的器官的结构形态及生理特征,如肺为"藏之盖""心合脉"。第二层是特征性属性"象",是以结构为依据,将各藏腑的生理特性和与自然、社会进行比附与归纳,以阐明各藏腑的生理病理特性。如心为"君主之官""阳中之阳","心属火"。第三层是整体系统性藏象,是在"气能潜通""同类通气""五行相类"的思想指导下,将藏腑与其他组织器官以及自然联系在一起,分为以五藏为核心的五个系统,如"心者……其华在面,其充在血脉,为阳中之阳,通于夏气""心气通于舌""心合小肠"。

三、奇恒之腑

《素问·五藏别论》提出了奇恒之腑的概念,但没有准确地进行内涵的完整定义,导致后世理解上发生了争执。一是认为是功能上异于胃、大肠、小肠、三焦、膀胱。如张介宾《类经》曰:"凡此六者,原非六腑之数,以其藏蓄阴精,故曰地气所生,皆称为腑。然胆居六腑之一,独其藏而不泻,与他腑之传化者为异。女子之胞,子宫是也,亦以出纳精气而成胎孕者为奇。故此六者,均称为奇恒之腑。奇,异也。恒,常也。"二是认为无表里配偶关系,如马莳《黄帝内经·素问注证发微》曰:"其藏为奇,无所与偶,而至有恒不变,名曰奇恒之腑。"当今大多数人认为是因形态上与腑相似,但功能上又似藏,故称为奇恒之腑,如李国卿主编的《素问疑识》、程士德主编的教学参考书《内经》。王洪图主编的《内经选读》认为脑、髓、骨、脉、胆、女子胞为奇恒之腑是因六者的生理功能与病理变化的特殊性与重要性不能和肌肉、皮毛、筋膜等同样看待。还有人据"似腑"的标准认为把"髓"作为脏器不妥;有人认为骨与脉遍及全身各处,与腑局限于一处不同,也不能称其"形态似腑"而称为"奇恒之腑";有人认为既将胆列入"泻而不藏"的腑,又把其归入"藏而不泻"的奇恒之腑,自相矛盾;有人根据《黄帝内经》中关于女子胞、奇经八脉及生殖器官的认识,认为男子之"睾"或"精室"应列入奇恒之腑;有人认为"奇恒之腑"中的"胆"应为"膻中"。

古人通过解剖发现了许多内藏器官,为探讨各藏腑生理病理的共性,首先采用两分法对藏腑分类,分为"藏"与"府"。"藏"贮藏精、气、血、神为主,有心、肝、脾、肺、肾,合称为"五藏"。"府"形态中空,以传导运化水谷、糟粕等有形之物为主,有胃、大肠、小肠、膀胱、胆、三焦,合称"六府"。《素问·脉要精微论》曰:"所谓五藏者,藏精气而不写也,故满而不能实;六府者,传化物而不藏,故实而不能满也。"《灵枢·本神》云:"五藏者,所以藏精神血气魂魄者也;六府者,所以化水谷而行津液者也。"但人体除五脏六腑外,还有许多重要器官组织,这必然会在分类上导致分歧。《素问·五藏别论》对此进行了记载:"黄帝问曰:余闻方士,或以脑髓为藏,或以肠胃为藏,或以为府,敢问更相反,皆自谓是。不知其道,愿闻其说。岐伯对曰:脑、髓、骨、脉、胆、女子胞,此六者,地气之所生也,皆藏于阴而象于地,故藏而不泻,名曰奇恒之府。夫胃、大肠、小肠、三焦、膀胱,此五者,天气之所生也,其气象天,故泻而不藏,此受五藏浊气,名曰传化之府,此不能久留,输泻者也。魄门亦为五藏使,水谷不得久藏。所谓五藏者,藏精气而不泻也,故满而不能实。六府者,传化物而不藏,故实而不能满也。"脉、女子胞、骨、脑等组织器官既能聚藏精、血、津液而与"藏"相近,但又不是藏而不泻,而是与"腑"一样能泻,但所泻的是精、血、津液,又不同于胃、大肠、小肠、膀胱是泻水谷运化后产生的糟粕。同时,脑、骨不藏于胸腹之内,髓居骨内,脉内连脏腑而又外连皮毛,女子虽胞居腹内而又通于外,与五藏、胃、大肠、小肠、膀胱同居于体内不同;六者之间也不像与胃、大肠、小肠、膀胱那样彼此紧密联系,而是相对独立的,再按传统方法分类就必然产生分歧。于是,为解决分歧,统一认识,就提出了新的分类方法,分为藏(五藏)、五腑(胃、大肠、小肠、三焦、膀胱)、奇恒之腑,这反映了认识的深化。按照《五藏别论》的观点,凡不能用"藏"与"腑"两类法进行归类的器官组织,如精室、命门、膻中皆是奇恒之腑。

传统中医对器官组织之象的认识,详于五藏六腑,忽视奇恒之腑。因此,按照中医学的方法论,补充奇恒之腑的"象"对于发展奇腑理论具有重要意义。奇恒之腑中的胆又为六腑之一,《黄帝内经》认为属少阳,在五行属木、为阳木,在天干为甲,在地支为子。

阴阳学说认为天为阳,地为阴;上为阳,下为阴;内为阴,外为阳;夏为阳,冬为阴;天干为阳,地支为阴,而且阳中有阴、阴中有阳。据此类推,脑居上,为天,为阳中之阳,属火;女子胞居下,为阴中之阴,属阴水。《灵枢·九针》云:"膺喉首头应夏至,其日丙午……腰尻下窍应冬至,其日壬子。"丙、午在五行属火,为阳中之阳,壬、子在五行属水,为阴中之阴。

皮毛筋骨居于外,为阳。皮毛肌肉包裹于骨骼之外,为阳中之阳;骨在皮毛筋肉之内,为阳中之阴。《灵枢·寿夭刚柔》云:"在外者,筋骨为阴,皮肤为阳。"《黄帝内经太素》曰:"皮肤筋骨,即内外阴阳也。"髓为有形之物,藏于骨内,为阴中之至阴;肾藏精而生髓主骨,故骨在五行属水。心属火,脉为心所主,与心相连,为"血之府",由里出外,当属火,为阳;与皮毛相对而言,脉在皮毛之内,为阳中之阴。张介宾《类经·藏象类》指出:"脉搏属众体之火""骨属众体之水"。

第二节 脑

中国对脑的认识较早,但因《黄帝内经》受当时的哲学影响,认为心主神明,致使中医对脑的认识没有深入。

一、解剖形象

脑居颅内,由先天之精化生,在胚胎之初就形成。《灵枢·经脉》云:"人始生,先成精,精成而脑髓生。"《灵枢·海论》云:"脑为髓海,其输上在于其盖,下在风府。"风府在颈部,故脑是指颈以上的髓组织。

脑,古作"囟"。颅有多块骨骼组成,颅骨未合时,头皮可随气血鼓荡而隆起,故作"囟"字表述。《说文》:"囟","头会囟盖也"。《集韵》:"囟,思忍切,小儿头会也。"《释名》:"囟,峻也,所生高峻也。"《说文释例》据《绎山碑》曰:"吾以头囟未合时,为气所鼓荡,故以隆起者象之。""囟"之"/"表示小儿的稀发,下象脑壳与脑髓,其后将"/"改成"巛",以象头之稠发,作"巤"以象脑髓。《说文》曰:"巤,头髓也,从匕,相匕箸也,巛象发,囟象巤形。"因脑髓柔软象肉,故后改"匕"为"肉"(月)而成为"腦""脑"。

《灵枢·骨度》云:"头之大骨围二尺六寸""发所覆者,颅至项尺二寸"。今人按古人同身寸折算方法,测得成人头围为二尺五寸五分。脑形似圆,道教称"泥丸"。梁丘子注《黄庭内景经》中"泥丸百节"曰:"泥丸,脑之象也。"百节指脑髓形如竹木有许多盘节,现代称沟回。《黄庭内景经》云:"头有九宫,上应九天;中间一宫谓之泥丸。"宫指骨与骨之间组成的空腔,梁丘子谓九宫分别为明堂宫、洞房宫、丹田宫、流珠宫、玉帝宫、天庭宫、极真宫、云丹宫、太皇宫。现代医学将颅骨组成的空腔分为颅前窝、颅中窝、颅后窝、颞窝及颞下窝(左右各一)、下颌窝、眼眶(左右各一)、蝶筛隐窝。《东医宝鉴》引《黄庭内景经》说:"头有九宫,脑有九瓣",瓣指脑形如瓜,外表突出成瓣。

脑与脊相连,脊柱古称"吕"。《说文》云:"身以吕为柱也。""吕",象形字,象上下脊骨相连。《说文部首笺正》云:"项下尻上计二十一椎,皆谓之吕骨,亦称脊骨,象骨节相承,中象骨中髓血。"段注:"吕象颗颗相承,中象其系联也。""细",篆文为"𦇧""𦆽",《说文解字》:"细,微也。从糸,囟声"。细从囟从吕,𦇧上象脑下象脊,指脑与脊有丝相连。可见,古人对脑的结构形态的认识与现代医学基本一致。

二、生理功能

传统中医认为脑的生理功能主要是对人体起调节作用,为生命的主宰。

1. **脑为气街** 《说文解字》曰:"街,四通道也。"古人把气血交会贯通之所类比为气街,《灵枢·卫气》云:"头有气街……气在头者,止之于脑。"脑为气街,是诸经络之气汇聚通行的通路。《灵枢·邪气藏腑病形》云:"十二经脉三百六十五络,其血气皆上于面而走空窍。"空窍,即脑之九宫。《灵枢·大惑论》说:"五藏六腑之精气皆上注于目而为之精……裹撷筋骨血气之精而与脉并为系,上属于脑,后出于项中。"《素问·太阴阳明论》云:"阴气从足上行至头而下行循臂至指端,阳气从手上行至头而下行至足。"《观物外篇》说:"今视藏象,其脊骨中有髓,上至于脑,下至尾骶,其两旁附肋骨,每节两项,皆有细络,一道内连腹中,与心肺及五脏相通。"脑通过经络联络藏腑,而为藏腑气血交会之所。

2. **脑藏元神,总众神** 中医学的神是人体生命活动的统称,既指生命活动的原动力和生命活动,又包括人的精神意识活动。对于神,古代分元神、识神、欲神。《寿世传真》说:"元神,乃本来之灵神,非思虑之神。"元神与生俱来,由先天之精化生,是人固有的调控机体各部功能活动的能力。《灵枢·本神》云:"生之来谓之精,两精相搏谓之神。随神往来者谓之魂,并精而出入者谓之魄。"人的思维意识活动属于识神、欲神范畴。识神即"思虑之神",欲神指人的生物本能所驱动的以满足生理心理需求为目的行为冲动。

古人从造字时起就认识到了脑与思维精神意识活动相关。如反映情志心理变化的"恼"字古作"恼","惧"字古作"图",称小心翼翼为"恟"(《诗·小雅》),称愤懑为"咄",《说文》"咄,有所恨也"。从囟,说明脑是思维心理器官。《春秋元命苞》云:"脑之为言在也,人精在脑",《尔雅·释古》云:"在,存也,察也。精,明也,神也。"有学者指出,人有所思忆,辄以手抚脑寻思,则古之"思"字当从囟从手。手金文为"彐",故思当为"愚",由于文字传写中的简写或简牍日久缺损,由于其下体与心的小篆"心"相近,篆文写为"愚",遂将"心"传为"心",在传写过程中逐渐演变为"恩",将心与脑共同作为主思维的器官。《说文通训定声》曰:"思者,心神通神于脑,故从囟"。《尔雅义疏》说:"人从囟自心,如丝相贯,心囟二体皆慧知所藏,人之思虑生于心而属于脑。"

《黄帝内经》虽受当时的哲学思想影响,建立以肝、心、肺、脾、肾五藏为中心的藏象学说,认为"心为君主之官,神明出焉"(《素问·灵兰秘典论》);"心者,生之本,神之变也"(《素问·六节藏象论》);心是"五藏六府之大主也,精神之所舍也"(《灵枢·邪客》),并把神分为神、魄、魂、意、志,分别归属于心、肺、肝、脾、肾所藏。但不否认脑与精神意识活动相关,《素问·脉要精微论》指出:"头者,精明之府,头倾视深,精神将夺也。"由于《黄帝内经》既倡心主神明,又不否认脑参与精神意识活动,故后世称脑为元神之府,以区别于心。《黄庭内景经》云:"泥丸百节皆有神""脑神九真皆有房"。《本草纲目》说:"脑为元神之府。"

思维情志是元神的表现形式,与人的情感欲望等需求相关,是脑"任物"的结果,故脑对众神具有调控作用。《颅囟经·序》云:"太乙元真在头曰泥丸,总众神。"《黄庭内景经》曰:"神在头曰泥丸宫,总众神。"《类证治裁》云:"脑为元神之府……实记忆所凭也。"《太上老君内观经》说:"太一帝君在头曰泥丸,总众神也。"《医宗金鉴》云:"脑为元神之府,以统全身。"脑主元神的功能正常,则精神饱满、意识清楚、思维灵敏、记忆力强、语言清晰、情志正常。否则,就会思维和情志异常。《医述》引《会心录》说:"盖脑为神藏,谓之泥丸宫……脑脏病则神志失守。"

3. 脑为觉元,开窍于五官 目、耳、鼻、舌位于头面,与脑相通,视、听、言、嗅、运动等属识神,是元神对外界事物刺激的反映。脑为元神之府,故为觉元。《西阳杂俎·广知》云:"脑神曰觉元。"古"臭"字,甲骨文为"臭",古又作"齅",《集韵》曰:"齅,腋气病",从囟,说明嗅觉与脑相关。《黄帝内经》从病理角度探讨了脑主知觉的功能,《素问·气厥论》曰:"胆移热于脑……传为鼻渊瞑目"。《灵枢》云:"脑为髓海……髓海不足,则脑转耳鸣……眩冒,目无所见"(《海论》）；目系"上属于脑，后出于项，故邪中于项，因逢其身之虚，其入深则随眼系以入于脑。入于脑则脑转，脑转则目系急，目系急则目眩以转矣。邪其精，其精所中不相比也则精散。精散则视歧，视歧见两物"（《大惑论》）。《黄帝内经太素》曰："脑髓无补，故脑髓消、胻疫、耳鸣。"《素灵微蕴》说："头上七窍，位于纯阳。阴性重浊，阳性清虚，清虚之极，神明出焉。五神发露，则开七窍。七窍者，神气所游行出入也。壮则阳旺而神清，浊阴沉降，故七窍灵通。老则阳衰而神散，浊阴填凑，故七窍晦塞。"《寓意草》指出："虽目通肝、耳通肾、鼻通肺、口通脾、舌通心，不过借之为户牖，不得而主之也。其所主之藏，则以头之外壳包藏脑髓。"《医学原始》云："五官居身上，为知觉之具，耳、目、口、鼻聚于首，最显最高，便于接物。耳、目、口、鼻之所导入，最近于脑，必以脑先受其象而觉之，而寄之，而存之也。"人的感觉是通过脑完成的，脑病则感觉障碍。可见，脑开窍于五官，司知觉。

4. **在体合四肢，司运动** 骨为干，筋附于骨，筋骨是运动之体。《素问·阴阳应象大论》云："清阳出上窍""清阳实四肢"。阳主动，阴主静，筋骨运动属神之用，依赖于经络输布的阳气为动力。脑为髓海，气之街、诸阳之会，藏元神，通过经脉布散清阳动觉之气以调节肢体运动。故髓海有余，清阳旺盛则运动正常、轻劲力强；髓海不足，清阳亏虚则运动失常。《灵枢·海论》云："脑为髓海……髓海有余，则轻劲多力，自过其度。髓海不足……胫酸……懈怠安卧。"《黄帝内经》还认识到头部一侧损伤时则对侧运动障碍，《灵枢·经筋》云：足少阳之筋从足上脑，"从左之右，右目不开，上过右角，并跷脉而行，左络于右，故伤左角，右足不用，命曰维筋相交。"因此，脑在体合四肢，司运动。《医学原始》云："脑颅居百体之首……以摄百肢，为运动知觉之德。"

5. **其华在目** 诸经络气血皆上汇于面而走空窍入于脑，脑部气血与目部气血常一荣俱荣、一损俱损，故目部色泽在一定程度上反映脑的气血供应情况，故脑其华在目。

三、生理特性

1. **脑象天，与天气通** 《素问·阴阳应象大论》曰："圣人上配天以养头。"《灵枢·九针论》云："膺喉首头应夏至，其日丙午。"《素问·生气通天论》云："夫自古通天者，生之本，本于阴阳。天地之间，六合之内，其气九州、九窍、五藏、十二节，皆通于天气。""九州"，医家皆从地理九州解，不妥，因为并列的九窍、五藏、十二节是人体组织器官，"九州"当为脑之九宫。脑分九宫，犹如地分九州，各有所司。《金仙正理》云："头有九宫，上应九天。"天为阳，夏至为阳，丙午属火而为阳中之阳。脑如泥丸，位处最高，故象天，与天气通。《备急千金要方》曰："头者，诸阳之会也。"《张氏医通》指出："头者，天之象，阳之分也，六腑清阳之气,五脏精华之血,皆朝会于高巅。"

《素问·五藏别论》认为脑"藏于阴而象于地",岂不矛盾了吗? 其实不然,阴阳学说认为内为阴、外为阳,"藏于阴而象于地"指脑髓居颅骨内而具象地一样的能承载气血,而"象"是指生理功能活动特征,脑象天指脑的功能活动如天一样以阳降为主,强调了脑在生命活动的作用。

2. 喜盈而恶亏 《灵枢》云:"五谷之津液和合而为膏者,内渗入于骨空,补益脑髓"(《五癃津液别论》);"神者,水谷之精气"(《平人绝谷》)。《素问·八正神明论》曰:"血气者,人之神,不可不谨养。"髓与气血是脑神的物质基础,故脑髓宜充盈而不能亏虚,充盈有余则功能旺盛,亏虚不足则功能衰退。《云笈七签》云:"脑实则神全,神全则气全,气全则形全,形全则百关调于内,八邪消于外。"

3. 喜清静而恶扰动 《素问·生气通天论》云:"苍天之气清净则志意治,顺之则阳气固,虽有贼邪,弗能害也……阳气者,若天与日,失其所则折寿而不彰。故天运当以日光明。"脑象天,为元神之府,故宜清静自主用事而恶扰动。清静指要恬淡虚无、清静乐观,减少不必要的情志活动,以保养神气。静则神守于内,精神旺盛,功能旺盛而健康长寿。否则,神气受损,功能衰退,易病不寿。《素问·痹论》云:"静则神藏,躁则消亡。"

4. 喜畅通而恶瘀滞 《素问·六微大论》云:"出入废则神机化灭,升降息则气立孤危。"气的升降出入是生命活动的内在形式,脑为气之街,是诸经络气血运行的通路,因此,宜流畅而恶瘀滞。脑气流行不止,则诸经络气血运行不休,升降出入正常。脑气瘀滞则诸经络气血瘀而不行,升降出入废,导致疾病甚至危及生命。《素问·生气通天论》云:"形气绝而血菀于上,使人薄厥""阳畜积病死"。

第三节 女 子 胞

女子胞是女性生殖器官,位于少腹之内,主持月经、妊娠。

一、解剖形象

女子胞,古又称胞、子处、子宫、血室、子藏、胞脏、血脏。《吕氏春秋》载当时已开始"剖孕妇而观其化",可见,女子胞的认识是通过解剖获得的。

《灵枢·五色》论面部诊时云:"庭者,首面也;阙上者,咽喉也;阙中者,肺也;下极者,心也;直下者,肝也;肝左者,胆也;下者,脾也;方上者,胃也;中央者,大肠也;挟大肠者,肾也;当肾者,脐也;面王以上者,小肠也,面王以下者,膀胱子处也。"面,脸也,前面也。《考工记·匠人》云:"左祖右社,面朝后市"。王，有大之义，骨盆由多块骨骼组成，是人体最大的骨骼结构，其后部形如"王"字，盆骶部因骶骨岬向前突起亦形如"王"字，故曰"面王"。可见，女子胞与膀胱相邻近，居骨盆之内，在骶椎之前。女子胞有脉与心相连，《素问·评热病论》说："胞脉者，属心而络于胞中"。《灵枢·水胀》称女子胞与外相连的通道为"子门"，月经从此外泻，"石瘕生于胞中，寒气客于子门，子门闭塞，气不得通，恶血当泻不泻，衃以留止，状如怀子，月事不以时下。"《格致余论》云：子宫"一系在上，上有两歧，一达于左，一达于右。"《类经附翼》曰：子宫"居直肠之前，膀胱之后，当关元、气海之间"；"子宫之下有一门，其在女者，可以手探而得，俗人名为产门。"上系即子宫底，两歧指子宫附件、卵巢，下系指阴道，子门为子宫下口。

二、生理功能

女子胞是生殖器官，生理功能与月经、生育相关。

1. **主持月经** 女子发育成熟后有规律的周期性胞宫生理性出血，一月一次，犹如月亮之经天，故援物类比而名月经。《本草纲目》云："妇人，阴类也，以血为主，其血上应太阴，下应海潮，月有盈亏，潮有朝夕，月事一月一行，与之相符，故谓之月信、月水、月经。"《素问·上古天真论》云："女子……二七而天癸至，任脉通，太冲脉盛，月事以时下……七七，任脉虚，太冲脉衰少，天癸竭，地道不通。"天癸指生殖之精，"至"为充足义，《沈氏女科辑要笺正》曰："至，谓至极也，犹言足也。"女子约到14岁，生殖器发育成熟，气血与天癸在女子胞内合成月经；约到49岁，天癸竭和女子胞功能减退则月经绝止。

2. **孕育胎儿** 女子从青春期至绝经期之前，如无特殊病变，与男性交媾，摄纳男精，则两精在胞内相合化成胎儿。《类经》云："女子之胞，子宫是也，亦以出纳精气而成胎孕者为奇。"受孕后月经停止来潮，血气借冲任下注胞宫以养胎。《胎产心法》说："凡妇人怀孕，其血留气聚，胞宫内实。"女子胞的功能正常与否直接影响孕育胎儿，《医宗金鉴·妇科心法要诀》云："宿血积于胞中，新血不能成孕；或因胞寒胞热，不能摄精成孕；或因体盛痰多，脂膜壅塞胞中而不孕"。

3. **在体合乳房** 乳房位于前胸壁，左右各一。任脉起于胞中，冲脉过胞中，皆上过乳房部，把女子胞与乳房联系在一起。乳房的发育变化依赖于天癸、气血、阴精，女子约14岁时，天癸至则乳房开始发育膨胀。气血及天癸借冲任下输于女子胞则化生经血，上输于乳房则化生乳汁。《女科撮要》云："夫经水，阴血也，属冲任二脉主，上为乳汁，下为月水。"妊娠后，下则气血留聚以养胎儿而月水不潮，上则聚于乳房使乳房胀大并化生乳汁以供分娩后哺育之用。《医宗金鉴·妇科心法要诀》云："孕病不分须诊乳，五月之后乳房升……妇女经水不至,不分是孕是病者,五六月之后,以孕妇乳房辨之。若乳房升大有乳者是胎,若乳房不大无乳者是病也。"因此,女子胞在体合乳房。

4. 开窍于外阴,其华在阴毛 女子外阴内连女子胞,阴毛生于外阴。外阴的发育与阴毛生长状况与天癸、气血密切相关,天癸充盛,不仅月经与孕育正常,而且伴随有外阴与阴毛的变化。《素问·上古天真论》云:"女子七岁,肾气盛,齿更发长……二七而天癸至,任脉通,太冲脉盛,月事以时下……四七,筋骨坚,发长极,身体盛壮。五七,阳明脉衰,面始焦,发始堕。六七,三阳脉衰于上,面皆焦,发始白。七七,任脉虚,太冲脉衰少,天癸竭,地道不通,故形坏而无子也。"外阴是地道的一部分,阴毛属毛发,因此,女子胞开窍于外阴,其华在阴毛。

三、生理特性

1. 象地,通地气 《素问·五藏别论》认为女子胞是地气之所生也,藏于阴而象地。地者,土也;《尚书·洪范》曰:"土爰稼穑"。土居中央,能载四行,旺四季,有承载化育万物之德,万物土中生,万物土中灭,土为万物之母。女子胞居腹内、膈下,为阴中之至阴,主持月经,孕育胎儿,故象地,与地气通。

2. 藏泻兼用 藏者,谓之能藏受精血、天癸和孕育胎儿。泻者,谓能主持月经按时而下及分娩胎儿。对于月经,女子胞若不能藏,则无以蓄积阴血、天癸而经水无源,且经血下行不止;若不能泻则无经或经逆,《叶氏女科证治》云:"经不往下行,而从口鼻出,名曰逆经。"对于孕育,女子胞若不能藏,既不能摄固两精而不孕,又不能固摄胎儿而胎漏、滑胎,同时不能内摄阴血以养胎儿而胎萎不长,分娩之后则血流不止;对于分娩而言,若不能泻则难产、胎衣不下、恶血留止;若分娩之后不能藏,则血流不止。女子胞的这一特性对于临床实践有重要意义,治疗虚证当以填塞固摄为主,治疗实证当以通泻为法。

第四节 精 室

精室是男性特有的生殖器官,具有贮藏天癸、化生精液和司生育的功能。

一、解剖形象

我国古代对男女性事认识较早,在春秋时期就诞生了以性事为核心的房中术。同时,为保证皇室女性不与身边的男性淫乱,产生了宦官,这无疑会促进对男性性器官认识的深入。《黄帝内经》援物类比,将男性生殖物质称为阴精,将外尿道和生殖器官称为"茎垂"。《灵枢·刺节真邪》云:"茎垂为身中之机,阴精之候,津液之道。"茎,即阴茎,从草象阴部之毛;从垩言其象河道而流通阴精与津液；垂为向下悬挂之物，即睾丸。睾丸，居阴囊之内，形圆长如卵蛋，故古称"卵"，《素问·诊要经终论》云："厥阴终者……甚则舌缩，卵上缩而终矣"。睾丸与肾一样有两枚，形如肾，居阴囊之内而附于茎，则犹如肾居腹内而附于腰，故称睾丸为外肾，将睾丸统一于肾藏，《医学入门》云："外肾累垂，玉茎挺急"。由于将睾丸统一于肾，故古代论男性生殖详于肾而略于睾丸。

古人探讨人体生理病理时，通常类比类推，由女及男或由男及女，甚至彼此包含。如《黄帝内经》虽然明确认识到督、任、冲脉是男女共有的与生殖密切相关的经脉，但在描述它们的起止上，没有明确区分男女，《素问·骨空论》云："督脉……女子入系廷孔，其孔溺孔之端也，其络循阴器合篡间，绕篡后……其男子循茎下至篡，与女子等"。《灵枢·五音五味》云："冲脉、任脉皆起于胞中。"这就给人们带来了男子督、任、冲脉起止于何处的疑问，于是，后世医家为解决这一疑问，将胞中、胞释为男女共有的生殖器官组织，并将男性生殖器官称为精室。《石室秘录》说："胞胎亦在脏，虽胞胎系妇人所在，然男子未尝无胞胎之脉""胞胎为一脏，男女皆有。"张介宾《类经》曰："胞中，在女子为孕育胎儿之所，在男子当藏民精之所。""所谓胞者，子宫是也，此男女藏精之所，皆得称为子宫，惟女子于此受孕，因名曰胞"。《景岳全书》云："男子之胞名丹田，名气海，名精室。"男性睾丸为外肾，因此，精室包括了外肾和腹内储藏生殖之精的器官。

二、生理功能

精室是男性生殖器官，生理功能主要与生殖相关。

1. **生化精液，主生育** 在古代，为防止宫内男仆与宫妃发生不轨行为，常将男仆去掉睾丸，"宫刑"亦是如此，说明古人认识到睾丸主生殖、主性事。《素问·上古天真论》曰："丈夫八岁，肾气实，发长齿更；二八，肾气盛，天癸至，精气溢泻，阴阳和，故能有子……七八，肝气衰，筋不能动，天癸竭，精少，肾藏衰，形体皆极……肾者主水，受五藏六腑之精而藏之，故五藏盛乃能写。今五藏皆衰，筋骨解堕，天癸尽矣，故发鬓白，身体重，步行不正而无子耳。"睾丸为外肾，说明睾丸是藏精之所，受其他藏腑之精而藏之，并使之化生为生殖发育之精，促进男性发育。男子到了16岁，如无特殊疾病，与女性交媾，男女之精在女子胞内相合则可化育成胎儿。

2. **在体合阴茎，开窍于廷孔，其华在须** 胡须和阴茎是男性的标志，睾丸是男子性能力的物质基础，阴茎是男子外在的性器官，廷孔是阴茎外口。胡须、毛发和阴茎的发育勃起依赖于气血、阴精、天癸，取决于睾丸的功能，故宦官去睾丸。《灵枢·刺节真邪》云："茎垂为身中之机，阴精之候，津液之道。"《医学入门》曰："外肾累垂，玉茎挺急。"《灵枢·五音五味》云："冲脉、任脉皆起于胞中……宦者,去其宗筋,伤其冲脉,血泻不复,皮肤内结,唇口不荣,故须不生。"丹波元简注云:"宦者,少时去其势,故须不生。势,阴丸也,此言宗筋,亦指睾丸而言。"故精室在体合阴茎,开窍于廷孔,其华在须。

三、生理特性

1. **象地,通地气** 人的膈上为阳而应天,膈下为阴而应地。精室居膈下,藏受藏腑气血阴精,化生生殖之精而为胎儿之基,犹如地能承载生化万物。故精室象地,与地气通。

2. **藏泻兼用** 藏指能藏受精血、天癸;泻指所藏之精能泄于外。若不能藏,则无以蓄积阴血、天癸而精化无源,就没有生殖能力,或精液外溢。若不能泄,则精不能外溢,男女交合亦无子。

古代将睾丸统一于肾,导致对男性生殖器官组织缺少系统论述,这是中医药学术的缺陷。故为发展中医药学术,应将男性精室作为藏器,当归于奇恒之腑,祝谌予认为睾与女子胞可以相提并论。

第五节 胆

胆附于肝,既属六腑,又是奇恒之腑,藏胆汁,主决断,为中正之官。

一、解剖形象

胆,古作"膽",《说文》曰:"胆,连肝之府,从肉詹声。"《灵枢·五色》云:"肝左者,胆也。"左,不是左胁,而是相对于右胁内的肝之右叶而言。《灵枢·胀论》曰:"胆胀者,胁下痛胀。"《难经·四十二难》云:"胆在肝之短叶间……盛精汁三合。"胆形中空似囊而能盛物,《医学入门》云:"胆者,金之精,水之色,其色玄,其形如悬瓠……附肝之短叶间。"悬,悬挂义,指胆附于肝;瓠,苦瓠、匏瓜,胆如悬瓠指胆形如瓠,上小下大。

二、生理功能

胆的生理功能主要与胆汁及消化和气化相关。

1. **藏泄胆汁** 胆又称为"中精之府"(《灵枢·本输》),中精即胆汁,由肝精肝血和肝之余气凝聚而成。《脉经》云:"肝之余气泄于胆,聚而成精。"《东医宝鉴》曰:"肝之余气,溢入于胆,聚而成精。"胆汁是一种精微物质,胆汁生成后进入胆腑,由胆腑贮藏、浓缩,在肝的疏泄作用下注入肠中,以促进饮食水谷的消化和吸收。石寿棠《医原》说:"肠头上逼胆囊,胆汁渍入肠内,利传渣滓。"肝胆的功能失常,胆汁分泌排泄受阻,就会影响脾胃的受纳腐熟和运化功能,出现厌食、腹胀、腹泻、呕吐等症状。《灵枢·四时气》曰:"邪在胆,逆在胃,胆液泄则口苦,胃气逆则呕苦。"

2. **主决断** 胆主决断,出自《素问·灵兰秘典论》,但缺乏详尽系统的论述,导致后世医家认识不一。大多数医家认为主决断是指胆的生理活动对于精神意识思维活动中的判断事物、作出决定的活动具有重要作用。《说文》云:"决,行流也";《汉书》曰:"决,分泄也";《易·系辞》说:"断,断绝"。胆主决断尚指胆排泄储藏胆汁如水流之流泻断止一样,因胆汁有促进水谷运化的作用,对于维持代谢具有重要作用,故曰"决断出焉"。胆主决断的功能对于防御和消除某些精神刺激的不良影响,维持气血精气津液的正常运行和代谢及确保藏腑之间的协调,有极为重要的作用。《医述》云:"气以胆壮,邪不能干。"胆气豪壮之人,剧烈的精神刺激对其所造成的影响较小;胆气虚怯之人,在受到不良精神刺激的影响时则易于形成疾病。

3. **调理气机,协调阴阳** 肝胆居膈下,膈之上为阳,心肺居之;膈之下为阴,肝、胆、脾、胃、肠、肾、膀胱居之。肝为厥阴言阴尽于此,胆为少阳言阳始生于此。胆主决断,肝主疏泄,肝胆共同调理气机,上承胸中心肺之气以降,下受脾胃肾等藏腑之气以升,是阴阳交媾互生互化之枢,共同协调上下阴阳,故《素问·阴阳离合论》云:"少阳为枢"。

4. **开窍于嗌** 嗌又称吭嗌,原指颈部血脉,后指咽喉。嗌是自然之气和水谷进入人体和阴阳升降的通道。《医学真传》云:"咽喉之中则为吭嗌,吭嗌之上则为舌本。"《素问·阴阳应象大论》说:"地气通于嗌"。《灵枢·忧恚无言》云:"咽喉者,水谷之道者。喉咙者,气之所以上下者也。"胆主决断而调气机、协调阴阳,又与胃肠相连,胆汁助脾胃腐熟运化水谷,故胆开窍于嗌,嗌为胆之候。《备急千金要方》云:"咽门者,肝胆之候也。"

三、胆为奇腑

《黄帝内经》既称胆为六腑之一,又认为是奇恒之腑,导致后世发生争执。王冰注《素问》云:"脑髓骨脉虽名为府,不正与神藏为表里。胆与肝合,而不同六腑之传泻"。张介宾《类经》云:"然胆居六腑之一,独其藏而不泻,与其他腑之传化者为异",后世多宗此说。但祝谌予认为"脑、髓、骨、脉、胆、女子胞,虽属于腑,但它们是藏蓄阴精的,有异于常腑的意思。但脑、髓、骨、脉、女子胞都是主'生长变化'的,胆与五者不同,不应再列于奇恒之腑,奇恒之腑应该是脑、髓、骨、脉、睾、女子胞"。赵有臣则认为划分奇恒与恒常之腑的重要根据是"藏而不泻"和"泻而不藏",藏而不泻则为奇恒之腑,泻而不藏则为恒常之腑(六腑)。"胆"乃是与胃肠道相关联的消化器官,它是泻而不藏,不断排泄胆液的传化之腑,古字"胆"与"膻"字形相似,"奇恒之腑中的'胆'应为'膻中'",今本《素问》之误,应是在奇恒之腑的"膻中"误而为"胆"后,有人见前后有两个"胆"字,遂删去六腑中的"胆",后又妄改经文以凑足文义所致。此说在古字义上有一定根据,但依其所言,原文将会有多处改动,又似有不妥。

胆为奇恒之腑的理论源于《素问·五藏别论》,既云"别论",说明所述的藏腑分类与其他篇章中的藏象分类有别。因此,我们就不能从一般的藏象分类法来理解这段经文。胆藏泄胆汁,又称"中精之腑",胆汁(精汁)属精微物质,胆汁由肝之余气和肝之精血化生,也是神的物质基础,不可泄于体外。《素问·灵兰秘典论》说:"胆者,中正之官,决断出焉"。张介宾《类经·藏象类》云:"胆为中正之官,藏清净之液,故曰中精之腑,盖以他腑所盛皆浊,而此独清也"。胆藏精汁而与五藏藏精气相似,但胆汁可排泄于胆外,又与五藏藏而不泄有别。胆排泄胆汁,与胃、大肠、小肠、三焦、膀胱能泄相似,但胆汁是由肝之阴血阴精和余气所生的精微物质,又与胃、大肠、小肠、三焦、膀胱传化从外而来的水谷及水谷消化后的糟粕不同,而且胃、大肠、小肠、膀胱是将糟粕传输于体外的,而胆汁是传输于肠道。可见,胆既与其他五腑的传化不同,又与五藏不传化水谷有别,故可归于奇恒之腑。

四、生理特性

1. 胆属木,应春令 《灵枢·本输》云:"肝合胆"。肝属木,胆附于肝,与肝构成表里相合关系,故胆亦属木而应春令。《素问·四气调神论》云:"春三月,此谓发陈,天地俱生,万物以荣。"胆通春令,主升发,具有鼓舞诸藏腑经络气血和调畅气机的作用。《脾胃论》曰:"胆者,少阳春升之气,春气升则万化安,故胆气春升则余脏从之。"

2. 胆为中正之官 《素问·灵兰秘典论》云:"胆者,中正之官,决断出焉",但对"中正"没有解释,导致后世发生争执。王冰注《素问》云:"胆是刚正果决,故官为中正"。大多数医家宗王冰之说,如吴昆注曰:"刚正果决,果而不疑,故为中正之官。"马莳《素问注证发微》认为"胆为肝之腑,谋虑贵于得中,故为中正之官"。张志聪认为"胆禀刚果之气,故为中正之官"。龙伯坚《黄帝内经概论》认为"中正"是曹魏以后才有的官名,皇甫谧《甲乙经》没有采用《灵兰秘典论》,本篇是后期的作品。胡天雄《素问补识》认为"中正"是不偏不倚之意,与大肠的"传导"、小肠的"受盛"、肾的"作强"一样,不可理解为官名。

其实,"胆为中正之官"是以易解医。《易经》以卦论理说事,其卦相当于现代所言的模型。《易传·系辞》曰:"古者包牺氏之王天下也,仰则观象于天,俯则观法于地,观鸟兽之文,近取诸身,远取诸物,于是始作八卦,以通神明之德,以类万物之情。"卦由六爻构成,由下而上,最下爻称"初",最上爻称"上",奇数爻(初、三、五爻)属阳,偶数爻(二、四、上爻)属阴。上三爻成的卦称"上卦"

或"外卦",下三爻成的卦称"下卦"或"内卦",第二爻和第五爻分别位于下卦和上卦中间称"得中";阳爻居阳位、阴爻居阴位称"得正"或"当位";否则,就是"失中""不正""不当位"。胆腑居肝之短叶间,居心肺之下和肾、膀胱、大肠、小肠之上,在肝和脾胃之间,内连阴藏(肝),外通阳腑(胃肠),禀肝脏之阴(胆汁)而泄之于六腑,化水谷以赋六腑之阳,犹二、五爻之位处于上卦、下卦之中间和卦之阳爻居阳位,阴爻居阴位,故云"中正"。"十二官"是以社会关系模式来阐述藏腑生理功能和相互关系,由于人和社会有差异,故社会模式不能完全适用于人,于是,古人为弥补社会模式的缺陷,基于胆的位置和生理活动特征,移植《易经》,认为胆是"中正之官",外能运阴出阳,内能领阳入阴,是沟通表里、融贯阴阳之桥梁,上下升降、内外出入之枢机。胆主决断,为气机之枢、中正之官,故胆气用事必须刚强正直、不偏不倚,否则就会气化失常。

3. **喜舒畅** 胆属木,胆气具有木的冲和条达、伸展舒畅等特性,以通为顺。胆藏泄胆汁,又属六腑之一,当泻而不藏,胆汁为肝之余气所成,以泄之于肠胃为顺。胆气冲和条达、伸展舒畅则疏泄正常,水谷得化。否则,气机郁滞,不仅胆汁外溢而面目肌肤发黄、食欲下降,而且水谷糟粕内留而腹胁疼痛、便秘,同时情志异常而谋虑不决。

4. **喜宁谧** 胆主决断,为中正之官,故应自主用事,喜宁谧而恶烦扰。宁静无扰则不被迷惑,不失中正,自有决断,则胆汁疏泄正常。邪在胆,则胆失清宁而不谧,胆气不利,气机上逆,则口苦、呕吐黄绿苦水等。《素问·刺禁论》云:"刺中胆……其动为呕"。

第六节 骨 与 髓

骨分布全身,髓分为脑髓、脊髓、骨髓,髓藏于骨内,故合而论之。

一、解剖形象

骨骼中空,内藏骨髓,《素问·脉要精微论》曰:"骨者,髓之府。"古人通过解剖对骨有明确的认识,《灵枢·骨度》云:"头之大骨围二尺六寸……髪所覆者,颅至项尺二寸,髪以下至颐长一尺,君子终折。结喉以下至缺盆中长四寸,缺盆以下至髑骬长九寸……髑骬以下至天枢长八寸……天枢以下至横骨长六寸半……横骨长六寸半,横骨上廉以下至内辅之上廉长一尺八寸,内辅之上廉以下至下廉长三寸半,内辅下廉下至内踝长一尺三寸,内踝以下至地长三寸,膝腘以下至跗属长一尺六寸,跗属以下至地长三寸。故骨围大则大过,小则不及。角以下至柱骨长一尺……髀枢以下至膝中长一尺九寸,膝以下至外踝长一尺六寸,外踝以下至京骨长三寸,京骨以下至地长一寸。耳后当完骨者广九寸,耳前当耳门者广一尺三寸,两颧之间相去七寸,两乳之间广九寸半,两髀之间广六寸半,足长一尺二寸广四寸半。肩至肘长一尺七寸,肘至腕长一尺二寸半,腕至中指本节长四寸,本节至其末长四寸半。项发以下至背骨长二寸半,膂骨以下至尾骶二十一节长三尺,上节长一寸四分分之一,奇分在下,故上七节至于膂骨九寸八分之七,此众人骨之度也。"

《灵枢·卫气失常》云:"骨之属者,骨空之所以受益脑髓者。"《素问·骨空论》说:"髓空在脑后三分,在颅际锐骨之下,一在断基下,一在项后中复骨下,一在脊骨上空在风府上。脊骨下空,在尻骨下空。数髓空在面侠鼻,或骨空在口下当两肩。两髆骨空,在髆中之阳。臂骨空在臂阳,去踝四寸两骨空之间。股骨上空在股阳,出上膝四寸。䯒骨空在辅骨之上端。股际骨空在毛中动下。尻骨空在髀骨之后,相去四寸。扁骨有渗理凑,无髓孔,易髓无空。"《黄帝内经》把脉与骨相连处称为"节""气穴""气府""骨空""孔穴""溪谷"。《素问·气穴》曰:"气穴所发,各有处名,溪谷属骨。"黄元御注云:"气穴,脉气之孔穴。属骨,骨节之连属。"骨空即髓孔,是气血髓汁出入之孔。

髓有两种形式,一是不可流动之髓,藏于脑与脊中。《素问》曰:"诸髓者,皆属于脑"(《五藏生成》);《灵枢·海论》云:"脑为髓者之海,其输上在于其盖,下在风府",此髓即脑髓。《素问》云:"大椎以下……至骶下,凡二十一节,脊椎者也"(《气府论》),"刺脊间,中髓,为伛"(《刺禁论》),此髓即脊髓。一种是可流动的髓,称液。《灵枢》云:"谷入气满,淖泽注于骨……是谓液"(《决气》);"五谷之津液和合而为膏者,内渗入于骨空"(《五癃津液别》)。

《黄帝内经》将"髓"与"骨"作为藏器,后世对此有不同意见,认为髓虽内含精气,具有"似脏"的特点,然而并非"中空有形",把"髓"作为'脏器'概括不了它的特点。其实,《黄帝内经》对藏象的认识依赖于解剖,脑、脊椎和其他骨骼的形态是可以通过解剖手段认识的,《素问·五藏别论》设问时只言"脑髓",但岐伯回答时则分言脑、髓,说明二者有明显区别,此"髓"当是《素问·刺禁论》中所言的"刺脊间,中髓为伛"之"脊髓"。现代医学也将骨中所藏之物命名为髓,藏于颅骨中者称脑髓,藏于脊柱者称脊髓,藏于普通骨骼者称骨髓。因此,把"髓"统一成一元的概念不妥。脊椎与其他骨中空有形,显然具有'腑'的特点,但其内藏的物质是由精所化生的能充养骨骼的精微物质,又具有"藏"的特点,故可以把髓、骨归为奇恒之腑。

二、骨的生理功能

骨是人体运动系统,生理功能主要与运动相关。

1. 支撑躯体,参与运动 《灵枢·经脉》云:"骨为干。"骨是人体的支撑,与筋肉共同维持人体运动,骨骼失位或脆弱骨折则站、坐、行障碍。《素问·脉搏精微论》云:"骨者,髓之府,不能久立,行则振掉,骨将惫矣。"

2. 贮藏髓汁　水谷所化生之血液、津液借经脉渗于骨中而化为髓汁,以其濡养骨骼。《灵枢·五癃津液别》云:"水谷入口,输于肠胃,其液别为五……各注其海。津液各连其道……和合而为膏者,内渗于骨空,补益于脑髓,而下流于阴股。"髓汁其性属阴,骨藏髓汁犹如五藏之藏精,"藏于阴而象于地,藏而不泻"(《素问·五藏别论》)。

3. 在体合齿　齿质坚硬,中有空腔,内含髓汁,与骨相类,为骨之余。《诸病源候论》曰:"牙齿是骨之所终,髓之所养"。王冰注《黄帝内经素问》云:"齿为骨之余"。《医贯》曰:"齿者,骨之标,髓之所养也"。故骨在体合齿。

三、髓汁的生理功能

髓汁藏于骨中,其性流动,分布较广,其功能主要表现在两个方面。

1. 充养脑、脊髓、骨节　髓汁借经脉输布于脑、骨骼,对脑、脊髓、骨骼、关节,起濡养作用,髓汁充盛则脑、脊、骨骼、关节营养充足,功能旺盛,骨骼坚强有力,关节活动流利。《外台秘要》云:"髓实者,勇悍",勇悍即骨骼坚强有力。《素问·五癃津液别论》云:"阴阳不和,则使液溢而下流于阴,髓液皆减而下,下过度则虚,虚故腰背痛而胫酸。"《素问·刺禁论》曰:"刺关节,中液出,不得屈伸。"《灵枢·决气》曰:"液脱者,骨属屈伸不利,色夭,脑髓消,胫酸,耳数鸣。"

2. 化生血液　《灵枢·痈疽》云:"津液和调,变化而赤为血。"髓汁是藏于骨内的阴精津液,可入于脉而化生成血液,髓汁充盛则气血旺盛,髓汁亏虚则气血不足。《素问·生气通天论》云:"骨髓坚固,气血皆从。"

四、脊髓的生理功能

脊髓藏于脊中,主要有联络藏腑,参与运动的功能。

1. 联络藏腑　《灵枢·背俞》云:"五藏之腧出于背。"背,即背脊,五藏之腧穴在背脊,说明脊是藏腑气血运行输布的通道。宋·邵康节《观物外篇》云:"今视藏象,其脊骨中有髓,上至于脑,下至尾骶,其两旁附胁,每节两项,皆有细络,一道内连腹中,与心肺缘及五脏相通。"脊髓有细络连于胸腹之内的藏腑,诸藏腑经络或直接循行过脊,或通过分支与脊相连,脊髓功能正常则藏腑功能正常,脊髓功能失常则藏腑功能失常。

2. 参与运动,在体合筋　脊髓通过两旁的细络与肢体相连,脊髓功能正常则运动正常。脊髓受损则运动失常,并引起形体姿势改变。《素问·刺禁论》云:"刺脊间,中髓为伛"。王冰注曰:"脊间,谓脊骨节间也。伛偻,身蜷曲也",蜷曲乃筋之疭挛所致的腰脊畸形、驼背。《素问·刺要论》曰:"刺骨,无伤髓,髓伤则销铄胻酸,体解伱然不去矣。"《医林绳墨·腹痛》云:"髓者,身不能转移,疼痛而连脊重也。"故按藏腑理论,脊髓在体合筋,其候为动。

第七节 脉

脉遍布全身,是血液运行的通道,并渗灌津液,贯通营卫。

一、解剖形象

脉,古作"脈",又作"衇",《说文》谓为"血理分衺(斜)行体者。"脉分布于全身筋肉之中,有许多分支,故象形造字为名。《诊家正眼·脉之名义》曰:"古之脈字,从血从辰,谓气血流行,各有分派而寻经络也……流行三焦,灌溉百骸。"古人在阴阳学说指导下,根据脉的分布部位及活动特点进行分类和命名。《灵枢》云:"腋内动脉,手太阴也……足阳明,挟咽喉之动脉也"(《本输》)。"颈侧之动脉人迎,人迎,足阳明也……腋下动脉,臂太阴也"(《寒热》)。冲脉"常动也"(《动输》)。"气在腹者,止于背俞,与冲脉于脐左右之动脉也者"(《卫气》)。动,即脉的搏动,输即运输。

1. **心系** 远在秦汉时期,古人就认识到了脉与心相连。《淮南子·原道训》云:"夫心者,五藏之主也,所以制四支,流行血气"。《素问·阴阳别论》说:"人有四经十二丛……四经应四时,十二丛应十二月,十二月应十二脉。"《灵枢·经脉》云:"心手少阴之脉,起于心中,出属心系,下膈,络小肠。其支者,从心系上挟咽,系目系。其直者,复从心系却上肺"。心系指与心脏连在一起的血脉,《类经·经络类》云:"心当五椎之下,其系有五,上系连肺,肺下连心"。按《素问·骨空论》《灵枢·经脉》《灵枢·经别》所言,入心的上行经脉有足太阴脾脉之支者、手太阳小肠脉、足少阴肾脉之直者,足少阳之别、足厥阴之别、足太阳之别、足阳明之别、手太阳之别、手少阳之别、手少阴之别、督脉之从少腹直上的分支,出心的经脉有手少阴脉、胞脉和上行夹咽的手少阴脉的分支,包括了现代医学所言的升、降主动脉。从心进入肺的手少阴脉之直者与现代医学所言的肺动脉相当,从缺盆入心的手太阳脉与现代医学所言的上腔静脉相当,从肺进入心的足少阴之分支与现代医学所言的肺静脉相当,从腹上膈注心中的足太阴脉、督脉、冲脉的分支与现代医学所言的下腔静脉相当。

2. **体系** 体系指分布于心肺之外的分支血脉,古称"丛",《黄帝内经》将其与具有调节功能作用的经络并称为经脉。手足阴阳十二血脉主要是分布于四肢的血脉,包括了现代医学的周围动静脉。冲脉、胞脉主要分布于体内,包括了现代医学所言的内脏动静脉。在体系中,颈部大迎、缺盆是诸脉的交汇点,颈部有四条大脉管,古人象形为"亢""益"二字。"亢",古作"",象近下颌之颈部脉管的分布,《说文》云:"亢,人颈也,象人颈脉形。""益",金文《益公钟》作"",后加口为"嗌",象"亢"的内部喉头处的脉,《说文》曰:"嗌上象口,下象颈脉理也"。交汇大迎者有足阳明脉、足少阳脉,交汇缺盆者有手阳明脉、足阳明脉、手太阳脉、手少阳脉、足少阳脉。在下部,气街是交汇点,交汇气街者有冲脉、足阳明脉、足少阳脉,这些交汇点恰是各主动脉分出分支之处和各细小静脉汇入主要静脉之处。上肢丛中分布于上肢尺侧的有手少阴脉、手太阳脉,分布于桡侧的有手太阴脉、手阳明脉,分布于正中的有手厥阴脉、手少阳脉;下肢丛中分布于前侧的有足阳明脉、足太阴脉,分布于后侧的有足太阳脉、足少阴脉,分布于正中的有足少阳脉、足厥阴脉、冲脉;分布于体内的有任脉、督脉、冲脉、胞脉和手足阴阳十二脉的体内段及其分支、络脉,分布于头颈部的有手足之阳脉,与现代医学中的血管的分布相吻合。

3. **络系** 络系是从主干发出的,在主干和藏腑组织器官、体表之间及相应的血脉之间起联系桥梁作用的细小血脉。每一脉由若干分支组成,分别称为络脉、孙脉,《灵枢》云:"经脉为里,支而横者为络,络之别者为孙"(《脉度》)。分布于体表和阳位者为阳络,分布于体内者为阴络。《灵枢·百病始生》云:"阳络伤则血外溢,血外溢则衄血;阴络则血内溢,血内溢则后血;肠胃之络伤,则血溢于肠外。"

二、生理功能

脉的生理功能主要是参与气血津液的运行。

1. **运行血液,渗灌津液** 脉是血液运行的通道。《灵枢·经脉》云:"谷入于胃,脉道以通,血气乃行。"《灵枢·决气》曰:"壅遏营气,令人无所避,是谓脉。"脉给血液一个范围,使其不能越于范围之外而妄行,即"壅遏营气"。

《素问·经脉别论》曰:"食气入胃,浊气归心,淫精于脉,脉气流经,经气归于肺,肺朝百脉,输精于皮毛,毛脉合精,行气于府,府精神明,留于四藏,气归于权衡,权衡以平,气口成寸,以决死生。"这里实际上已认识到了血液循环中的心肺循环。按《灵枢·经脉》所言,心肺循环的路径是从心系→手少阴脉之直者→肺→足少阴脉→心。

经脉包括血脉,荣行脉中,荣气循环包括了现代医学所言的血液在心肺之外的周围体循环。按《素问·经脉别论》《灵枢·经脉》《灵枢·荣气》《灵枢·经别》等所言,体循环路径主要有四:一是从心系→腋窝→手之阴脉→络脉→手之阳脉→缺盆→心系,二是从心系→奇脉(冲脉为主)→络脉→手足脉体内段→藏腑→手足脉体内段→络脉→奇脉→心系。三是从心系→奇脉（冲脉为主）→气街（冲脉）→足之阳脉→络脉→足之阴脉→气街（冲脉）→足之脉的体内段→奇脉（冲脉为主）→心系，四是从心系→缺盆、大迎→手足阳脉、督脉、任脉、冲脉→头部→手足阳脉、督脉、任脉、冲脉→大迎、缺盆→心系。

《灵枢》云："络脉之渗灌诸节者也"（《小针解》）；"肠胃受谷……中焦出气如雾，上注溪谷而渗孙脉，津液和调，变化而赤为血"（《痈疽》）；"五谷入于肠胃，其糟粕、津液、宗气分为三隧……营气者，泌其津液，注之于脉，化以为血，以营四末，内注五藏六腑，以应刻数焉"（《邪客》）。《素问》曰：孙络"通营卫"（《气穴论》）。络脉是血液、营气、卫气、津液发生联系和相互转化的通道，孙脉是最小的络脉，是血液和津液交换之所，血液通过孙脉渗于脉外则化为津液，脉外津液通过孙脉注入脉中而成为血液的组成部分。

2. 贯通营卫，通行宗气 营气（荣气）、卫气是人体生理活动的重要物质，营气寓于血中，通过脉运行输布全身。《素问·痹论》曰："荣者……循脉上下，贯五藏络六府也。卫者……不能入于脉，故循皮肤之中、分肉之间，熏于肓膜，散于胸腹。"卫气对有温煦作用，推动血液运行，《灵枢·经脉》云："饮酒者，卫气先行于皮肤，先充络脉，络脉先盛"。《灵枢·营卫生会》云："营在脉中，卫在脉外，营周不休，五十而复大会，阴阳相贯，如环无端。"营卫通过络脉而相互贯通，《素问·气穴论》曰："孙络三百六十五穴会……以溢奇经，以通营卫。"张介宾说："表里之气，由络以通，故以通营卫。"张志聪指出："脉外之卫、脉内之营相交通于孙络皮肤之间，是孙脉外通于皮肤，内通于经脉，以通营卫者。"

宗气由水谷之精气和自然界的清气相合而成，既推动血液运行，又借脉道运行输布。《灵枢·邪客》云："宗气者，积于胸中，出于喉咙，以贯心脉而行呼吸焉。"若脉道郁滞，宗气留滞胸中，则胸闷、胸痛和机体功能活动减弱。

3. 其候为动与色 行者，动也，脉行血气，故在外之象为动，即脉搏。皮肤、毛发以及舌、目、爪甲等组织依赖于脉输布气血以濡养，故其颜色之变化与脉运行血气的功能密切相关。血气运行输布正常则脉搏动正常，皮肤、毛发及舌、目、爪甲色泽正常。脉道不畅，血气运行不利则脉搏动异常，皮肤、毛发以及舌、目、爪甲的色泽枯萎。故通过观察脉搏、皮肤、毛发、爪甲的色泽变化，可以诊断藏腑疾病，《灵枢·邪客》指出："视其血脉，察其色"。

三、生理特性

脉运行血气、渗灌津液、贯通营卫，通行宗气，故其性以通为顺，喜流畅而恶郁滞。流畅则气血得以输布全身，藏腑四肢百骸肌肉皮毛得养而功能正常，机体生命力旺盛。血脉不畅则藏腑四肢百骸肌肉皮毛失养而功能障碍，机体生命力减退。《素问》云:"肝受血而能视,足受血而能步,掌受血而能握,指受血而能摄……血凝于肤者为痹,凝于脉者为泣,凝于足者为厥"(《五藏生成论》);"血气通,决死生"(《三部九候论》)。《灵枢·平人绝谷》曰:"血脉和利,精神乃居。"

《素问·五藏别论》将"脉"归于奇恒之腑,有人认为藏腑是有固定的部位与形态,而脉遍布周身,不能将其称为"腑"。其实,《黄帝内经》是以组织器官的生理特征上的"藏""泻"为标准,脉行血,形态中空,分布于全身,有自己的分布部位,符合藏物的标准,因血是生命活动的基本物质,宜藏而不泻于外,故藏于阴而象地,但又必须将血外输于组织,而与胃肠泻而不藏有别,故可归入"奇恒之腑"。

第八节 命　门

"命门"之名,始于《黄帝内经》,后发生概念转换而成为藏象的组成。

一、概念演变

"命门"之名,始于《黄帝内经》,《素问·阴阳离合论》《灵枢·卫气》《灵枢·根结》以"目"为"命门"。《阴阳离合论》云:"太阳根起于至阴,结于命门。"《根结》曰:"足太阳之本在跟以上五寸中,标在两络命门。命门者,目也。"《黄帝内经太素》认为肾为命门,上通于目,故目为命门。吴昆认为足太阳经之根至阴是经穴,则其结亦为经穴,便以"睛明穴"代替目。经脉之"根"是指具体的组织器官,故以睛明穴为太阳结不妥。

《灵枢》云:"五藏六府之精气皆上注于目而为之精""十二经脉三百六十五络,其血气上于面而走空窍,其精阳气上走于目而为睛"。《素问·脉要精微论》指出:"头者,精明之府,头倾视深,精神将夺也。"古人认为天人相应,"天有日月,人有两目"(《灵枢·邪客》),日月光辉体现自然界阴阳之气的盛衰变化,人之藏腑经脉气血皆上注于目而入脑,故眼睛是藏腑经络气血活动即生命活动的窗牖门户,故称为"命门"。王冰注《素问》云:"命门者,藏精光照之所,则两目也"。

《难经》以《黄帝内经》的肾脏理论为依据,把"命门"作为"内脏"之一,并认为"肾两者,非皆肾也,其左者为肾,右者为命门"(《三十六难》)。后世医家则进一步演绎发挥,晋·王叔和、明·李梴等以右肾为命门,李梴《医学入门》云:"命门下寄肾右,而丝系曲透膀胱之间"。元·滑寿《难经本义》认为"命门,其气相通,是肾之两者,其实一耳。"明·赵献可据《素问·灵兰秘典论》中"主不明则十二官危",认为命门是十二官之外的人身之主,"在两肾各一寸分之间,当一身之中,《黄帝内经》曰:'七节旁,中有小心'是也"。"命门在人身之中,对脐附脊,自上数下则为十四椎,自下数上则为七椎……左边一肾属阴水,右边一肾属阳水,各开一寸五分,中间是命门所居之宫"(《医贯》)。赵说对后世影响较大,吴崑、汪昂、陈修园、陈士铎、林佩琴等皆认为命门在两肾之间。《医旨绪余》认为两肾之间的动气为命门。张介宾既以产门(子宫)、精室为命门,又认为脑心是命门,《类经附翼》说:"命门者,子宫之门户也""睛明所夹之处是为脑心,乃至命之处,故曰命门"。程知述《医经理解》据《素问·评热论》对胞脉的认识和《素问·奇病论》"包络者系于肾",认为"命门即心包络也"。唐容川《血证论》认为"两肾中一条油膜,是命门,即是三焦之原"。

其实,《难经》虽然引经文,但有些并非《黄帝内经》所述,诚如滑寿《难经本义》所说"别有所谓上古文字",故两者的"命门"之义不同,实属正常现象。《难经》之后,"命门"之说在很长时期内没有得到医家唱和,而是为道教所重视。《黄庭内景经》把宝精修炼与命门联系在一起,说:"方圆一寸命门中""上有黄庭下关元,后有幽阙前命门,呼吸庐间入丹田,玉地清水灌灵根,审之能修可长存"。《抱朴子内篇》曰:"坚玉钥于命门,结北极于黄庭。"宋后,道教内丹术大盛,更加重视命门、丹田的作用,医家受其影响,将内丹命门学说引入医学,发展了命门学说。《类经附翼·求正录》云:"元阳子曰:命门者,下丹田精气出飞之处也……道家以先天真一之气藏乎此,为九还七返之基,故名之曰丹田。医家以冲任之脉盛于此,则月事以时下,故名之曰血室。"《医经理解》云:"命门……又名子户,又名子宫,又名血室;道家谓之丹田,又谓之玉房。"由于内丹术有南、北两派,派中分派,又各自成说,故医家融汇内丹理论而探讨"命门",其说自然各不相同。

二、生理功能

《灵枢·本神》曰:"人始生,先成精。"元气元精是构成和维持生命的基本物质,是肉身之源。《难经》将"命门"作为内脏之一,认为其与肾相通,"命门者,诸神精之所含,原气之所系也,男子以藏精,女子以系胞""脐下肾间动气,人之生命也,十二经之根本也,故名曰原"。

元气是藏腑经脉活动的动力,命门藏元气,故能调节藏腑经脉功能活动。后世医家演绎道家内丹学说,认为命门为先天之本、人身之太极,是气化之根。《医贯》云:"命门是真君真主,乃一身之太极,无形可见。"《医旨绪余》云:"夫二五之精,妙合而凝,男女未判,而先生此二肾,如豆子果实,出土时两瓣分开,而中间所生之根蒂,内含一点真气,以为生生不息之机,命曰动气。"《医贯》云:"命门为十二经之主,肾无此则无以作强,而伎巧不出矣;膀胱无此则三焦之气不化,而水道不行矣;脾胃无此则不能蒸腐水谷,而五味不出矣;肝胆无此则将军无决断,而谋虑不出矣;大小肠无此则变化不行,而二便闭矣;心无此则神明昏,而万事不应矣。"《景岳全书》云:"命门为元气之根,为水火之宅,五脏之阴气非此不能滋,五脏之阳气非此不能发。"《医旨绪余》云:"肾间动气,人之生命,五脏六腑之本,十二经脉之根,呼吸之门,三焦之源,命门之义,盖本乎此""命门乃两肾中间之动气,非水非火,乃造化之枢纽,阴阳之根蒂,即先天之太极,五行由此而生,藏腑以继而成"。

三、命门的本质

当今学者根据古人的认识,对命门的实质进行了探索。陈新生认为命门是肾上腺皮质,赵棣华认为命门是下丘脑—脑垂体—肾上腺皮质系统,何爱华认为是自主神经系统。肖佐桃基于孟昭威认为经络是介于神经系统与内分系统之间的第三平衡系统的认识,认为命门位于第二、三腰椎间,是第三平衡系统的"真正君主",联络第一、二、三、四平衡系统。此外,还有人认为命门是腹动脉或腹腔神经丛等。这些虽各自有据,也能解释命门的某些功能,但忽视了命门藏精系胞、主生殖的作用和中西医理论体系的差异。

中医理论是在直接察知的基础上,通过思辨和文化移植建立的,由于不同时期的不同医家的认识角度和所受的文化影响,对同一问题的认识也必然不同,因此,《难经》与《黄帝内经》所言的"命门"不同实属正常现象,反映了认识的深化。按照中医的认识思维方法和藏象理论,可以将"命门"当作一个藏象,其位置在少腹内的两肾之间,功能是主生殖和调控藏腑经脉活动,上下命门包括了西医的丘脑、垂体、肾上腺等组织。

第九节 膻 中

膻中居胸腔内的两肺之间,是气血运行的通道,与宗气、言语等密切相关。

一、解剖形象

《素问·灵兰秘典论》将膻中与心、肺、脾、肝、肾、胆、胃、大肠、小肠、膀胱、三焦并列为十二官,认为"膻中者,臣使之官",说明膻中是人体重要的器官组织。《灵枢·胀论》曰:"膻中者,心主之宫城也。"宫即宫廷;城本为地域,引申为境域、范围。可见,膻中的原始内涵是指解剖发现的包裹心脏的组织,包括了心包。心包,又称心包络、心主,《灵枢·经脉》云:"心主手厥阴心包络之脉起于胸中,出属心包络,下膈,历络三焦""三焦手少阳之脉……入缺盆,布膻中,散络心包,下膈,循属三焦"。《难经》认为"心主与三焦为表里,俱有名而无形。"古代大多数医家据《素问·灵兰秘典论》,认为膻中即心包络。《医宗必读》云:"心包络一经,《难经》言其无形,滑伯仁曰:心包络一名手心主,以藏象校之,在心下横膜之上,坚膜之下,其与横膜相黏,而黄脂裹者,心也。脂膜之外有细筋如丝,与心肺相连者,心包也。此说为是,言无形者非。按《灵兰秘典论》十二官独少心包一官,而多'膻中者,臣使之官,喜乐出焉'一段,今考心包藏居膈上,经络胸中,正值膻中之所,位居相火,代君行事,实臣使也。此一官即心包无疑矣。"心包裹心,故形如心形,"有名而无形"是指其没有自己固定的形状,日本玄医注《难经》云:"凡物之貌,长短方圆椭角之类,谓之形也。然则心主形者,心形也。"

《灵枢·经脉》曰:"膻中却在两乳间。"张介宾注云:"膻中,胸中也。肺覆于上,隔膜障于下,为清虚周密之宫,心主之所居也,故曰宫城。"《灵枢·海论》云:"膻中者……其输上在于柱骨之上下,前在于人迎。"柱骨,《医宗金鉴》云:"柱骨者,膺上缺盆之外,俗名锁子骨也。内接横骨,外接肩解也。"《释骨》曰:"骨三节,植颈项者,通曰柱骨。"张介宾注:"颈项之根为天柱骨。"《灵枢·寒热病》云:"颈侧之动脉人迎;人迎,足阳明也,在婴筋之前。"可见,膻中是指包裹心脏的两乳之间上达缺盆的组织器官,包括了心包、气管、血管、食管等,相当于西医的纵隔组织。

二、生理功能

膻中的生理功能主要是参与气血运行和保护心脏。

1. **为气海,布散营卫** 《灵枢·海论》曰:"膻中者,为气之海。"天之气从气管入于肺,水谷借食管入于胃肠,膻中内寄气管、食管,能通行天地之气,是气汇集通行之所,故称"气海"。《灵枢·五味》云:"其大气搏而不行者,积于胸中,命曰气海,出于肺,循喉咙,故呼则出,吸则入。""胸中"即"膻中",大气即宗气。《灵枢·邪客》云:"宗气者,积于胸中,出于喉咙,以贯心脉而行呼吸焉。"杨上善云:"膻,胸中也,音檀。食入胃已,有气上行经髓,聚于胸中,名曰气海,为肺所主"(《黄帝内经太素》)。张锡纯曰:"大气者,充满胸中,以司肺呼吸之气也……是大气者,原以元气为根本,以水谷之气为养料,以胸中之地为宅窟者也。"故膻中功能失常则憋气喘息,《灵枢·海论》云:"气海有余则气满胸中、悗息面赤,气海不足则气少不足以言"。

《灵枢》云:营气之道"上行注膻中,散于三焦",而三焦"总领五脏六腑,荣卫经络,内外左右上下之气也。三焦通,则内外左右上下皆通也。其于周身灌体,和内调外,荣左养右,导上宣下,莫大于此者也"(《中藏经》)。故膻中是营卫输布的必由之路。

2. **护卫心脏,布达心气** 膻中为心之宫域,"臣使之官,喜乐出焉",故有护卫心脏、代心行事、布达心气、辅助心行血的功能。王冰注曰:"膻中者,在胸中两乳之间,为气之海。心主为君,以敷宣教令;膻中主气,以分布阴阳,气和志适,则喜乐由生。分布阴阳,故官为臣使。"膻中为心之宫城和护卫,则可代心受邪,外邪由皮毛内入犯心脏,则先必犯膻中中的心包络,《灵枢·邪客》云:"诸邪之在于心者,皆在于心之包络";叶天士《外感温热篇》曰"温邪上受,首先犯肺,逆传心包"。

3. 开窍于咽喉 《素问·太阴阳明论》曰:"喉主天气,咽主地气。"《灵枢·忧恚无言》云:"咽喉者,水谷之道也。喉咙者,气之所以上下者也。会厌者,音声之户也……悬雍垂者,音声之关也……是故厌小而疾薄,则发气疾,其开阖利,其出气易。其厌大而厚,则开阖难,其气出迟,故重言。"《灵枢·海论》说:"气海不足,则气少不足以言。"咽喉是天地之气和水谷出入之道,膻中通行天地之气,会厌、悬雍垂皆位处咽喉部,呼吸、声音依赖膻中所藏的宗气的推动,两者在生理病理上密切相关。因此,膻中开窍于咽喉。

三、生理特性

膻中为气海,通行天地之气,布达心气,助心行血,内寄气管、食管、心包络,通畅则气机通畅,天地之气能入于体内,体内浊气能排出体外,血脉流利,保证气化代谢正常。否则,气机不畅,出入废,则影响生化代谢,危及生命。故其生理特性是喜通畅而郁滞。

四、为奇恒之腑

膻中为奇恒之腑,为今人赵有臣提出。赵氏据现行本《素问·五藏别论》中"五藏者,藏精气而不泻矣;六腑者,传化物而不藏",和仁和寺本《黄帝内经太素》中"夫胃、大肠、小肠、三焦、膀胱者,天气之所生也,其气象天,故泻而不藏,此受五脏浊气,故名曰六腑",认为此处没有否定恒常之腑有六,六腑包括"胆",奇恒之腑的"胆"是"膻中"之误。赵氏据《康熙字典》引有《集韵》中的"膻或省作胆",和司马光《类篇》卷十二中"膻"或作"胆",认为"胆"字是简体字,繁体作"膽",简体字在唐代已使用。"膻"字在很早以前就简化为"胆",然而"膽"为常用字,简化为胆则为人所熟知;"膻"乃稀用字,简化为胆则人所罕知。此经文在古代传抄中,有人把"膻中"写成"胆中",后人不知"胆中"即膻中,而误认为肝胆之胆,这样则"胆中"成为不可解,遂又删去"胆中"之"中"字,使经文成为"脑、髓、骨、脉、胆、女子胞","膻中"竟变而为"胆"。膻中既本为奇恒之腑,则古代必当有称膻中为"腑"者,王冰注《素问·经脉别论》"毛脉合精,行气于腑",说:"腑,谓气所聚处也,是为气海,在两乳间,名曰膻中也。"

赵氏还从文字学出发,据《脉要精微论》中"内以候膻中",和王冰之"膻中则气海也,嗌也",认为古之膻中又名"嗌"。嗌,籀文为"𣊽",金文为"𧖟",为象形字,画椭圆以象心脏而居左侧,再画两支脉络分居左右,左侧脉络的近上部连在心脏上,描绘了心脏推出血液以流向左右两支脉。《说文》:嗌,"咽也,从口益声,籀文嗌上象口,下象颈脉理也。"《素问·阴阳应象大论》说:"天气通于肺,地气通于嗌,风气通于肝,雷气通于心,谷气通于脾,雨气通于肾",把"嗌"和五脏相提并论,可见,"嗌"乃是一个重要器官。《素问》指出:"太阴脉布胃中,络于嗌"(《热论》);"足太阴者,三阴也,其脉贯胃属脾络于嗌"(《太阴阳明论》),这是把"嗌"看作一个重要器官。王冰在《至真要大论》"阳明之胜……内为溢塞",下注云:"嗌谓喉之下,接连胸中肺两叶之间者也。"赵氏之说有一定依据,但经文需改动多处,又似有不妥。但必须指出,根据《五藏别论》对藏腑的分类法,可以把膻中归于奇恒之腑。

第十节　奇恒之腑与五藏五腑的关系

奇恒之腑与五藏五腑存在着相互资助、相互为用的关系。

一、脑与五藏五腑

脑藏元神,通过经脉与五藏五腑密切联系,对藏腑功能具有调控作用。

1. **脑与心**　心经脉之"支者,从心系上挟咽,系目系"(《灵枢·经脉》),其别络"别而上行……系舌本,属目系"(《灵枢·经脉》),目系"裹撷筋骨血气之精而与脉并为系"(《灵枢·大惑论》),"通项入于脑者"(《灵枢·寒热病》)。可见,"从心至囟,如丝相贯"(《尔雅义疏》)。心主血脉,"血者,神气也"(《灵枢·营卫生会》),心推动血液运行于脑,则脑得养才能神旺、神用有方才,所谓"思则心气上通于脑"。心运血无力则元神失养而神志异常。脑对全身的调控失常,于心则心悸。故古人认为心与脑相通。

2. **脑与肺**　肺主气、宣发肃降,司呼吸,朝百脉,"凡藏腑经络之气,皆肺气之所宣"(《医学实在易》)。肺能促进气血的生成和运行,肺功能正常,则气血得以上充于脑而发挥养脑之用。肺功能失常,清气不入,浊气不降,一则气血不能上达于脑,脑失所养;而且浊气反逆,壅滞脑部,脑部气街不畅,见头晕、头痛、烦躁或昏昏欲睡等,故古人认为"肺为脑之卫"。

3. **脑与脾胃**　脾与胃互有经脉络属,《灵枢·动输》曰:"胃气上注于肺,其悍气上冲头者,循咽,上走空窍,循眼系,入络脑。"脾主运化升清,胃主受纳降浊,脾胃赖脑所藏之元神的调节,脑神健旺则脾健胃降。脾胃运化水谷精微所化生的气血津液借经脉渗入骨空以养脑。《灵枢·五癃津液别》云:"五谷之津液和合而为膏者,内渗于骨空,补益脑髓。"脾能升清阳上达于脑而荣脑;胃能降浊,使浊气不上扰,有利于脑的清净。脾胃失健运,不仅气血津液生化不足而髓海不充,脑失所养,导致神气虚弱;而且浊气上逆蒙蔽脑神,导致元神失明、神机失用、头部官窍不通,《脾胃论》云:"脾胃虚则九窍不通"。

4. 脑与肝胆　肝经脉"交巅入脑",胆经起于头部。肝藏血,脑髓靠肝血的不断充养方能成脑神之用;胆主决断,肝主升发,"凡上升之气,皆由肝出"(《类证治裁》),脑中真气及主元神的功能依赖肝主疏泄、调畅气机和胆之决断、升发的协调配合。肝失藏血升发则血不能上养于脑而脑神失常,多梦、惊骇、梦游。肝失疏泄,肝气上逆,气血上冲于脑,扰乱脑神,则脑神之用失常,不能感知事物,记忆、思维能力低下和运动失司。《素问·生气通天论》曰:"阳气者,大怒则形气厥,而血菀于上,使人薄厥。""薄厥"即中风,"上"指脑,厥指神昏、不省人事。《类中秘旨》说:"若疏泄失常,肝气抑郁或亢逆,则见精神失常,情志失调,或清窍闭塞,或为中风昏厥;若肝失藏血,神失所养,魂不得涵养而飞荡,则见运动障碍或梦呓夜游等……证是上实,而上实则下虚……盖皆由木火内动肝风上扬,以致血气并走于上。"

肝藏血、主疏泄、为罢极之本等功能,亦必须在脑神的统御下才能正常发挥。至于肝藏魂,则是脑主元神的具体表现。脑神的失常,也必然涉及于肝,出现相应的病变,《辨证奇闻》曰:"脑之气不足,则肝之气应之"。

5. 脑与肾　脑与肾通过督脉相互沟通,张志聪曰:"督脉之从上而下者,起于太阳之命门(睛明穴),上额交巅络脑出项循脊抵腰……下膂入肾,是起于阳者,出于上之命门,而入于下之命门也。"肾藏精以生髓,肾主骨,髓藏于骨中而上通于脑,脑为髓海,身形应九野,则脑、督脉、肾构成了"脑—督脉—肾"的生理轴,人体的精气转输、阴阳升降的调控皆由此轴所主宰。肾精凭督脉上输于脑,以成脑神之用,肾精盛则脑髓充盈,肾精虚则髓海不足。《医碥》曰:"在下为肾,在上为脑,虚则皆虚"。《医述》云:"脑为髓海……髓本精生,下通督脉,命火温养,则髓益之""精不足者,补之以味,皆上行至脑,以为生化之源"。

"肾者,作强之官,伎巧出焉"(《素问·灵兰秘典论》)。作强,作用强力也;"伎"同"技",多能也;巧,精巧也。肾藏精生髓,髓上通于脑,脑为髓海,府精神明,才可作用强力、多能精巧,作强之功实乃脑中元神之用。唐容川说:"盖髓者,肾精所生,精足则髓作。髓在骨内,髓作则骨强,所以能作强,而才力过人也。精以生神,精足神强,自多伎巧。髓不足者力不强,精不足者智不多"(《医经精义》)。

6. 脑与肠、膀胱　大肠、小肠、膀胱经皆起于头而入脑。大肠传导糟粕而降浊;小肠为受盛之官,化物出焉;膀胱为州都之官,主决渎,三者在水谷运化、气血津液生成代谢中起着重要作用。肠、膀胱以通降为顺,促进气机通畅,既利于藏腑气血上汇于脑,又促进脑气向下布散。肠、膀胱功能正常则浊气下行而排出体外,使脑不受浊扰。脑对三者的功能活动有调控作用,脑气布散有序,以促进和维持肠、膀胱通降功能。病理上,肠、膀胱不利,浊气留聚,上逆则头痛、神明失常;脑气瘀滞则肠、膀胱运动受碍,浊气不行,发生便秘、癃闭。

二、女子胞与五藏

女子胞与心、肝、脾、肾的关系最为密切。

1. **女子胞与心肺**　心主血脉,肺朝百脉。女子胞通过脉与心肺相连接,心肺功能正常则血脉充盛、血行通畅,对女子胞产生月经和孕育胎儿具有重要的资助和促进作用。若心肺功能不足则血脉不足、运行不畅,都可影响胞宫的功能而导致月经失调,甚或不孕。《素问·评热论》曰:"胞脉者,属心而络于胞中,月事不来者,胞脉闭也。"

2. **女子胞与肝**　肝经脉"循股阴,入毛中,过阴器"(《灵枢·经脉》)。女子胞的主要生理作用在于血的藏与泄,肝主疏泄、藏血而为全身气血调节之枢,肝所藏之血为妇女经血之本,肝之疏泄是经血下行的动力。肝气冲和条达,肝血充足,则血脉流利,下注冲脉血海,则冲脉盛满,月事以时而下,卵子适时而排,故"女子以肝为先天"(《临证指南医案》)。

3. **女子胞与脾胃**　《灵枢·经筋》云:"足阳明之筋……上结于脾,聚阴器……足太阴之筋……上循阴股,结于脾,聚于阴器"。按经脉理论,经筋有经脉的细小分支布散于其中,因此,脾胃通过经脉分支与女子阴器相联系。脾胃为后天之本,为气血生化之源,脾又统摄血液。血在女子则上化为乳汁,下化为月经。脾气健旺,化源充足,统摄有权,则经血藏泄正常。

4. **女子胞与肾**　女子胞不仅通过督、任、冲等经脉与肾相联系,而且"足少阴之筋……循阴股,结于阴器"(《灵枢·经筋》)。女子胞产生月经和主持生殖的功能依赖于天癸,天癸源于肾所藏之精气。肾精肾气借经脉输布于女子胞,调控女子胞的生理,使其获得生殖能力。女子到了青春期,肾精肾气充盈,则天癸化源充足,胞宫发育成熟和功能正常,应时行经和排卵,有生育能力,为孕育胎儿准备了条件。反之,进入老年,由于肾精肾气衰少,天癸化源不足而由少至衰竭,从而月经闭止,生育能力丧失。

三、脉与藏腑

脉运行血以濡养藏腑,脉的柔韧、舒缩以及血液的畅行依赖五藏的调节。

1. **脉与心**　《素问·六节藏象论》曰:"心者……其充在血脉。"心与脉连接成一个密闭的血液循环系统,心的搏动推动血液运行和调控脉管舒缩。《医学入门》云:"人心动,则血行诸经。"《四圣心源》云:"脉络者,心火之所主也。心气盛,则脉络疏通而条达。"心气虚、心阳虚则鼓动无力、温煦无权,从而心动迟缓,血滞于心而脉管绌涩不通,故《素问·痹论》说:"心痹者,脉不通。"心阴虚则凉润功能减退,一方面,血脉失润而黏滞;另一方面,阴虚阳亢,心脏躁动,心动过速,脉管弛张,血流加快。脉行血以濡养心脏,血脉不畅则心因濡养失常也可出现病变。

2. **脉与肺** 《素问·经脉别论》曰:"脉气流经,经气归于肺,肺朝百脉,输精于皮毛。"肺主气,其所主之宗气"贯心脉"而行血。肺朝百脉,是脉行血的重要动力,《灵枢·动输》说:"人一呼,脉再动;一吸,脉亦再动,呼吸不已,故动而不止。"脉既运血于肺,又将肺血输布于心,脉管不畅则肺失血养、血瘀滞于肺,从而肺气不宣。

3. **脉与脾胃** 《灵枢·经脉》曰:足太阴之"支者,复从胃别上膈,注心中"。《素问》云:"胃之大络名虚里,贯膈络肺……脉宗气也"(《平人气象论》),"食气入胃,浊气归心,淫精于脉"(《素问·经脉别论》)。脾胃为气血生化之源,气能行血生血以保证血脉之充盈,与脉的柔韧和舒缩有关。脾胃功能旺盛则气血旺盛,血脉得充,血脉充盈有力。脾胃虚弱则气血不足,脉失充盈而脉弱,《素问·玉机真藏论》说:"脉弱以滑,是有胃气"。同时,脾主统血,能固摄和控制血液在脉中运行而不逸出脉外。脾气虚弱,统血无权则固摄能力减退,血液逸出脉外。

4. **脉与肝** 《素问·五藏生成论》曰:"人卧血归于肝。"肝藏血,主疏泄,调畅通畅气机,能调节血液的运行分布和脉管的舒缩活动。肝疏泄正常则气机畅达,心脏搏动有序,血液运行通畅,脉管舒缩有度。《血证论》说:"肝属木,木气冲和条达,不致遏抑,则血脉得畅。"脉既能运血于肝,又能将肝藏之血输布全身,脉管通畅是肝调节血液的基础。脉管不畅,不仅肝血不足,而且肝血瘀滞。

5. **脉与肾** 《素问·五藏生成论》云:"脉者,源于肾而主于心""心之合脉也,其荣色也,其主肾也。"《灵枢》曰:"肾上连肺"(《本输》),足少阴肾经脉之"支者从肺出络心,注胸中"(《经脉》)。肾对血液的运行和脉管的舒缩有调节作用,肾阳能促进心脏的搏动和脉管的收缩,肾阴能减缓心脏搏动及促使脉管舒缓。肾又依赖脉运血以养,肾主水,水为津液所化,津血相互资化,脉管通畅是肾得养和主水的重要物质基础,脉管不畅则肾失养而功能低下,生水不足而尿少、尿闭。

总之,脉与五藏密切相关,故《灵枢·天年》说:"五藏坚固,血脉和调""五藏皆不坚……脉薄少血","脉薄"即言脉不充盈和搏动乏力之形象。

四、胆与藏腑

《素问·六节藏象论》用"凡十一藏取决于胆"概括了胆与其他藏腑的关系,但历代医家的理解不一。王冰注云:"胆者,中正刚断无私偏,故十一藏取决于胆也。"陈修园认为"胆者,担也,有胆方足以担天下事;肝主仁,仁者不忍,故以胆断。"张介宾认为"胆以中虚,故属于腑。然藏而不泻,又类乎脏,故居少阳为半表半里之经,亦曰中正之官,又曰奇恒之腑,所以能通达阴阳,而十一脏皆取乎此。"李中梓云:"胆为奇恒之腑,通全体阴阳,况胆为春生之令,万物生长化收藏,皆于此托生察命也。"李东垣认为"胆者,少阳春生之气,春气升则万物化安,故胆气春升,则余藏安之,所以十一藏取决于胆也"(《脾胃论》)。《素问集注》认为"胆主甲子,为五运六气之首,胆气升则十一藏腑之气皆升,故取决于胆也。"高士宗认为"胆为中正之官,决断所生,胆气升,则藏府之气皆升,故凡十一脏,取决于胆也。"程杏轩《医述》认为"勇者气行则止,怯者着而为病……气以胆壮,邪不可干,故曰十一脏皆取决于胆。"《读素问钞》认为"胆为中正之官,而其经为少阳,少阳相火也,风寒在下,燥热在上,湿气居中,火独游于其间也,故曰取决于胆也。"这与《素问·阴阳应象大论》之"少火生气,少阳相火旺盛,则元气充足,精气持满","阴精所奉其人寿"相一致。方药中认为"凡十一脏取决于胆,这与胆和肝的疏泄职能有关"。

有人认为《黄帝内经》已明确指出:"心者,君主之官也"(《素问·灵兰秘典论》);"心者,五藏六腑之主也"(《灵枢·口问》)。且胆依附于肝,胆汁的生化依赖于肝之精血和余气,胆汁之排泄依赖于肝主疏泄的功能,而"十一藏"包括肝在内,如此,肝也取决于胆,则与正常的肝胆表里隶属关系相忤!因此,把胆的功能定位为脏器的主宰,实有不妥。郭霭春《黄帝内经素问校注语释》说:"盖藏象功能,胆擅其首,于理似难通也",此句是"后人附会十二官之说",故窜入该句。宗全和依据"'取决'二字,系'缺'字的合音通假字",认为"此语乃后人评注误入正文所致。注文当为'凡十一脏缺于胆也'"。

《素问·六节藏象论》在胆之上只论述了十个藏器,故有人从校勘角度对本句提出质疑。于鬯认为"一字盖衍。上文言心、肺、肾、肝、脾、胃、大肠、小肠、三焦、膀胱。凡十一藏,并胆数之,始足十一。然云凡十一藏取决于胆,是承上而言,必不并胆数……十一藏去胆止有十,则一字之为衍,甚明。"张毓汉认为"凡十一藏取决于胆"当为"凡十一脏取决于膻。"许振亚、李树强、宋玉田等从古书书写排版格式,和"此至阴之类,通于土气"及脾和胆的关系出发,认为"十一"为"土"字之误,古代书刊多是竖排,若抄写不工或由于年久磨蚀裂纹,极易分一字为二,"土"字的"十""一"稍微拉开距离便易误认作"十"和"一"字两字。

决者,泄也,断也;决与断同义,"取决"是"取决断"之义。中医认为各藏腑皆由阴阳二气所成,阴阳二气的气化活动应遵循阴阳和调、阴阳平衡的原则,不卑不亢,"阴平阳秘,精神乃治;阴阳离决,精气乃绝"(《素问·阴阳应象大论》)。但阴阳二气升降出入依赖于枢机的通畅,胆属少阳,为气机之枢,为中正之官,主决断,使谋虑出焉,能促进和维持中正平衡,故诸藏腑取决断于胆。

1. **胆与肝** 肝胆互有经脉络属,构成藏腑相合关系。胆附于肝,肝精肝血肝之余气溢于胆而借胆道传出,肝主疏泄,胆主决断,"肝气虽强,非胆不断,肝胆相济,勇敢乃成"(《类经》)。胆气郁逆则肝之余气无以出而郁逆甚或肝郁化火;肝气郁逆,余气不溢于胆则胆气不足,决断失权。因此,肝胆常同病,肝之疾泻胆可愈,前贤治疗肝气上逆、肝火上炎、肝阳上亢、肝经实热,多取入胆经之药,如黄芩,或为君药或为臣药,以"令木邪直走少阳,使有出路,所谓阴出之阳则愈也"(《伤寒来苏集》)。《知医必辨》云:"胆在肝叶之下,肝气上逆,必挟胆火而来……平其胆火,则肝气亦随之而平。"

2. **胆与脾胃** 足阳明胃经脉与足少阳胆经脉交会于上关穴、气关穴。胆属木,胆汁能助脾胃化水谷。脾胃居中央,主运化水谷,升清降浊,须得木气疏泄,才能通达。"木生于水长于土,土气冲和,则肝随脾升胆随胃降"(《临证指南医案》)。故胆脾胃常同逆为病,疏胆可以安中土。《湿热条辨》曰:"胆火上冲,胃液受劫。"李东垣《脾胃论》强调调理脾胃"要籍少阳胆气之升浮""脾胃不足之证……更加柴胡,使诸经左迁,生发阳明之气,以滋春令和气也。"

3. **胆与心** 《灵枢·经别》云:足少阳经脉之"别者……贯心",胆通过经别与心相连。胆木生心火,心为君主之官,胆为中正之官,心主藏神,神要有主见与适从,须胆保持中正为之决断。胆气虚怯,则神无主见和无所适从,惊悸怔忡,易恐难寐。心主血,胆木条达可助心行血,胆木郁逆或胆气虚弱,则心阳不振,血运不畅。《素问·阴阳别论》云:"一阳发病……传为心悸。"《灵枢·邪气藏腑病形论》说:"胆病者,善太息,口苦,呕宿汁,心下澹澹,恐人将捕之。"《本草纲目》云:"少阳胆火挟三焦少阳相火、巨阳阴火上行,故使人易怒如狂。"故《医学入门》云:"心与胆相通。"

4. **胆与肺** 肺居胸中,胆经脉"合缺盆,以下胸中"(《灵枢·经脉》),胆经脉和肺经脉还通过分支相交会。胆木受肺金节制而不致春升太过,并对肺主治节和宣肃功能有启动作用。《杂病源流犀烛》云:"少阳起于夜半之子……其气上升,以应肺之治节。"若木强金弱,肺被反侮,则宣肃失常而生痰咳。《素问·阳阳别论》云:"一阳发病,少气善咳。"故治咳喘常用入胆经的柴胡,《医学实在易》说:"胸中支饮咳源头,方外奇方勿慢求,又有小柴加减法,通调津液治优优。"

5. **胆与肾** 胆属木,肾属水而为先天之本,胆木须得肾水滋养才能正常发挥决断功能。胆盛精汁,肾主藏精而主骨,故"胆肾通气""少阳起于夜半之子,为肾之天根"(《杂病源流犀烛》);"胆主骨所生病者"(《灵枢·经脉》)。少阳相火妄动,肾阴被劫,精室受扰,则骨蒸潮热、遗精、心烦多梦,《血证论》云:"虚劳骨蒸,亦属少阳……相火不衰……烦梦遗精。"胆为刚脏,肾藏志须胆壮为之护卫而免惊恐所伤,胆气不壮则肾易为惊恐所伤,所藏之精外溢,在男子甚至阳痿。《临证指南医案·阳痿》指出:"亦有因恐惧而得者,盖恐则伤肾,恐则气下,治宜固肾,稍佐升阳……有郁损阳者,必从胆治"。

　　6. 胆与五腑　胆、胃、大肠、小肠、三焦、膀胱,合称六腑,彼此相连,并有经脉交会,生理上彼此协调互用,病理上相互影响。胆与肠相连,肠道不畅则胆汁瘀滞而胀。胆属木,性条达,主决断,胆汁化水谷,少阳胆气内行三焦,外行腠理,为荣卫之枢机,能通上达下,"六腑无此胆汁则六腑失其传化之能"(《读医随笔》)。胆汁不足,或胆气郁逆,往往导致其他五腑传导失常。《素问·厥论》云:"少阳厥逆,机关不利……发为肠痈。"《医源》曰:"凡人食谷,小肠饱满,肠头上逼胆囊,胆汁渍入肠内,利传渣滓。胆有热,则上呕苦涩;热迫下行,则下泄青汁;胆受惊,亦泄青汁;肠有寒,渣滓不传;胆汁无所用事,亦致泻青。"李东垣认为"胆气不升,则飧泻、肠澼不一而起矣"(《脾胃论》)。

五、精室与五藏

　　精室通过经脉与其他藏腑相连,受五藏六腑之精而藏之。《素问》云:"肾者主水,受五藏六府之精而藏之,故五藏盛乃能泻。"此肾包括了精室中的被称为外肾的睾丸。肾开窍于前后二阴,前阴在男子又称精窍,说明精室内精液的排泄也依赖肾的气化作用。心主血脉,血能生精;心藏神,神驭气,气能摄精。肺主气,宣发肃降,司呼吸,朝百脉,能推动气化活动和气血运行。肝主疏泄、藏血,在人体血液输布和气机的调节方面起重要作用。脾胃为气血生化之源,脾胃输布的精微物质是气血和精室之精的生化之本;脾主统摄,具有固摄精液的作用,能助精室摄精以藏。五藏六腑之精血通过经脉转输于精室,以供生化生殖之精。五藏失调则精室功能受损,影响精室生化生殖之精和精室的藏泻。

六、骨、髓与藏腑

　　骨性刚强,是全身的支撑,与筋肉共为藏腑的依附处,能抵抗外力对藏腑的损伤,起保护藏腑的作用。骨与髓依赖五藏六腑化生之气血、精、津液的濡养。五藏之中,尤以肝胆、脾胃、肾与骨、髓的关系密切。脾胃为气血、精、津液生化之本,肝藏血,胆盛精汁,肾受藏腑之精而藏之,故五藏六腑功能正常则气血、精、津液旺盛,骨、髓得养而功能正常,否则,则骨枯髓少。《灵枢》曰:"液脱者,骨属屈伸不利"(《谷气》),"精伤则骨酸痿厥"(《本神》)。《素问·痿论》认为"肾主身之骨髓……肾气热则腰脊不举,骨枯而髓减,发为骨痿。"

第三章 奇经八脉

奇经有督、任、冲、带、阴跷、阳跷、阴维、阳维八条,主要联系奇恒之腑,对藏腑十二经脉起调控作用。

第一节 概　　论

经脉理论是中医理论的重要组成部分,研究奇经八脉必须探讨经脉理论的内涵,才能正确把握奇经的实质。

一、经脉

"脉"的概念比经络与经脉的概念出现早。1973年长沙市马王堆汉墓出土的早于《黄帝内经》的简书中只有"脉"。"经",古为"巠",指水流行的河道,有路径之义,引申为"纵丝",《释名》云:"经,径也,如径路无所不通"。"络"原指细丝网络,《说文》云:"絮也,"言其细密繁多,后引申为"联络"。秦汉时期,人们发现人体不仅有许多相互联系的大小不一的血脉,而且发现许多像脉一样纵横交错分布于体内外而又与脉有区别的组织结构,在医疗养生实践中发现以针石刺激人体某些部位和导引行气时,可使人体的一定路线上出现如蚁爬行样的感觉。于是,为解析这些现象和阐述生理病理及治疗机制,将"经"与"络"引入医学中,并移植精气学说、天人感应学说、阴阳五行学说,对"脉"的概念进行转换,建立起经脉理论。

诚然,因移植和转换是以脉为依据,故《黄帝内经》有时只言"脉",而不是"经"与"脉"连称;有时所言的"脉"仅指运行血液的血脉,而不包括有调节机体功能作用的组织。对此,我们应有清楚的认识,在重构中医药学理论体系时应加以分析区别,可将传统理论中的每条经脉作为一个系统,将运行血液的部分称为血脉,将对机体有调节功能作用的部分称为经络。

二、八脉名考

古人发现经脉众多,在天人相应思想和尚同思维、整体系统思维的影响下,推测出气血是循经脉"周流不休,上应星宿"(《灵枢·痈疽》),并依经脉组织的循行分布特征,援物类比,对经脉组织进行命名。

1. **督脉** "督"有二义:一是背部正中,李颐释《庄子》"缘督以为经"云:"督,中也。""督"与"裻"通。《说文》:"裻,新衣声,一曰背缝。""衣之中缝,亦曰督缝。"二是"总督""统帅"。《说文》释督云:"察视也。"段注:"督者,以中道察视之。"《康熙字典》:"察也,率也。劝也,董也。"背为阳,古人将主要分布于背脊部正中的经脉称为督脉,寓指督脉统摄一身阳经。《难经疏证》云:"先子曰:督,古与裻通,其脉循脊上行,故以背缝名之。"《十四经发挥》云:"督之为言都也,行背部之中行,为阳脉之都纲。"

2. **任脉** "任"有二义:一是任荷,《国语·齐语》:"背任担荷",注:"背曰负,肩曰担;任,抱也;荷,揭也。"《说文》:"任,保也",段注:"养也"。《正字通》云:"任与妊同。"二是与衽通,《康熙字典》:衽,"谓裳幅所交裂也"。腹为阴,古人将主要是直行分布于腹部的经脉称为任脉,寓指任脉总任一身阴经和主生殖。王冰注《素问·骨空论》云:"所以谓之任脉者,女子得以任养也。"杨玄操注《难经》曰:"任者,妊也,此是人之生养之本。"

3. **冲脉** "冲"有三义:一是交通要道之义,《说文》:"冲,通道也";《集韵》:"冲,要也";《左传·昭公元年》:"执戈逐之,及冲,击之以戈",注:"冲,交道"。二、冲之金文大篆体为"𧘇",象形字,又是指古人身前垂挂饰品的带子,《康熙字典》:"垂饰貌曰冲"。三是"上冲""撞击"之义,《说文》:"涌摇也"。古人将主要分布于身前胸腹部的具有"动"的特征的经脉称为冲脉,寓指冲脉是气血运行之要冲。

4. **带脉** 《说文》:"带,绅也。男子鞶带,妇人带丝。象繫佩之形。佩必有巾,从巾。"段注为"大带"。《礼记·玉藻》:"凡带必有佩玉。"《广雅·释古》:"带,束也。"《辞海》:"带在古代则多指官僚贵族腰间系的大带。"《辞源》:"带,束衣的带子……是丝制的束在外衣的大带,围于腰间,结在前面,两头垂下,称为绅。"古人将横行围于腰腹间的经脉称为带脉,寓指带脉约束纵行经脉。《奇经八脉考》云:"带脉者起于季胁……围周身一周,如束带然。"

5. **跷脉** 《说文》:"跷,举足小高也。"段注:"跷,犹翘也。""凡高举曰翘。""跷"又通"蹻",《广雅·释古》:"蹻,健也。"跷从足,又解为"草履也",《太素》云:"古之跷,即今之鞋。"古人将起止于足的经脉称"跷脉",寓指跷脉与运动相关。杨玄操注《难经》云:"跷,捷疾也,言此脉是人行之机,动足之所由,故曰跷脉"。足有内外阴阳之分,故跷脉分阴跷脉、阳跷脉。

6. **维脉** "维"有二义:一是系物之绳,《说文》:"维,车盖维也"。段注:"引申之,凡相系者曰维"。《诗经》:"四方是维"。维与帷近,《周礼·天官冢宰·幕人》:"掌帷幕幄帟绶之事",郑玄注:"在旁曰帷"。二是"维持"与"纲",《经籍纂诂》:"维者,纲也"。王冰注《素问》曰:"维,谓维持"。古人将分布于两侧连接诸经脉的经脉称为"维脉",寓指维脉维系一身经脉。身体两侧肢体有内外阴阳之别,故维脉分阴维脉、阳维脉。

三、奇经的内涵

奇经的概念首见于《难经》,《难经·二十七难》云:"凡此八脉,皆不拘于经,故曰奇经八脉"。因《难经》没有对"奇经"的定义内涵进行阐述,以致后世医家大多据"奇"之音义解释。一是从奇异解,认为八脉与手足阴阳十二经不相拘制,"别道奇行",故称奇经。《难经集注》引杨康候语:"奇,异也。此八脉与十二经不相拘制,别道而行,与正经有异,故曰奇经也"。《十四经发挥》云:"脉有奇常,十二经者,常脉也;奇经八脉则不拘于十二经,故曰奇经。奇对正而言,犹兵家之云奇正也。"二是将"奇"作"寄"解,认为八脉为十二经之余,依附于正经,故曰奇经。"奇"与"寄"无通假之例证与义,亦与《难经》之"不拘于经"相忤。三是从"几"解。几,《说文》谓"不耦"。《难经集注》载虞庶语:"奇音基也,奇,斜也;奇,零也,不偶之义,谓此八脉不系正经,阴阳无表里配合,别道奇行,故曰奇经也。"此说亦不妥,因《黄帝内经》有督脉"入属脑""入循膂络肾"之说,维脉、跷脉有阴阳配对的关系。

《黄帝内经》有督脉"属脑"之说,《灵枢·脉度》认为"跷脉有阴阳……当数者为经,其不当数者为络也"。《难经·二十七难》有"此络脉满溢"之说,故滑寿《难经本义》认为奇经"直谓之络脉亦可也"。今人秦立新认为奇经相络属的藏腑是肾、脑、胆、胞中,以肾为脏、以奇恒之腑为腑,形成一个相对独立的系统,故称为奇经。裘沛然认为奇经八脉主要有联系、渗灌、统辖、主导等作用,其统辖与主导作用与经相似,而联系和渗灌作用则与络相同,既不同于一般的经脉,也不同于一般的络脉,是一种性质比较离奇的具有经脉和络脉双重作用的奇脉,所以叫它奇经。

经脉是对脉的演绎,脉是通过解剖发现的,解剖是可以发现人体内有些组织在形态结构上与手足阴阳十二经脉相似,但又与十二经脉有所不同,于是,参照藏腑分类方法,将它们统一于经脉,称为"奇经"。

四、经脉的结构

《灵枢·脉度》云:"经脉为里,支而横者为络,络之别者为孙。"每一经脉由主干和若干分支组成,主干称为"经",分支依其循行部位、结构、状态、功能分为经别、别络、孙络、浮络、血络、经筋、皮部。

经别从主干分出,分布于胸腹部与头部,加强经脉与藏腑之间的联系。络脉从主干分出走向他经、他藏腑和体表,加强经脉之间及其与体表的联系。别络走向他经,加强经脉之间联系。《黄帝内经》认为手足阴阳经脉和督脉、任脉各有一络脉,脾尚有一大络,共为十五络。浮络是行于体表的络脉;孙络是络脉中最细小的分支;血络是细小的血管,分布最广,分布体内的为阴络,分布体表的为阳络。按照经脉理论,奇经八脉也应有经别、络脉。因奇经八脉在形态结构功能活动上既与一般经脉相似,又与络相同,故古人对于奇经八脉常经、络不分,甚至直言为络脉。《灵枢·脉度》曰:“跷脉有阴阳……当数者为经,其不当数者为络也。”《难经》称阳跷为“阳络”,阴跷为“阴络”。这也许是《黄帝内经》只介绍督、任、冲的分支和督、任的络脉的内在原因。

经筋指与经脉连属的筋肉,起于肢体远端,结聚于头部,部分深入体腔。皮部指经脉分布区域的皮肤。按照经脉理论,奇经亦有经筋与皮部,奇经功能异常会导致相应的筋肉的运动和皮肤感觉、色泽、弹性等发生异常。《素问·骨空论》曰:“督脉为病,脊强反折。”《灵枢·经脉》曰:任脉之络脉“实则腹皮痛,虚则痒瘙”。《灵枢·五音五味》云:“伤其冲脉,血泻不复,皮肤内结,唇口不荣……任冲不盛,宗筋不成。”《素问·痿论》说:“阳明虚则宗筋纵,带脉不引,故足痿不用也。”《素问·刺腰痛》指出:“阳维之脉令人腰痛。”因此,在重构奇经理论时,必须补充奇经的经别、络脉、经筋、皮部。

五、腧穴

腧,古作俞。《说文》曰:“俞,空中木为舟也。”《庄子·人世间》云:“支离疏五管在上”,李注:“管,输也。五藏之俞并在背。”穴,原指人居住的洞穴,引申为孔隙。古人援物类比,将气血从经脉中输出之处称为腧穴,腧穴也是疾病的反应点及针灸治疗的刺激点,《素问·气府论》称“脉气所发者”,《灵枢》称“节之交”。《九针十二原》云:“节之交……三百六十五会……所言节者,神气之所游行出入也”。《小针解》曰:“节之交,三百六十五会,络脉之渗灌诸节者也。”《千金翼方》云:“凡孔穴者,是经络所行往来处,引气远入抽病也。”因奇经八脉常与十二经交会,明以前医家对督脉、任脉之外的奇经的腧穴论述较少,李时珍《奇经八脉考》补充了其他六奇经的腧穴。

六、奇经理论的发展

八脉始见于《黄帝内经》,奇经之名首见于《难经》,历代中医药学家、养生学家在《黄帝内经》的基础上发展了奇经理论。

1. 医家的认识　奇经八脉作为经脉系统的重要组成部分,是古人在医疗保健实践中发现的。马王堆汉墓出土的古医书《五十二病方》有“灸(灸)颓者中颠”的记载,“颠”即头顶,为督脉百会穴所处。《史记·扁鹊仓公列传》载扁鹊治虢太子“尸厥”时,“使弟子子阳砺针砥石,以取外三阳五会”,《甲乙经》

等认为三阳五会是督脉的百会穴。《黄帝内经》在总结前人经验与认识的基础上,提出了督脉、任脉、冲脉、带脉、阴跷脉、阳跷脉、阴维脉、阳维脉的概念,描述了它们的起止循行分布路线或属络的藏腑组织器官和其与十二经脉及八脉之间的交会情况,论述了各自主要的生理功能、病证和腧穴的诊治作用。

《难经》正式提出了"奇经八脉"的概念,《二十七难》云:"脉有奇经八脉者,不拘于十二经,何也? 然: 有阳维,有阴维,有阳跷,有阴跷,有冲,有督,有任,有带之脉,凡此八脉者,皆不拘于经,故曰奇经八脉"。《难经》对冲、任、督脉的起止及主要循行部位作了概括,补充了带脉、跷脉、维脉的起止、循行部位和十二经的关系及其主要病理病证。《伤寒杂病论》提出了奇经八脉病证的辨治方法,如认为属于督脉病变的"脊强",是"五痉之总名,其证卒口噤,背反张而瘈疭,诸药不已,可灸身柱、大椎、陶道穴"。对于冲脉病的"逆气里急",立奔豚汤治之。皇甫谧《针灸甲乙经》介绍了奇经的交会穴。王叔和《脉经》描述了八脉的病证和脉象,如云:"尺寸俱浮,直上直下,此为督脉,腰背强痛,不得俯仰,大人癫痫,小儿风痫"。隋·巢元方《诸病源候论》论述了冲、任与妇人的关系,认为妇女经、带、胎、产、哺乳等皆为"冲任之所统","月经不调为冲任受伤,月水不通为冲任受寒,漏下乃冲任虚损"。后世医家多宗此,立足冲脉、任脉探讨妇女经、产、胎、带的生理病理。

元代,滑寿《十四经发挥》将任、督脉与十二经并列,强调了二脉的重要性,讨论了奇经八脉的循行、生理功能、病理变化,认为"督脉督于后,任脉任于前,冲脉为诸脉之海,阳维则维络诸阳,阴维则维络诸阴,阴阳自相持,则诸经常调;维脉之外有带脉者,束之犹带也; 至于两足跷脉,有阴有阳,阳跷行诸太阳之别,阴跷本诸少阴之别""督之为言都也,行背部之中行,为阳脉之都纲……以人之脉络,周流于诸阳之分,譬犹水也,而督脉则为之督纲,故曰阳脉之海""任之为言姙也,行腹部中行,为妇人生养之本……亦以人之脉络,周流于诸阴之分,譬犹水也,而任脉则为之总任焉,故曰阴脉之海""夫人身之有任督,犹天地之有子午也。人身之任督以腹背言,天地之子午以南北言,可以分,可以合者也。分之于以见阴阳之不杂,合之于以见浑沦之无间,一而二,二而一也"。窦汉卿则在前人经验上,提出了八脉交会穴。

明·李时珍《奇经八脉考》博引医家,旁及道家,发展了滑氏任督为人身子午之说,认为"内景隧道,惟返观者能照察之",奇经八脉是手足阴阳十二经的统帅,"阳维主一身之表,阴维主一身之里,以乾坤言也; 阳跷主一身左右之阳,阴跷主一身左右之阴,以东西言也; 督主身后之阳,任、冲主身前之阴,以南北言也; 带脉横束诸脉,以六合言也。是故医而知乎八脉,则十二经、十五络之大旨得矣; 仙而知乎八脉,则龙虎升降、玄牝幽微之窍妙得矣。"并补充了奇经的腧穴,讨论了八脉病证的证治方药。

清代，医家将奇经八脉理论用于指导内科、妇科等疑难杂症的治疗。叶天士感"八脉奇经，医每弃置不论"，探讨了奇经病证诊疗规律，认为"奇经八脉隶于肝肾为多"，"肝肾下病，必留连奇经八脉，不知此旨，宜乎无功"，久发、频发的慢性疾病是"八脉失调""奇脉不固""八脉空虚"，"草木药饵总属无情，不能治精血之惫，故无效。当以血肉充养，取其通补奇经"。《临证指南医案》中诸凡淋浊、血证、痿、痹、虚劳、痉厥、肢体耳目病痛以及胎、产、经、带等，均有从奇经论治的案例。龚商年在此书"产后"门议云："先生于奇经之法，条分缕析，尽得其精微。如冲脉为病，用紫石英以为镇逆；任脉为病，用龟板以为静摄；督脉为病，用鹿角以为温煦；带脉为病，用当归以为宣补。凡用奇经之药，无不如芥投针"。吴鞠通、张锡纯等对许多病证的治疗也从奇经入手。严西亭《得配本草》总结了归奇经的药物，载药43味。

2. **道家的认识** 道家先于医家提出了"督脉"与"行气"。《庄子·养生主》提出了"督"的概念，认为"缘督以为经，可以保身，可以全生，可以养亲，可以尽年"，强调了督脉在养生中的重要性。道教炼养术强调凝神入气穴，气穴主要是属任、督脉的关元、气海、命门、膻中、祖窍、印堂等，又称为丹田，通过内视、内听、冥想等自身的意识活动来刺激它们，以激发经气运行。行气又称为搬运法，是有意识地引导气沿奇经尤其是任、督脉运行。战国时期的《行气玉佩铭》云："行气，深则蓄，蓄则伸，伸则下，下则定，定则固，固则萌，萌则长，长则退，退则天，天几桩在上，地几桩在下，顺则生，逆则死"。古人认为"一身一小天地"，人之天为头，人之地在足与会阴部，人之气血运行与天地气之变化具有相同的规律。人之腹为阴，背为阳，头为阳，会阴与足为阴。可见，行气之路径与任督脉相一致。

对于经络腧穴的发现，普遍认为是从对体表反应点（腧穴）的认识开始的，是根据临床中发现的病理反应点或治疗点连在一起的线路而提出的，但难以令人信服。因为不同时期、不同地域、不同水平的医家的认识的不同及患者的不同病证的反应点或治疗点的不同，将其连在一起的线路势必存在明显的差异。马王堆出土的早于《黄帝内经》的医书只记载了足臂阴阳十一脉的循行分布，没有腧穴的认识。《黄帝内经》对腧穴的认识粗糙零碎，远没有对经络的认识深刻。马王堆出土的有关经脉的记载是与《导引图》、房事养生联系在一起的，这就提示经络的认识与行气实践相关。导引行气是自我诱导气血运行，可以使人进入一种特殊的虚静状态，古人认为在这种状态下可以体察到机体自身的内在变化（古称"内景"），称为内照返观。《奇经八脉考》云："内景隧道，惟返观者能照察之。"《针灸指南》认为"学习针灸者，必先自愿练习……静坐功法，则人身经脉之流行及气化之开阖，始有确实根据，然后循经取穴、心目洞明"。现代研究证实，经络现象是人类所共有的,对没有经络知识的人,在未提示的情况下给予经络刺激或通过导引行气,也能明显地自我感知与古籍记载基本一致的感觉变化,根据感觉描绘出来的线路与经络分布基本一致,提示经络腧穴的发现与导引行气实践相关。

古人把天空分为365度,把二十八宿星、北斗星的斗柄沿二十八宿排列的轨道旋转一周称为一周天,日、月沿此运行一周亦称一周天。古人认为人乃一个小天地,把气血运行全身一次也叫一周天,《灵枢》说:"人身穴道三百六十五穴会,以应周天之数"。道教炼养术则使之具体化,将其与奇经八脉联系起来,提出了大周天、小周天功、三关等概念。周天功是真气沿奇经主要是任督脉运行;真气运行中最难通过的部位有尾闾关、夹背关、玉枕关,称为铁壁三关。尾闾关在尾椎尖骨端、肛门之后上方,该处有长强穴,督脉之别由此分出而上行,真气沿任脉下行,过会阴至尾闾而沿督脉上行,故又名辘轳关。夹脊关在命门两侧,夹脊是穴,督脉一分支由此进入肾中,肾藏精气而内寄元阴元阳,督脉行于椎中,精气由此上行。玉枕关在脑后枕骨之下,脑为元神之府,沿督上行之精气由此入脑以养脑荣神。

中医认为经气当在经络中运行不息,否则就是病态。道教认为正常的经络亦有闭合的情况,这种闭阻不是医学上的病态,只与长寿及潜能有关。道教认为奇经八脉是先天经脉,胎儿通过它与母体相连,以吸收营养和获得旺盛的生命力,脱离母体后则八脉闭合不通。因此,人欲长寿,必须重新打通八脉。张紫阳《八脉经》说:"凡人有此八脉,俱属阴神闭而不开,惟神仙以阳气冲开,故能得道。八脉者,先天大道之根,一气之祖"。物质的运动是绝对的,但物质具有相对静止的状态。相对静止状态是指物质的位置和本质没有发生变化。经络的闭合是指经气没有显著的循经运行,但是内部依然处于不停的运动和转化之中,道教称这种状态为氤氲状态。

奇经理论虽然源远流长,但当今只有少数人进行了研究。刘绪银根据中医经典文献结合临床实践,在《湖南中医药导报》发表系列论文,介绍了奇经病证的辨证诊疗规范。张吉的《经脉病候辨证与针灸论治》介绍了奇经寒热虚实病证的针灸治疗。孙朝宗、孙梅生主编的《奇经八脉证治发挥》介绍了奇经的病证与药物治疗。近年来,有学者相继发表奇经理论在中风、脊髓病、妇科病及某些疑难症中的应用方面的论文,这些对深入研究奇经的生理病理起到了促进作用。

第二节 督 脉

督脉主干循行分布于脊内,联系肾、心、脑、阴器、喉、目等器官。

一、循行分布

1. 文献考证 对于督脉的循行分布,古代认识不一。《灵枢·本输》认为"颈中央之脉,督脉也"。《灵枢·经脉》认为"督脉之别,名曰长强,挟脊上项,散头上,下当肩胛左右,别走太阳,入贯膂。"《灵枢·营气》认为督脉从肝经之支别派生,"足厥阴……上循喉咙,入顽颡之窍,究于畜门;其支别者,上额,循巅,下项中,循脊入骶,是督脉也;络阴器,上过毛中,入脐中,上循腹里,入缺盆,下注肺中,复出太阴。""畜门",又作"蓄门",指鼻后孔,张景岳《类经》称为"喉屋上通鼻之窍门也"。"是督脉也",与《黄帝内经》文风不同,可能是后世注文误入正文,"络阴器……复出太阴"当是指任脉。

《素问·骨空论》说:"督脉者,起于少腹以下骨中央,女子入系廷孔,其孔,溺孔之端也。其络循阴器,合篡间,绕篡后,别绕臀,至少阴,与巨阳中络者合。少阴上股内后廉,贯脊属肾。与太阳起于目内眦,上额交颠上,入络脑,还出别下项,循肩髆内,侠脊,抵腰中,入循膂,络肾。其男子循茎下至篡,与女子等。其少腹直上者,贯脐中央,上贯心,入喉,上颐,环唇,上系两目之下中央。"按照经脉理论,此所述的是督脉的经别、络脉的循行分布,因为紧随其后有"入廷孔""络阴器"之语。

《难经·二十八难》认为督脉仅一支,"起于下极之俞,并于脊里,上至风府,入属于脑"。由于《黄帝内经》《难经》对督脉的循行认识不一,导致后世医家发生了争执。《黄帝内经太素》既认为《素问·骨空论》中"督脉者……溺孔之端"不是描述督脉,又反对《难经》之说,认为"旧来相传督脉当脊中唯为一脉者,不可以为正也"。《针灸甲乙经》认为"《九卷》言营气之行于督脉,故从上下;《难经》言其脉之所起,故从下上","入脑,上巅循额,至鼻柱"。王冰注《素问》认为督脉起于下,"冲、任、督脉一源三岐",绝大多数医家宗此,认为督脉起于下或起于胞宫。《类经》认为"中极之下,即胞宫之所,任、督、冲三脉皆起于胞宫而出于会阴之间。"《奇经八脉考》认为督脉"起于肾下胞中,至于少腹乃下行于腰横骨围之中央,系溺孔之端。男子循茎下至篡,女子络阴器,合篡间,俱绕篡后屏翳,别绕臀,至少阴与太阳中络者合少阴上股内廉,由会阳贯脊,会于长强穴。在骶骨端与少阴会,并脊里上行。历腰(二十一椎下)、阳关(十六椎下)、命门(十四椎下)、悬枢(十三椎下)、脊中(十一椎下)、中枢(十椎下)、筋缩(九椎下)、至阳(七椎下)、灵台(六椎下)、神道(五椎下)、身柱(三椎下)、陶道(大椎下)、大椎(一椎下),与手足三阳会合。上哑门(项后入发际五分),会阳维,入系舌本。上至风府(项后入发际一寸,大筋内,宛宛中),会足太阳、阳维同入脑中。循脑户(在枕骨上)、强间(百会后三寸)、后顶(百会后一寸半),上巅,历百会(顶中央旋毛中)、前顶(百会前,一寸半)、囟会(百会前三寸,即囟门)、上星（囟会前一寸），至神庭（囟会前二寸。直鼻上，入发际五分），为足太阳、督脉之会，循额中至鼻柱，经素髎（鼻准头也）、水沟（即人中），会手足阳明，至兑端（在唇上端），入龈交（上齿缝中），与任脉、足阳明交会而终。凡三十一穴。督脉别络，自长强走任者，由少腹直上，贯脐中央，上贯心，入喉，上颐，环唇，上系两目之下中央，会太阳于目内眦睛明穴（见阴跷下），上额，与足厥阴同会于巅。入络于脑，又别自脑下项，循肩胛，与手足太阳、少阳会于大杼第一椎下两旁，去脊中一寸五分陷中，内挟脊抵腰中，入循膂络肾。"今之教材认为督脉起于少腹以下骨中央，主干循脊上行，分支从腹直上。李遇春认为现存的《素问》将注释误为正文，督脉是起于少腹胞中，在会阴处分为前后两支，身后支沿脊上行，身前支从少腹直上。

　　其实，《黄帝内经》《难经》不是一人所作，受科技条件和个人的认识角度与水平不同的影响，难免有不统一之处。且古籍文字古奥，言简意赅，历代注释者颇多，注释时常是引文互证和训解，将注文标在原文旁，由于年移代革，转相抄刻，难免错简、漏简和将早期的注释文误为正文，导致文献记载不一。经脉包括经络与血脉，血脉以心为核心，有离心性者和向心性者，有上行者和下行者；经络行气为主，既可上行，又可下行，将二者统一于经脉中，就不可能用一个走向与分布线路进行描述。

　　《素问·六微旨大论》云："气之升降，天地之更用也……升已而降，降者为天；降已而升，升者为地。天气下降，气流于地；地气上升，气腾于天。故高下相召，升降相因，而变作矣。"人是自然界的一员，生理活动必然受自然的约束，遵循自然法则。《灵枢·邪客》云："人与天地相应。"脑居阳位，象天，背为阳，手足阳经皆从头沿躯干背部降行，督分布背部正中为阳经，也应遵循"阳降阴升"的法则，当从上而下行。故《灵枢·营气》之说合理。如果承认《难经》之论，则有三点疑问：一是大凡循于躯干部的阳脉是自上而下，阴脉是自下而上，为何总督一身阳经的督脉不遵循"阳降"的规律，如果说它是奇经就可例外，那么行腹中线的任脉却又遵循这一规律呢？二是营气、卫气的流注循环是沿经络循行走向的，营行脉中，卫行脉外，按《素问·疟论》《灵枢·岁露》所言，卫气从属督的风府出沿脊至尾骶，为何营气行于督却与督脉的走向相反，如果说其是奇经可以例外，那么，为何卫气循行于督脉又与《灵枢·营气》描述的督脉走向一致，营气行于任脉却又是与任脉走向相同呢？三是络穴是络脉从主干分出时所对应的腧穴，位处经络的临终点或离终点较近的部位，如果督脉督脉是起于少腹，又把长强穴作为督脉络穴，不是自相矛盾了吗？相反，承认《灵枢》之论，则疑问可迎刃而解。

　　2. 一源三歧辨　王冰注《素问·骨空论》督脉"其少腹直上者"时，认为"并任脉之行，而云是督脉所系，由此言之则任脉冲脉督脉名异而同体也。""任脉、冲脉、督脉者,一源而三歧也"。虞庶、杨继洲、张景岳、张志聪、李时珍和印会河主编的《中医基础理论》、孙广仁主编的《中医基础理论》及李鼎主编的《经络学》、沈雪勇主编的《经络腧穴学》等教材均认为任、督、冲皆起于胞中。其实,王冰所言之"起"是"经过"义,王冰云:"起,非初起,亦犹任脉、冲脉起于胞中也,其实也起于肾下"。《素问·痿论》曰:"冲脉者……皆属于带脉,而络于督脉。"王冰认为是互引而言冲脉,曰:"督脉者,起于关元,上下循腹,故云皆属于带脉而络于督脉也。督脉任脉冲脉三脉者,同起而异行,故经文或参差而引之"。王冰所言当是指《素问·举痛论》中的"冲脉起于关元,随腹直上"。《素问·痿论》之"皆"是指冲脉、阳明,故才有下文之"阳明虚则宗筋纵,带脉不引,故足痿不用也"。王冰注认为"今《甲乙》及古《经脉流注图经》以任脉循背者谓之督脉,自少腹直上者谓之任脉,亦谓之督脉,是则以背腹阴阳别为名目尔"。其实,《素问·骨空论》在描述冲、任的腹行线时也描述了督脉的腹行线,没有将任、督作为一脉,在描述督脉从腹直上的分支之前云:"与太阳起于目内眦,上额交巅上,入络脑,还出别下项,循肩膊内,侠脊抵腰中,入循膂络肾",这与《灵枢·经脉》描述的足太阳脉完全重合,难道督脉与足太阳经是一体吗?《素问·骨空论》言督脉"生病,从少腹上冲心而痛,不得前后,为冲疝"。王注曰:"寻此生病正是任脉,经云为冲疝者,证明督脉以别主而异目也。何者?若一脉一气而无阴阳之异主,则此生病者当心背俱病,岂独冲心而为疝乎"。王注的责难恰与其要论证者相悖,如冲、任、督"名异而同体",则一病俱病,又怎能分为是任所生还是督所生?对此,《奇经八脉考》说:"督脉虽行于背,而别络自长强走任脉者,则由少腹直上贯脐中,贯心,入喉,入喉上颐环唇,而入于目内眦,故显此证,启玄盖未深考尔"。《素问·骨空论》云:"督脉生病治督脉,治在骨上,甚者在脐下营。"王冰注:"此亦正任脉之分也,冲任督三脉异名同体亦明矣","骨上"为曲骨穴,脐下为阴交等穴,虽然是任穴,但督脉腹行支与任脉并行,故督脉病可治在骨上和脐下。

3. **循行分布** 督脉有督血脉和督经络。现据文献的描述订正。

（1）血脉

主干:在颈部起于心系,分两支,一支入颈脊中,沿颈中央上行入脑,散布脑中,络脑,至目,系两目中央;一支沿脊下行,至骶抵尾。

别脉:在上者起于目,入脑,从风府出下行,入喉贯心系。在下者起于骶尾,从腹直上,入贯心系。

（2）经络

主干:起于脑,至兑端,入龈交,与任脉、足阳明交会,至鼻柱于畜门与足厥阴经交会,循额上巅,下项中央,循脊中,至骶抵尾。

分支:从目内眦出,与足太阳经并行,上额至巅入脑,从风府出,下行,挟脊抵腰中,入循脊,络肾。

　　经别: 从骶尾出,女子入胞宫,男子入精室,下循阴器,至纂(会阴部),绕纂后,别绕臀,与足少阴、足太阳会,入腹,与任脉并行,直上,贯脐中央,上贯心,入喉,上颐,环唇,上系两目之中央,入脑,与主干会合。

　　络: 从长强穴出,挟膂上行,当肩胛左右别走太阳,入贯膂,上项散头上,入脑。

　　经筋: 起于纂,绕纂后与足少阴、足太阳之筋会,结于尾椎,沿脊上行,当肩胛左右与太阳筋合,结于大椎,上项,聚于脑后,结于枕骨,散于头。

　　皮部: 主要在头盖与背部正中,头盖部皮部沿从素髎至风府的正中线分布,背部皮部沿脊柱分布,在足太阳经脉之内侧。

二、腧穴

　　《素问·气府论》云:"督脉气所发者二十八穴: 项中央二,发际后中八,面中三,大椎以下至尻尾及旁十五穴,至骶下凡二十一节,脊椎法也",但未具体论述。《灵枢·营气》载首穴为素髎、末穴为长强。后世将其腧穴从下而上排列,不符合阴阳升降规律。此外,有些奇穴实际上是督脉的腧穴,现根据文献订正。

　　龈交　督脉、任脉交会穴

　　【定位】在上唇内之唇系带与上齿龈的相接处。

　　【主治】牙龈肿痛,鼻渊,鼻衄,癫狂,癫痫,腰痛,项强,痔疾。

　　【操作】向上斜刺0.2~0.3寸,不灸。

　　兑端

　　【定位】在上唇尖端,人中沟下端的皮肤与唇的移行部。

　　【主治】口喎,齿龈肿痛,鼻塞,鼻衄,癫疾,昏厥。

　　【操作】斜刺0.2~0.3寸,一般不灸。

　　水沟　督脉、手足阳明经交会穴

　　【定位】在面部人中沟的上1/3与中1/3交点处。

　　【主治】昏迷,晕厥,中风,癫疾,齿痛,鼻塞,鼻衄,痉证,腰脊痛。

　　【操作】向上斜刺0.3~0.5寸,或用指甲按掐,一般不灸。

　　素髎

　　【定位】在面部鼻尖的正中央处。

　　【主治】鼻塞,鼻渊,鼻衄,酒渣鼻,目痛,惊厥,昏迷,窒息。

　　【操作】向上斜刺0.3~0.5寸,或点刺出血,一般不灸。

　　印堂

　　【定位】在额部两眉头之中间。

　　【主治】头痛,眩晕,失眠,小儿惊风,鼻塞,鼻渊,鼻衄,目痛。

【操作】提捏进针,从上向下平刺,或向左右透攒竹、睛明,深0.5~1寸。

神庭 督脉、足太阳、足阳明经交会穴

【定位】在头部前发际正中直上0.5寸处。

【主治】头痛,眩晕,失眠,癫痫,鼻渊,流泪、目痛。

【操作】平刺0.3~0.5寸。

上星

【定位】在头前发际正中直上1寸处。

【主治】鼻渊,鼻衄,目痛,头痛,眩晕,癫狂,热病,疟疾。

【操作】平刺0.5~0.8寸。

囟会

【定位】在头部前发际正中直上2寸(百会前3寸)处。

【主治】头痛,眩晕,鼻渊,鼻衄,癫痫。

【操作】平刺0.3~0.5寸,小儿禁刺。

前顶

【定位】在头部前发际正中直上3.5寸(百会前1.5寸)处。

【主治】头痛,眩晕,中风,偏瘫,癫痫,目赤肿痛,鼻渊。

【操作】平刺0.3~0.5寸。

百会 督脉、足太阳经交会穴

【定位】在头部前发际正中直上5寸,两耳尖连线的中点处。

【主治】头痛,眩晕,中风,癫狂痫,失眠,健忘,脱肛,阴挺,久泻。

【操作】平刺0.5~1.0寸。

四神聪

【定位】在头顶部百会前后左右各1寸处,共4个穴位。

【主治】头痛,眩晕,失眠,健忘,癫痫。

【操作】平刺0.5~0.8寸。

后顶

【定位】在头部后发际正中直上5.5寸(脑户上3寸)处。

【主治】头痛,项强,眩晕,癫狂,癫痫。

【操作】平刺0.5~1.0寸。

强间

【定位】在头部后发际正中直上4寸(脑户上1.5寸)处。

【主治】头痛,目眩,项强,癫狂,失眠。

【操作】平刺0.5~0.8寸。

脑户 督脉、足太阳经交会穴

【定位】头部后发际正中直上2.5寸,风府上1.5寸,枕外隆凸上缘凹陷处。

【主治】头痛,项强,眩晕,癫痫。

【操作】平刺0.5~1.0寸。

风府 督脉、阳维脉交会穴

【定位】项部后发际正中直上1寸,枕外隆凸直下,两侧斜方肌之间凹陷中。

【主治】头痛,眩晕,项强,中风,癫狂,癫痫,目痛,鼻衄,咽喉肿痛。

【操作】正坐,头微前倾,向下颌方向缓慢刺入0.5~1.0寸。

哑门 督脉、阳维脉交会穴

【定位】在项部后发际正中直上0.5寸,第一颈椎下凹陷中。

【主治】暴喑,舌强不语,癫狂,癫痫,头痛,项强,中风。

【操作】正坐,头微前倾,项肌放松,向下颌方向缓慢刺入0.5~1.0寸。

颈百劳

【定位】在颈大椎直上2寸,正中线旁开1寸。

【主治】颈项强痛,咳嗽,气喘,骨蒸潮热,盗汗。

【操作】直刺0.5~1寸。

大椎 督脉、手足三阳经交会穴

【定位】在项部后正中线上,第七颈椎棘突下凹陷中。

【主治】热病,疟疾,咳喘,癫痫,小儿惊风,感冒,风疹,头项强痛。

【操作】斜刺0.5~1.0寸。

定喘

【定位】在背部第七颈椎棘突下,旁开0.5寸处。

【主治】哮喘,咳嗽,落枕,肩背痛,上肢疼痛不举。

【操作】直刺,或偏向内侧,0.5~1寸。

陶道 督脉、足太阳经交会穴。

【定位】在背部正中线上,第一胸椎棘突下凹陷中。

【主治】热病,骨蒸潮热,疟疾,头痛,脊强,癫狂,癫痫。

【操作】斜刺0.5~1.0寸。

身柱

【定位】在背部正中线上,第三胸椎棘突下凹陷中。

【主治】咳嗽,气喘,身热,癫痫,脊背强痛。

【操作】斜刺0.5~1.0寸。

神道

【定位】在背部正中线上,第五胸椎棘突下凹陷中。

【主治】心悸,健忘,小儿惊痫,咳嗽,脊背强痛。

【操作】斜刺0.5~1.0寸。

灵台

【定位】在背部正中线上,第六胸椎棘突下凹陷中。

【主治】疔疮,气喘,咳嗽,胃痛,脊背强痛。

【操作】斜刺0.5~1.0寸。

至阳

【定位】背部正中线,第七胸椎棘突下凹陷中,两肩胛骨下角连线中点处。

【主治】黄疸,胸胁胀痛,身热,咳嗽,气喘,胃痛,脊背强痛。

【操作】斜刺0.5~1.0寸。

胃脘下俞

【定位】在背部第八胸椎棘突下,旁开1.5寸处。

【主治】胃痛,腹痛,胸胁痛,消渴,胰腺炎。

【操作】向内斜刺0.3~0.5寸。

筋缩

【定位】在背部正中线上,第九胸椎棘突下凹陷中。

【主治】脊强,癫痫,抽搐,胃痛。

【操作】斜刺0.5~1.0寸。

中枢

【定位】在背部正中线上,第十胸椎棘突下凹陷中。

【主治】胃病,呕吐,腹满,黄疸,腰背疼痛。

【操作】斜刺0.5~1.0寸。

脊中

【定位】在背部正中线上,第十一胸椎棘突下凹陷中。

【主治】泄泻,脱肛,痔疾,黄疸,小儿疳积,癫痫,腰脊强痛。

【操作】斜刺0.5~1.0寸。

悬枢

【定位】在腰部正中线上,第一腰椎棘突下凹陷中。

【主治】腹痛,泄泻,肠鸣,腰脊强痛。

【操作】直刺0.5~1.0寸。

命门　督脉、带脉交会穴

【定位】在腰部,当后正中线上,第二腰椎棘突下凹陷中。

【主治】腰痛,痿痹,遗精,阳痿,早泄,月经不调,带下,遗尿,泄泻。

【操作】直刺0.5~1.0寸。

下极俞

【定位】在腰部,当后正中线上,第三腰椎棘突下凹陷中。

【主治】腰痛,小便不利,遗尿。

【操作】直刺0.5~1寸。

腰阳关

【定位】在腰部,当后正中线上,第四腰椎棘突下凹陷中。

【主治】腰骶疼痛,下肢痿痹,月经不调,带下,遗精,阳痿。

【操作】直刺0.5~1.0寸。

十七椎

【定位】在腰部,当后正中线上,第五腰椎棘突下凹陷中。

【主治】腰骶痛,痛经,崩漏,月经不调,遗尿。

【操作】直刺0.5~1寸。

腰俞

【定位】在骶部,当后正中线上,适对骶管裂孔处。

【主治】腰脊痛,下肢痿痹,月经不调,脱肛,便秘,癫痫。

【操作】向上斜刺0.5~1.0寸。

腰奇

【定位】在骶部,当尾骨端直上2寸,骶角之间凹陷中。

【主治】便秘,癫痫,失眠,头痛。

【操作】向上斜刺0.5~1.0寸。

长强　督脉络穴,督脉、足少阳经、足少阴经交会穴

【定位】胸膝位或侧卧取之,在尾骨下端尾骨与肛门连线的中点。

【主治】痔疮,脱肛,泄泻,便秘,癫狂,癫痫,腰痛,尾骶骨痛。

【操作】斜刺,针尖向上与骶骨平行刺入0.5~1.0寸,以防刺入直肠。

夹脊

【定位】第一胸椎至第五腰椎棘突下两侧,后正中线旁开0.5寸,左右各17穴,共34穴。

【主治】胸1~5夹脊:心肺、胸部及上肢疾病。胸6~12夹脊:胃、肠、脾、肝、胆疾病。腰1~5夹脊:下肢疼痛,腰、骶、小腹部疾病。

【操作】稍向内斜刺0.3~0.5寸。严格掌握进针角度及深度,防止损伤内脏。

三、生理功能

1. **总督诸经脉,主持阳气**　督脉与手、足三阳经脉交会于督脉的大椎穴,阳维维系一身阳经而于风府、哑门与督脉交会,阳跷脉通过足太阳与督脉的风府相通,带脉约束诸纵行经脉而络于督脉,冲脉为十二经脉之海而络于督脉,任脉总任阴经而于龈交与督脉交会。督脉还通过分支、经别、络脉与任脉、足少阳、足厥阴、足太阳交会沟通。因此,督脉能统领诸经脉,为阳经之海、十二经之纲领。王冰注《素问》云:"所以谓之督脉者,以其督领经脉之海也。"

《类经》云:"脑为髓海,乃元阳真气之所聚"(《针刺类》)。诸经脉唯督脉属脑,督脉循脊络肾,肾为先天之本而内寄元阳,其分支又别走太阳,又有分支起于下而络肾入脑。可见,督脉是阳气升降之通道,脑气和先天元阳通过督脉而布散诸经脉及全身,以推动藏腑经络的生理活动。唐容川《中西汇通医经义》指出:"督居背脊,属肾,主先天……督脉贯之为先天阳,气之根源……督脉所司,先天肾中之阳。"

2. **运行营卫,转输精气**　营卫运行有督脉参与的侧支循环。《灵枢·营气》云: 营气之运行始于肺,终于肝,"从肝上注肺,上循喉咙,入顽颡之窍,究于畜门。其支别者,上额,循巅,下项中,循脊,入骶,是督脉也。"《灵枢·岁露》云:"卫气之行风府,日下一节,二十一日下至尾底,二十二日入脊内,注于伏冲之脉,其行九日,出于缺盆之中,其气上行。"卫属阳,风府是督脉腧穴,督脉总督阳经,故能运行卫气。督脉通、督阳振则阳强卫布,腠理致密,以御外邪之侵。督脉虚则卫阳虚弱,腠理疏松,外邪入侵。故张洁古云:"督脉,其病也,主外感风寒之邪。"

《素问·上古天真论》云:肾"受五藏六腑之精而藏之。"《灵枢·本神》曰:"人始生,生成精,精成而脑髓生。"督脉循于脊中,上属脑,下络肾,是精气转输的重要通道,督脉转输肾精上汇于脑,以充养脑髓。唐容川《中西汇通医经义》云:"盖内经明言肾藏精,精生髓,细按其道路,则以肾系贯脊,而生脊髓,由脊髓上循入脑,于是而为脑髓。"

3. **布散脑气,参与运动和神识活动**　脑为元神之府,总众神,司运动、知觉。督脉属脑,是营卫精气运行的通路,总督诸经,故可布散脑气。脑气须借督脉而散布于藏腑经络与肢节,以维持和推动藏腑经络肢节的活动,发挥对全身各部组织器官的调节控制作用。因此,督脉能参与维持及协调脑的神识活动和主运动的活动。督脉气血旺盛则脑有所养,功能旺盛;督脉虚弱,上气不足则脑失所养,运动与神识异常。《灵枢·经脉》云:"督脉为病,实则脊强,虚则头重。"《脉经》云:督脉为病,"大人癫痫,小儿风痫"。

第三节　任　脉

任脉循行分布于身前正中线,联系胞中、精室、咽喉、唇口、目等。

一、循行分布

1. **文献考证**　对于任脉的循行分布,《灵枢·五音五味》认为与冲脉同"起于胞中",分"循脊"与"循腹"两支,两支在咽喉部会合后上行络唇口。《素问·骨空论》认为"起于中极之下,以上毛际,循腹里,上关元,至咽喉,上颐,循面,入目。"《灵枢·本输》云:"缺盆之中,任脉也,名曰天突。"《灵枢·营气》中的"是督脉也"后的"络阴器,上过毛中,入脐中,上循腹里,入缺盆,下注肺中,复出太阴",当是指任脉。

《难经》既认为任脉"起于胞门、子户,夹脐上行至胸中";又认为任脉"起于中极之下,以上毛际,循腹里,上关元,至咽喉"。王冰注《素问》云:"言中极之下者,言中极(任脉之误)从少腹之内上行,而外出于毛际之上"。马莳注《素问》曰:"起于中极之下,则始于会阴穴也。"《黄帝内经太素》认为"中极之下即是胞中"。《奇经八脉考》认为任脉"为阴脉之海,其脉起于中极之下,少腹之内,会阴之分(在两阴之间),上行而外出,循曲骨(横骨上毛际陷中),上毛际,至中极(脐下四寸,膀胱之募),同足厥阴、太阴、少阴并行腹里,循关元(脐下三寸,小肠之募,三阴、任脉之会),历石门(即丹田,一名命门,在脐下二寸,三焦募也)、气海(脐下一寸半宛宛中,男子生气之海),会足少阳、冲脉于阴交(脐下一寸,当膀胱上口,三焦之募),循神阙(脐中央)、水分(脐上一寸,当小肠下口),会足太阴于下脘(脐上二寸,当胃下口),历建里(脐上三寸),会手太阳、少阳、足阳明于中脘(脐上四寸,胃之募也),上上脘(脐上五寸)、巨阙(鸠尾下一寸,心之募也)、鸠尾(蔽骨下五分)、中庭(膻中下一寸六分陷中)、膻中(玉堂下一寸六分,直两乳中间)、玉堂(紫宫下一寸六分)、紫宫(华盖下一寸六分)、华盖(璇玑下一寸)、璇玑(天突下一寸),上喉咙,会阴维于天突、廉泉(天突在结喉下四寸宛宛中,廉泉在结喉上,舌下,中央),上颐,循承浆,与手足阳明、督脉会(唇下陷中),环唇上至下龈交,复出分行,循面,系两目下之中央,至承泣而终(目下七分,直瞳子陷中,二穴),凡二十七穴……任脉之别络,名曰尾翳。下鸠尾,散于腹。"古人通过解剖发现胞宫通过脉与心相连,妇女妊娠时腹部皮肤纹理尤其是腹中线皮肤纹理的颜色、大小变化最为显著,称此为妊娠线。妊娠线从少腹直上,可达剑突下,随怀孕时间的增长而增粗、变长、颜色变深,并有乳晕、经闭等变化。于是,通过思辨,以外揣内,把直觉认识与血脉、胞宫等联系起来,提出了"任脉",并类推于男子。但男子没有女性那样的胞宫,那么男子任脉起于何处?也许为解决这一疑问,基于生殖器官在少腹中极以下,而提出任脉"起于中极之下",后世则将"胞中""胞门""子户"释为男女共有器官。

《灵枢·经脉》云:"任脉之别名曰尾翳,下鸠尾,散于腹。"《针灸甲乙经》既认为"鸠尾,一名尾翳,一名𩩲骬,在臆前蔽骨下五分,任脉之别";又认为"会阴,一名屏翳,在大便前小便后两阴之间,任脉别络。"《黄帝内经太素》认为"尾则鸠尾,一名尾翳……此之络脉起于尾翳。"《铜人腧穴针灸图经》《针灸资生经》只言会阴而不及鸠尾。张介宾《类经》认为"尾翳,误也。任脉之络名屏翳,即会阴穴"。把鸠尾、尾翳混为一处是错误的,《灵枢·九针十二原》明确指出鸠尾为"肓之原"。"尾",《释名》云:"承脊之末,稍微杀也。""翳"即遮蔽。古人对腧穴是以其部位及作用为主要依据而援物类比命名的,络穴位处经络交会之处,会阴是任脉的络穴,据此,尾翳当为会阴,"下"为"上"误。言会阴为尾翳,寓指其是人最隐蔽之处和男女交媾秘事之所。

2. **循行分布**　任脉系统包括任血脉和任经络,现根据文献订正。

（1）血脉

主干:在胸部起于心系,从缺盆循胸部正中下行,过鸠尾,循腹里正中下行,入少腹(女子入胞中,男子入精室)。

别脉:起于少腹(女子胞,男子精室),循腹里上行,先后与足少阳、冲、足太阴、手太阳、手少阳、足阳明之血脉交会,至胸中,入贯心系。

（2）经络

主干:起于少腹(女子胞,男子精室),出会阴,上行至曲骨,循毛际,沿腹里正中上行,与足少阳、冲脉、足太阴、手太阳、手少阳、足阳明等交会,至咽喉,与阴维交会,至下颌分为两支绕唇口,循面入目,至承泣,入脑。

经别:从少腹出,贯脊,上循背部正中,至咽喉与主干合。

络:从会阴分出,循腹上行,上鸠尾,散于腹。

经筋:起于会阴,结于阴器,循腹,结于脐,上行,聚于鸠尾,循胸,结于缺盆,上行结于喉咙,上颐,循面,结于额。

皮部:主要分布于从会阴至唇口的身前正中,在足阳明胃经内侧。

二、腧穴

《素问·气府论》称"任脉之气所发者二十八穴:喉中央二,膺中骨陷中各一,鸠尾下三寸、胃脘五寸、胃脘以下至横骨六寸半一,腹脉法也。下阴别一,目下各一,下唇一,龈交一。"《奇经八脉考》载有27穴。

会阴　任脉络穴,任、督脉、冲脉交会穴

【定位】男性在阴囊根部与肛门连线的中点,女性在大阴唇后联合与肛门连线的中点。

【主治】癃闭,痔,脱肛,遗尿、遗精、阳痿,月经不调、阴痛、阴痒。

【操作】直刺0.5~1.0寸,孕妇慎用。

曲骨　任脉、足厥阴经交会穴

【定位】在腹前正中线上的耻骨联合上缘的中点处。

【主治】小便不利,遗尿,女子月经不调、痛经、带下,男子遗精、阳痿。

【操作】直刺0.5~1.0寸,排尿后针刺,孕妇禁针。

中极　膀胱募穴,任脉、足三阴经交会穴

【定位】在腹前正中线上,当脐中下4寸处。

【主治】癃闭,遗尿,疝气,月经不调、带下、崩漏、阴挺,遗精、阳痿。

【操作】直刺1.0~1.5寸,排尿后针刺,孕妇禁针。

关元　小肠募穴,任脉、足三阴经交会穴

【定位】在腹前正中线上,当脐中下3寸处。

【主治】虚劳,中风,脱证,眩晕,阳痿、遗精,月经不调、痛经、闭经、崩漏、带下、不孕,遗尿,小便频数,癃闭,疝气,腹痛,泄泻。

【操作】直刺1.0~2.0寸,排尿后针刺,孕妇慎用。

石门　三焦募穴

【定位】在腹前正中线上,当脐中下2寸处。

【主治】癃闭,遗精、阳痿,带下、崩漏,疝气,腹痛,水肿,泄泻。

【操作】直刺1.0~2.0寸,孕妇慎用。

气海

【定位】在腹正中线上,当脐中下1.5寸处。

【主治】腹痛,泻泄,便秘,遗尿,阳痿、遗精,闭经、痛经、崩漏、带下、阴挺,疝气,中风,脱证,虚劳。

【操作】直刺1.0~2.0寸。

阴交　任脉、冲脉交会穴

【定位】在腹前正中线上,当脐中下1寸处。

【主治】腹痛,水肿,泄泻,女子月经不调、带下,疝气。

【操作】直刺1.0~2.0寸。

神阙

【定位】在腹部脐中央处。

【主治】腹痛,久泻,脱肛,痢疾,水肿,虚脱。

【操作】禁刺,宜灸。

水分

【定位】在腹前正中线上,当脐中上1寸处。

【主治】腹痛,泄泻,反胃吐食,水肿,腹胀,小便不利。

【操作】直刺1.0~2.0寸,宜灸。

下脘　任脉、足太阴经交会穴

【定位】在腹前正中线上,当脐中上2寸处。

【主治】腹痛,腹胀,食谷不化,呕吐,泄泻,虚肿,消瘦。

【操作】直刺1.0~2.0寸,可灸。

建里

【定位】在腹前正中线上,当脐中上3寸处。

【主治】胃痛,腹胀,肠鸣,呕吐,不嗜食,水肿。

【操作】直刺1.0~1.5寸。

中脘　胃募穴,腑会,任脉、手太阳、手少阳、足阳明经交会穴

【定位】在腹前正中线上,当脐中上4寸处。

【主治】胃痛,呕吐,吞酸,腹胀,食不化,泄泻,黄疸,癫痫,失眠。

【操作】直刺1.0~1.5寸。

上脘 任脉、手太阳、足阳明经交会穴

【定位】在腹前正中线上,当脐中上5寸处。

【主治】胃痛,呕吐,腹胀,吞酸,食不化,吐血,黄疸,癫痫。

【操作】直刺1.0~1.5寸。

巨阙 心募穴

【定位】在腹前正中线上,当脐中上6寸处。

【主治】胃痛,吞酸,呕吐,胸痛,心悸,癫痫。

【操作】直刺0.3~0.6寸。

鸠尾 肓之原穴

【定位】在腹前正中线上,当胸剑突结合部下1寸处。

【主治】胸闷,心悸,心痛,噎膈,呕吐,腹胀,癫痫。

【操作】直刺0.3~0.6寸。

中庭

【定位】在胸前正中线上,平第五肋间处,即胸剑突结合部。

【主治】胸胁胀满,心痛,呕吐,小儿吐乳。

【操作】直刺0.3~0.5寸。

膻中 心包募穴,气会

【定位】在胸前正中线上,平第四肋间的两乳头连线的中点处。

【主治】胸闷,气短,胸痛,心悸,咳喘,乳少,乳病,呕逆,呕吐。

【操作】直刺0.3~0.5寸,或平刺。

玉堂

【定位】在胸前正中线上,平第三肋间处。

【主治】胸痛,胸闷,咳嗽,气喘,呕吐。

【操作】直刺0.3~0.5寸。

紫宫

【定位】在胸前正中线上,平第二肋间处。

【主治】咳嗽,气喘,胸痛,胸闷。

【操作】直刺0.3~0.5寸。

华盖

【定位】在胸前正中线上,平第一肋间处。

【主治】咳嗽,气喘,胸痛,咽喉肿痛。

【操作】直刺0.3~0.5寸。

璇玑

【定位】在胸前正中线上的胸骨上窝中央下1寸处。

【主治】咳嗽,气喘,胸痛,咽喉肿痛,胃中积滞。

【操作】直刺0.3~0.5寸。

天突　任脉、阴维脉交会穴

【定位】仰靠坐位取穴,在颈前正中线上的胸骨上窝中央。

【主治】咳嗽,哮喘,胸痛,咽喉肿痛,暴喑,瘿气,梅核气,噎嗝。

【操作】先直刺0.2寸,针尖超过胸骨柄内缘后即向下沿胸骨柄后缘、气管前缘缓慢向下刺入0.5~1.0寸。

廉泉　任脉、阴维脉交会穴

【定位】仰靠坐位取穴,在颈前正中线上的喉结上方的舌骨上缘凹陷处。

【主治】舌强不语,舌肿痛,暴喑,吞咽困难,口舌生疮,咽喉肿痛。

【操作】针尖向咽喉部刺入0.5~0.8寸。

承浆　任脉、足阳明经交会穴

【定位】仰靠坐位取穴,在面部颏唇沟的正中凹陷处。

【主治】口癖,齿龈肿痛,流涎,暴喑,口舌生疮,面痛,消渴,癫痫。

【操作】斜刺0.3~0.5寸。

三、生理功能

1. **总任诸阴经脉,转输元阴**　任脉与诸阴经脉关系密切,足三阴经脉于关元、中极与任脉交会,阴维、任于天突、廉泉交会。手三阴经脉通过足三阴经脉而与任脉发生联系,冲脉、任于阴交、会阴交会,阴跷脉通过冲脉、足少阴经脉与任脉发生联系,手太阴经脉络穴列缺通于任脉。腹为阴,藏腑居于胸腹之中,任脉过胸而散于腹,必然与诸藏腑发生联系,小肠、三焦、胃、心等藏腑通过募穴与任脉发生联系,故任脉为一身阴经之海。任脉上连脑,下连肾,脑气和肾所藏的元阴通过任脉的转输运行,输布于藏腑、肢节,以发挥作用。

2. **运行营气,调节气机**　营气的运行除手足六阴阳经脉参与外,还需任脉参与。营气之行始于中焦,上注于肺,从肺经而历手足阴阳诸经,至足厥阴,上至于脑,别行于督脉,再由督下运至任脉,任脉、督脉的参与弥补了十二经脉循环的不足,从而使营气能运行于上下前后。

气的升降出入是生命活动的内在本质,气的化生、分化、汇聚、运行离不开"气海""气街"。气海是气血汇聚之所,气街是经脉气血交会流通之道。《灵枢》云:"胃者,水谷之海。其输上在气街,下至三里。"腹部气街在太仓、气海,《脉经》名中管、上纪、胃脘、中脘。《灵枢·胀论》云:"胃者,太仓也。"《灵枢·五味》曰:"其大气之转而不行者,积于胸中,命曰气海。"胸之气街在膻中,穴名膻中,为气之会穴,《针灸大成》云:"会也者,所以贯乎周身之穴也。"《难经·三十一难》说:"上焦者,在心下,下膈,在胃上口,主内而不出,其治在膻中。"脐下气海是人身元气之海,《铜人腧穴针灸图经》云:"气海者,是男子生气之海也。又治脏气虚惫、真气不足、一切气疾"。《类经图翼》引柳公度语云:"吾养生无他求,但不使元气佐喜怒,使气海常温尔。"任脉之络脉上鸠尾、散于腹,与诸阴经脉及足阳明经脉相交会,气海、太仓、膻中皆为任脉腧穴,所以任脉具有运行营气,调节气机的作用。

3. 参与生殖 生殖之精源于肾,藏于"胞中",胞中"在女子为孕育胎儿之所,在男子当藏精之所"。胞脉属心而络于胞,任脉起于"胞中"而与肾相连,能把肾精转输于胞中。肾所生之精与任脉、冲脉之气、胞脉之血在胞中、精室内相结合,在女子则化生为经血、生殖之精;在男子则为具有生殖能力的精液,以为生命之基。《素问·上古天真论》云:"女子二七而天癸至,任脉通,太冲脉盛,月事以时下,故有子……七七,任脉虚,太冲脉衰少,天癸竭,地道不通,故形坏而无子。"王冰注《素问·骨空论》云:"所以谓之任脉者,女子得以任养也。"杨玄操说:"此是人之生养之本。"

第四节 冲 脉

冲脉循行上下内外,联系命门、胞中、肾、脊、心、脉、咽、喉、唇、脑、足等。

一、循行分布

1. 文献考证 《黄帝内经》对冲脉的循行分布描述不一。《灵枢·五音五味》认为"冲脉、任脉皆起于胞中,上循背里……其浮而外者循腹右上行,会于咽喉,别而络唇口。"后世多承此说,杨上善注曰:"任冲二脉,从胞中起,分为二道,一道后行,内著脊里而上;一道前行,浮外循腹上络唇口也"。《奇经八脉考》云:"冲为经脉之海,又曰血海,其脉与任脉皆起于少腹之内胞中。"《类经》云:"中极之下,即胞宫之所。任冲督脉起于胞宫,而出于会阴之间。"

《灵枢·动输》说:"冲脉者,十二经之海也,与少阴之大络起于肾下,出于气街,循阴股内廉,邪入腘中,循胫骨内廉,并少阴之经,下入内踝之后,入足下,其别者,邪入踝,出属跗上,入大指之间,注诸络,以温足胫,此脉之常动者也。""少阴之大络"指足少阴经脉的分支。考《灵枢》,足少阴肾经脉由躯干部发出的分支只有二支,一支"从肾上贯肝、膈,入肺中,循喉咙,挟舌本";一支"从肺出,络心,注胸中";其络脉从大钟分出,"当踝后绕跟,别走太阳;其别者,并经上走于心包下,外贯腰脊"(《经脉》);"足少阴之正,至腘中,别走太阳而合,上至肾,当十四椎出属带脉;直者,系舌本,复出于项,合于太阳,此为一合。成以诸阴之别,皆为正也"(《经别》),未有从"肾"分出的支脉,故"与少阴之大络起于肾下"似有错简。杨上善已察觉此问题,认为"冲脉起于肾下,与少阴大络下行出气海,循胫入内踝,后下入足下。按《逆顺肥瘦》少阴独下中云:注少阴大络。若尔,则冲脉共少阴常动也。若取与少阴大络俱下,则是冲脉常动,少阴不能动也。""肾下",皇甫谧《针灸甲乙经》、丹波元简《灵枢识》、张大千《中国针灸大辞典》等参合《灵枢·五音五味》,认为即是"胞中";也有据《素问·举痛论》认为"肾下"是"关元"。蔺云桂《经络图解》认为"肾下"应当分开看,是"起于肾,下出气街"。其实,"肾下"是指肾脏水平线以下的位置,此是命门所在之处。

《素问·举痛论》认为"冲脉起于关元,随腹直上。"《脉经》承此说,认为"冲脉者,起于关元,循腹直上,至咽喉中"。王冰认为"关元,穴名,在脐下三寸,言起自此穴,即随腹而上,非生出于此也。其本生,乃起于肾下也。"杨上善认为"关元在脐下小腹,下当于胞。"张介宾《类经》认为"冲脉起于胞中,即关元也。其脉并足少阴肾经,夹脐上行,会于咽喉,而肾脉上连于肺,若寒气客之则脉不通,脉不通则气亦逆,故喘动应手也。"关元,道教称为命门。

《素问·骨空论》认为"冲脉者,起于气街,并少阴之经,夹脐上行,至胸中而散也。"广义的"气街"指经气纵横汇通的通道,头、胸、腹、胫皆有气街。狭义的"气街"指"气冲穴",《难经·二十七难》说:"冲脉者,起于气冲,并足阳明之经,夹脐上行,至胸中而散"。

《难经》云:"脐下肾间动气者,人之生命也,十二经脉之根本也,故名曰原。三焦者,原气之别使气也,主通行三气,经历五藏六腑。原者,三焦之尊号也,所止辄为原。"有人据此认为冲脉起于"肾间",杨上善《黄帝内经太素》说:"脐下肾间动气,人之生命,是十二经之根本。此冲脉血海是五藏六腑十二经脉之海也,渗于诸阳,灌于诸精,故五藏六腑皆禀而有之,则是脐下动气在于胞也。冲脉起于胞中,为经脉海,当知冲脉从动气生,上下行者为冲脉也。其下行者,虽注少阴大络下行,然为是少阴脉,故曰不然也。""膀胱之胞与女子子门之间,起此冲脉,上至咽喉,先过心肺,但肺与心共相系属。"吕广注《难经》曰:"十二经皆系于生气之源,所谓生气之源,为十二经本原也。夫气冲脉之者,起于两肾之间,主气,故言肾间动气,夹任脉上至喉咽,通喘息,故云呼吸之间。上系于手三阴三阳为支,下系于足三阴三阳为根。"《难经疏论》云:"夫肾间,则冲脉所出之地。"

《难经》之后,还有冲脉"并足少阴"与"并足阳明"之争。《黄帝内经太素》说:"皇甫谧录《素问》云:冲脉起于街,并阳明之经,侠脐上行,至胸中而散。此是《八十一难》说,检《素问》无文,或可出于别本。气街近在关元之下,冲脉气街即入关元上行,虽不言至咽,其义亦同也。《素问》又云:'冲脉与阳明宗筋会于气街。'即冲脉与阳明宗筋会气街已,并阳明之经而上,其义不异也"。王冰注《素问·痹论》云:"冲脉循腹夹脐膀各同身寸之五分而上,阳明脉亦夹脐膀各同身寸之一寸五分而上""肾脉与冲脉并下行循足,合而盛大,故曰太冲"。脐旁五分为足少阴肾经所过之处。《难经集注》载宋·虞庶语:冲脉"在阳明少阴二经之内,夹脐上行"。滑寿、张介宾的认识与《黄帝内经》一致,张介宾《类经》云:"少阴之脉上股内后廉,贯脊属肾,冲脉亦入脊内为伏冲之脉。然则冲脉之后行者,当亦并少阴无疑。"《奇经八脉考》认为"并足阳明、少阴之间"。叶霖《难经正义》认为"冲脉起于胞中,导先天肾气上行,但交于胃;导后天阴血下行,以交于肾。导气而上,导血而下,通于肾,丽于阳明,此冲脉之所司也"。从《黄帝内经》经文及足阳明经脉、足少阴经脉循行看,当是出气街前并足阳明经,出气街后并足少阴经。

"冲",古作"衝",有"要冲""通道""动""冲击"之义,冲脉与"血脉"及"动脉"密切相关。在古代,人们曾认为足少阴经脉是动而不止的脉,《灵枢》对此作了纠正,认为"气在腹者,止之背腧,与冲脉于脐左右之动脉者"(《卫气》)。"黄帝曰:足少阴何因而动?岐伯曰:冲脉者,十二经之海也,与少阴之大络,起于肾下,出于气街,循阴股内廉,邪入腘中,循胫骨内廉,并少阴之经,下入内踝之后。入足下,其别者,邪入踝,出属附上,入大指之间,注诸络,以温足胫,此脉之常动者也"(《灵枢·动输》)。这就是说,因冲脉与足少阴经脉并行,人们把冲脉的搏动误为是足少阴经脉的搏动。

古人曾认为足少阴经脉是下行足部的,《灵枢·逆顺肥瘦》也对此作了纠正,认为下行的是冲脉:"黄帝曰:少阴之脉独下行何也?岐伯曰:不然。夫冲脉者,五藏六府之海也,五藏六府皆禀焉。其上者,出于颃颡,渗诸阳,灌诸精;其下者,注少阴之大络,出于气街,循阴股内廉入腘中,伏行骭骨内,下至内踝之后属而别。其下者,并于少阴之经,渗三阴;其前者,伏行出跗属,下循跗,入大趾间,渗诸络而温肌肉。故别络结则跗上不动,不动则厥,厥则寒矣。黄帝曰:何以明之?岐伯曰:以言导之,切而验之,其非必动,然后仍可明逆顺之行也。"杨上善注云:"欲知冲脉下行常动非少阴者,凡有二法:一则以言谈甚冲脉少阴有动不动,二则以手切按,上动者为冲脉,不动者为少阴。"杨氏认为冲脉之所以动,是因其从"动气生"。两肾之间有膀胱、肠道,女子则尚有胞宫(子宫、子门),故杨上善《黄帝内经太素》云:"膀胱之胞与女子子门之间,起此冲脉。"两肾之间是腹主动脉分为两支的位置,如果有肿瘤压迫了腹主动脉,则搏动减弱甚至消失,下肢因血液供应障碍而呈现寒凉感;以行为方式压迫阻断腹主动脉,也可致下肢血液供应障碍而出现寒凉感;解除压迫后,在血液下流的一瞬间,下肢会出现像热水浇注的感觉。古人发现了这一特征，《灵枢·百病始生论》云："其着孙络之脉而成积者，其积往来上下……其着于伏冲之脉者，揣之应手而动，发手则热气下于两股，如汤沃之状。"。根据经脉与脉口相应的关系，在气冲穴处可触摸到搏动。《外台秘要》载苏敬语："又若胸中气散，而心下有脉洪大跳，其数向下，分入两髀股内。"冲脉上连心肺，因胸廓的阻隔，在胸部触摸到的心跳较为弥散，故曰"胸中气散"。剑突以下的腹部深按则可明显触及到腹主动脉的有力搏动，尤其是瘦人更明显，故曰"有脉洪大跳"。腹股沟（气冲穴）处轻触则脉动应手有力，此处恰当股动脉下行位置，故曰"分入髀骨内""出于气冲"。腹主动脉深居腹内，需深按方可感觉其跳动，故称"伏冲脉""太冲脉"。

总之，冲脉的认识是在对腹动脉主干的直观感性认识的基础上形成的。对冲脉循行路线的不同认识，反映了不同时期的不同医家的认识从角度不同。男子没有女子胞，必然会产生男子冲脉起于何处的疑问，也许为解决这一疑问，古人便提出起于肾下、关元、肾间，胞中古又称命门，肾间是命门所在之处。因此，按经脉理论，冲脉当起于两肾之间的命门，杨上善云："脐下肾间动气，人之生命，是十二经脉根本……冲脉起于胞中，为经脉海，当知冲脉从动气生，上下行者为冲脉也。"

2. 循行分布 冲脉系统包括冲血脉和冲经络，现结合文献进行订正。

（1）血脉

主干：在胸部起于心系，分为两支，一支上循咽喉，出颃颡，络唇口，散于面部。一支循腹里，于命门处再分为左右两支下行，出气街，并足少阴肾脉，沿大腿内侧下行，至腘中，过胫内廉，至内踝后呈片状分布，渗足三阴血脉。

分支：有两支，一支起于命门处，络肾，贯脊；一支起于气街处，循阴器。

别脉：在下者起于足内踝，并足少阴经脉沿大腿内侧上行至腘中，循阴股至气街入腹，循腹沿任脉上行，至胸中入心系。在上者起于面部，下喉咙入缺盆，入胸中贯心系。

（2）经络

主干：起于命门，并足阳明经下行，过胞中（内生殖器，即女子胞宫、男子精室），分为两支。一支出气街，并足少阴肾经，沿大腿内侧下行，至腘中，过胫内廉，至内踝后呈片状分布，交足三阴经。一支出气街，循腹沿任脉上行，至胸中过心肺，上注咽喉，出颃颡，络唇口，散于面部。

经别：从胞中分出一支，贯脊，络于督脉。从气街之左右分出四支，两支并足少阴经上行，散布胸中；两支并足阳明经上行，散布胸中。

络脉：从内踝后分出，行足背，入大趾内间，注诸络。

经筋：起于腹里，内著于脊，分布广泛，散于腹，聚于膈，结于脐；下聚于阴器，结于下极耻骨；上散于胸，结于胁，过喉咙，聚于颃颡。

皮部:在躯干前的皮部与任脉的皮部分布基本一致,在前正中线两侧和足少阴经之内侧,并与任脉的皮部重叠。在下肢的皮部从气冲至下肢内侧,与足少阴经脉的皮部重叠。

二、腧穴

《素问·气府论》云:"冲脉气所发者二十二穴:侠鸠尾外各半寸至脐寸一,侠脐下旁各五分至横骨寸一,腹脉法也。"《灵枢·海论》载穴大杼、上下廉。按《素问》和《难经》所论,气冲、关元、气街是其穴。《奇经八脉考》所载穴位主要是与足少阴经、任脉的交会穴,有些在前已述,不再重复。

下巨虚　足阳明经、冲脉交会穴,小肠下合穴。
【定位】髌骨与髌韧带外侧凹陷(犊鼻穴)下9寸,距胫骨前缘一横指处。
【主治】小腹痛,腰脊痛引睾丸,泄泻,痢疾,乳痈,下肢痿痹。
【操作】直刺1.0~1.5寸。

上巨虚　足阳明经、冲脉交会穴,大肠下合穴
【定位】髌骨与髌韧带外侧凹陷(犊鼻穴)下6寸,距胫骨前缘一横指处。
【主治】肠痛,肠痈,泄泻,便秘,下肢痿痹,脚气。
【操作】直刺1.0~1.5寸。

气冲　冲脉、足阳明经交会穴
【定位】在腹股沟稍上方的脐中下5寸,前正中线旁开2寸处。
【主治】腹痛,男子阳痿、阴茎痛、阴肿,女子月经不调、不孕,疝气。
【操作】直刺0.5~1.0寸,不宜灸。

横骨　足少阴经、冲脉交会穴
【定位】在脐中下5寸,前正中线旁开0.5寸处。
【主治】少腹胀痛,小便不利,遗尿,男子遗精、阳痿、阴痛,疝气。
【操作】直刺1.0~1.5寸。

大赫　足少阴经、冲脉交会穴
【定位】在脐中下4寸,前正中线旁开0.5寸。
【主治】遗精,阳痿,阴挺,带下。
【操作】直刺1.0~1.5寸。

气穴　足少阴经、冲脉交会穴
【定位】在脐中下3寸,前正中线旁开0.5寸处。
【主治】癃闭、泄泻、阳痿、遗精,月经不调、带下、经闭、崩漏。
【操作】直刺1.0~1.5寸。

四满　足少阴经、冲脉交会穴
【定位】在脐中下2寸,前正中线旁开0.5寸。

【主治】月经不调、带下,遗精,遗尿,疝气,便秘,腹痛,水肿。

【操作】直刺1.0~1.5寸。

中注 足少阴经、冲脉交会穴

【定位】在脐中下1寸,前正中线旁开0.5寸。

【主治】腹痛,便秘,泄泻,女子月经不调、痛经。

【操作】直刺1.0~1.5寸。

肓俞 足少阴、冲脉交会穴

【定位】在脐中旁开0.5寸处。

【主治】腹痛,腹胀,呕吐,泄泻,便秘,女子月经不调,疝气,腰脊痛。

【操作】直刺1.0~1.5寸。

商曲 足少阴经、冲脉交会穴

【定位】在脐中上2寸,前正中线旁开0.5寸。

【主治】腹痛,泄泻,便秘。

【操作】直刺1.0~1.5寸。

石关 足少阴经、冲脉交会穴

【定位】在脐中上3寸,前正中线旁开0.5寸。

【主治】呕吐,腹痛,便秘,女子不孕。

【操作】直刺1.0~1.5寸。

阴都 足少阴经、冲脉交会穴

【定位】在脐中上4寸,前正中线旁开0.5寸。

【主治】腹痛,腹胀,便秘,女子不孕。

【操作】直刺1.0~1.5寸。

腹通谷 足少阴经、冲脉交会穴

【定位】在脐中上5寸,前正中线旁开0.5寸。

【主治】腹痛,腹胀,呕吐,心痛,心悸。

【操作】直刺0.5~1.0寸。

幽门 足少阴经、冲脉交会穴

【定位】在脐中上6寸,前正中线旁开0.5寸。

【主治】腹痛,腹胀,呕吐,泄泻。

【操作】直刺0.5~1.0寸。

大杼 足太阳经、冲脉交会穴,骨会

【定位】在背部,第一胸椎棘突下,旁开1.5寸。

【主治】咳嗽,发热,头痛,肩背痛。

【操作】斜刺0.5~1.0寸。

三、生理功能

1. 调节十二经 《灵枢》指出："气在头者,止之于脑;气在胸者,止之膺与背腧;气在腹者,止之背腧与冲脉于脐左右之动脉者;气在胫者,止之于气街与承山、踝上以下。"冲脉与督脉、任脉同过胞中,同出会阴,循行分布广泛,"上行脊里"而络于督脉,"其输上在于大杼,下出于巨虚之上下廉",脉气在背部与督脉、足太阳经脉交会相合。冲脉在腹部与任脉、足少阴肾经脉、足阳明经脉并行,而脉气相通。其上者贯心肺,"出于颃颡,渗诸阳,灌诸精";其下者"渗三阴""渗诸络"。张景岳指出:"其上自头,下自足,后自背,前自腹,内自溪谷,外自肌肉,阴阳表里无所不涉"(《类经》)。因此,冲脉能通理全身十二经,是十二经脉之要冲,故称为"十二经之海"。

2. 涵蓄转输精气 先天之精源于父母而藏于肾命,后天之精由脾胃运化水谷而来,两者相互资化。元精化生成的元气(真气)是调控和激发藏腑、经络、形体、官窍生理活动的原动力。后天之精化生血、津液,与自然界清气结合成为宗气,宗气行呼吸、贯血脉。元气与后天之气相合则成一身之气。冲脉起于两肾之间命门,上连心肺,并与"阳明合"而连于胃。可见,冲脉涵蓄转输先天和后天精气,先天之精气凭冲脉得后天精气充养,后天精气借冲脉得先天元气为之赞化。元气通过冲脉输布全身,以推动五藏六腑的功能活动;后天之精气通过冲脉的输布以濡养五藏六腑,故云:"冲脉者,五藏六腑之海也,五藏六腑皆禀焉。"

3. 为血海,理生殖 冲为经脉之海、五藏六腑之海。因此,血的生成、转运、归宿都与冲脉相关,依赖于冲脉转输先天之精气而始有生化之动力,又赖冲脉对诸经脉的调控而运行有序,故云:"冲为血海"。

冲脉过胞中,胞中乃男子藏精之所、女子孕育胞胎之处,冲脉与任脉、胞宫、精室共同参与性生理。女子之月经与男子之精液皆由精血和天癸化生,而天癸又由肾精化生,离不开冲脉转输而来的精血。先后天之精血、天癸通过冲脉、任脉等转输于胞中与精室,在女子化生为经血,在男子化生为精液,成为性生理的物质基础。冲脉与任脉正常则性生理正常,《黄帝内经》云:"任脉通,太冲脉盛,月事以时下""任冲不盛,宗筋不成,有气无血,唇口不荣,故须不生"。叶天士《临时证指南医案》云:"凡经水之至,必由冲脉而始下""女人月水,诸络之血,必汇集血海而下,血海者,即冲脉也。男子藏精,女子系胞"。张锡纯《医学衷中参西录》云:"八脉与血室,男女皆有。在男子则冲与血室为化精之所,在女子则冲与血室实为受胎之处"。

第五节 带 脉

带脉循行分布于腰腹部,主要联系腹部器官,为诸纵行经脉之总束。

一、循行分布

1. 文献考证 对于带脉的循行分布,《黄帝内经》只提出了两个部位。《灵枢·经别》说:"足少阴之正,至腘中,别走太阳而合,上至肾,当十四椎,出属带脉。"《素问·痿论》曰:"冲脉者……与阳明合于宗筋,阴阳总宗筋之会,会于气街,而阳明为之长,皆属于带脉,而络于督脉。阳明虚则宗筋纵,带脉不引,故足痿不用。"属、络皆有"联结"之义;气街即气冲穴;十四椎是督脉命门穴的位置,椎内有脊髓。可见,"当十四椎出属带脉"是指带脉起于十四椎,从命门过腰向体侧循行,并过气冲穴。但有人认为"当十四椎"是指带脉从十四椎旁的肾俞发出,此说不妥,原因有二:一是肾俞左右各有一穴,系足太阳膀胱经穴。二是与运动相关的主要是脑、脊、督脉,如果是从肾俞出发,难以解释带脉为病则"足痿不用"。《脉经》云:带脉为病,"动,苦少腹痛引命门,女子月水不来,绝继复下止,阴辟寒,令人无子;男子苦少腹拘急或失精",说明带脉有分支与女子胞、精室相连。

《难经》只提出"带脉者,起季肋,回身一周"。后世医家宗之,并不断完善其循行分布的具体位置。《针灸甲乙经》认为带脉过维道穴,王冰注《素问·气府论》增加了带脉、五枢两个部位,李时珍《奇经八脉考》认为"带脉者,起于季肋足厥阴之章门穴,同足少阳循带脉穴,围身一周,如束带然,又与足少阳会于五枢、维道,凡八穴。"

人出生之前,以脐带联系先天,通过脐带从母体内汲取先天精气,以维持生长发育,故古代称脐为命蒂和"玄牡之门"。人降生之始,截断脐带而成为独立的个体,常须包扎肚脐而约束血脉与行束腰拘腹的约束刺激。截断脐带时有血外流,脐与命门基本上在同一水平位置上,腹内有可触摸到的能搏动的血脉(古称"冲脉")。在未出生之前,脐带与冲脉是相连接的,带血脉当起于脐,故言"带脉环腰贯脐""冲脉……属于带脉"。《医学入门》云:"带脉贯于脐上。"可见,带脉的概念肇始于直观的感性认识,是古人在对脐带的认识的基础上,通过思辨提出的概念。

2. 循行分布 带脉系统包括带血脉和带经络,现根据文献订正。

(1)血脉

主干:起于脐部,与冲血脉相连,散于腹中,络肾,循阴器。

别脉:起于少腹,循腹里,与冲血脉交会。

（2）经络

主干：起于十四椎内，与督脉相连，分左右两支，过肾俞，斜向腹部，历五枢、维道，与足少阳交会，过带脉，与足太阳交会，至季肋与足厥阴、足少阳经交会穴于章门。

经别：起于肾俞，入腹，至气冲与冲脉、足阳明经交会，循阴器。

络脉：起于维道，循腹，络命门。

经筋：起于脊，散布腹部，上聚于膈肋，中结于脐，下聚于阴器。

皮部：主要横行分布于腰腹之间，沿从命门至脐、肋下的围线分布。

二、腧穴

带脉的腧穴主要是带脉与诸纵行经脉的交会穴，有章门、命门、带脉、五枢、维道、气冲、肾俞、神阙诸穴，有些已述，不再重复。

章门 带脉、足厥阴经、足少阳经交会穴，脏会，脾募穴。

【定位】在侧腹部，当第十一肋游离端的下方处。

【主治】腹胀，泄泻，痞块，胁痛，黄疸。

【操作】直刺0.8~1寸。

带脉 足太阳经、带脉交会穴

【定位】章门下1.8寸，当第十一肋骨游离端下方垂线与脐水平线的交点上。

【主治】女子带下、月经不调、阴挺，疝气，小腹痛，胁痛，腰痛。

【操作】直刺1.8~1.0寸。

五枢 足少阳经、带脉交会穴

【定位】在侧腹部，当髂前上棘的前方，横平脐下3寸。

【主治】腹痛，便秘，女子带下、月经不调、阴挺，疝气。

【操作】直刺1~1.5寸。

维道 足少阳经、带脉交会穴

【定位】在侧腹部，当髂前上棘的前下方，五枢前下0.5寸。

【主治】少腹痛，便秘，肠痛，疝气，女子月经不调、带下、阴挺。

【操作】直刺1~1.5寸。

三、生理功能

1. 为诸经脉之根 带脉先于其他经脉而成而充，在出生之前，胎儿在女子胞内凭带脉连系先天，由此汲取母体先天之精气，以维持胎儿生长发育。降生之后，因带脉连少阴肾经，又交藏会、脾土，使先后天之精气相交会，共同维持人体的生长发育。督脉、冲脉、任脉虽为先天所成之经脉，但须得带脉转输先天之元气方能启动生理活动而各司其属,故张子和说:"冲、任、督三脉,同起而异行,一源而三歧,皆络于带脉。"可见,带脉为诸经脉之根。

2. 总束诸经脉 《素问》云:"天枢之上,天气主之;天枢之下,地气主之。""升已而降,降者谓天;降已而升,升者谓地。天气下降,气流于地;地气上升,气腾于天,故高下相召,升降相因,而变作矣。"人与天地相应,人道本乎天道,诸阴经由下而上行,诸阳经从上而下行,督脉为一身阳经之海,任脉总任一身阴经,冲脉为十二经之海,诸经脉之中唯带脉横行于腰腹,带脉联络督、任、冲,恰如天枢,是人身上下内外之气相互交流的枢纽,诸经脉之气需带脉为之约束而升降出入有序,阴阳协调,阴平阳秘。带脉失固,约束失常,势必诸经脉之气升降出入无序,气机紊乱。沈金鳌《杂病源流犀烛》云:"是知一身上下,机关全在于带。"罗美《内经博议》云:"经云身半已上,天气主之;身半已下,地气主之;中为天枢,天枢则在气交之分,毋论一身二十七气之上下流行于此关锁,而又必有气焉以坚持而整束之,以牢持于上下之间,是以能聚而为强有力,故凡人之力出于膂,膂在季胁之下,正所谓带脉也。故冲任二脉,传于气街,即属于带脉,而络于督脉太冲之脉。所以能上养心肺者,亦赖于带脉之持之也……盖键束关锁机关,全在于带脉。"杨玄操注《难经》曰:"带之为言,束也。言总束诸脉,使得调柔也。"

3. 固摄下元,参与生殖 带脉总束诸经脉,为气机之枢,带脉振则升降有序,应升则升,应降则降,升则下元得固,降则气机不逆。带脉弱则固摄约束无力,应降不降则下元失养,应升之气不升而反陷下坠。《杂病源流犀烛》云:"带不能自持其气,其症皆陷下而不上矣。"带脉不振而反下陷则内脏下垂,女子带下、胎坠,男子遗精、滑精。不降则血气不降,在女子则胞宫气血不足,经无化源而经闭、经少;在男子则精室不足,精无化源而无子。阳气不降则下部阴冷、腰膝冷、宫冷、阳痿。《傅青主女科》曰:"带脉者,所以约束胞胎之系也。带脉无力则难以提系,必然胞胎不固。故曰:带弱则胎易坠,带伤则胎不牢""带下俱是湿症,而以带名者,因带脉不能约束而有此病,故以名之"。《脉经》说:带脉为病,"苦少腹痛引命门,女子月水不来,绝继复下止,阴辟寒,令人无子;男子苦少腹拘急或失精也。"约束失固,气血不降,则腰膝酸软无力、足弱。《素问·痿论》曰:"带脉不引,故足痿不用。"可见,带脉固摄下元,参与生殖。

第六节 跷 脉

跷脉分阴跷、阳跷,主要联系脑、咽喉、目、四肢等。

一、循行分布

1. 文献考证 《灵枢·脉度》认为"跷脉者,少阴之别,起于然骨之后,上内踝之上,直上循阴股,入阴,上循胸里,入缺盆,上出人迎之前,入頄,属目内眦,合于太阳、阳跷而上行。气并相还则濡目……跷脉有阴阳……男子数其阳跷,女子数其阴跷,其当数者为经,不当数者为络也。"《灵枢·寒热病》认为"足太阳有通项入脑者,正属目本,名曰眼系……在项中两筋间,入脑乃别阴跷、阳跷,阴阳相交,阳入阴,阴出阳,交于目锐眦"。

《难经》认为"阳跷脉者,起于跟中,循外踝上行,入风池""阴跷脉者,亦起于跟中,循内踝上行,至咽喉,交贯冲脉"。后世医家宗《难经》之说,《脉经》认为"阴跷在内踝""阳跷在外踝"。《奇经八脉考》云:"阳跷起于跟中,循外踝上行于身之左右""起于跟中,出于外踝,下足太阳申脉穴,当踝后绕跟,以仆参为本;上外踝上三寸,以跗阳为郄;直上循股外廉,循胁后髀,上会手太阳、阳维于臑腧;上行肩外廉,会手足阳明、任脉于地仓;同足阳明上而行巨髎,复会任脉于承泣;至目内眦,与手足太阳、足阳明、阴跷五脉会于睛明穴,从睛明上行入发际;下耳后,入风池而终。""阴跷脉起于跟中,循内踝上行于身之左右""起于跟中,足少阴然谷之后,同足少阴循内踝,下照海穴;上内踝之上二寸,以交信为郄,直上循阴股入阴,上循胸里入缺盆,上出人迎之前,至咽喉,交贯冲脉,入頄内廉,上行属目内眦,与手足太阳、足阳明、阳跷五脉会于睛明而上行。"

由于《黄帝内经》称跷脉"当数者为经,其不当数者为络",于是,后世医家认为阴跷、阳跷本为一脉,分行于阴阳,互为经络。《黄帝内经太素》曰:"男子以阳跷为经,以阴跷为络;女子以阴跷为经,阳跷为络。"《医经理解》认为"跷本一脉"。阴阳跷脉分阴阳是根据其循行分布和男女当数而论,分别沿下肢内外侧上行至胸腹及肩背部,上达于目内眦,合二为一。其实,《灵枢·脉度》所言的"合于太阳、阳跷而上行",是指阴跷脉的循行分布,阴跷、阳跷各为一脉,否则,又何以"合而上行""阴阳相交"。《灵枢·五十营》《灵枢·脉度》认为人气循行二十八脉,以应周天二十八宿。二十八脉,即十二正经左右各一,合二十四;任、督各一,跷脉二。但跷脉分阴跷、阳跷,且左右各一,则当为四,如此共三十,而不合二十八之数。考《灵枢》,卫气之行是"一日一夜五十周于身"(《卫气行》),"昼日行于阳,夜半则行于阴"(《口问》)。这是说,卫气的运行,白天两条阳跷参与,夜晚两条阴跷参与,其数各为二,男子以气为主为阳,女子以血为主为阴;故计数时,男子只计算阳跷,女子只计算阴跷,如此,则共为二十八,而不是说阴跷、阳跷是一脉。

"人气"运行遵循阴阳升降的自然法则,按经脉循行方向路线进行。阳在上当降,阴在下当升,阴、阳跷脉运行卫气,卫气昼行于阳而始于头而下行;夜行于阴而始于足而上行,阴阳相贯。因此,阳跷当起于头,阴跷当起于足。

2. 阴跷脉的循行分布　阴跷脉有血脉和经络之分,现根据文献进行订正。

（1）血脉

主干:起于心系,出缺盆分为两支。一支循咽喉,在人迎前与冲脉交会,上入颅,至目眦,分布于面部。一支循胁后下行循阴股,循下肢内侧下行,至然骨之后照海下足跟。

别脉:在下者起于足跟,出然骨之后照海,上内踝与足少阴血脉交会于交信,直上循下肢内侧,入阴部,上循腹、胸里,入缺盆与冲脉交会,入贯心系。在上者起于目眦,循面,与阳跷血脉交会,出风池沿项下行,入缺盆至咽喉与冲脉交会,入贯心系。

（2）经络

主干:起于足跟,出然骨之后照海,上内踝,会足少阴于交信,直上循下肢内侧,入阴部,上循腹、胸里,入缺盆,至咽喉与冲脉交会,上入颅,至目眦,左右交叉,合于手足太阳经、阳跷而上行入脑。

经别:起于项,出风池,循面与阳跷交,入脑。

络脉:起于脑,出循面,至目眦与阳跷交,入脑。

经筋:起于足内踝,循下肢内侧上行至阴部,结于阴器,循腹上行,散腹胸,结于胁,聚于缺盆,循项与足太阳之筋合,结于完骨,散于面,聚于眼。

皮部:与手足诸阴经的皮部重叠,在胸腹部为前正中线至腋中线的皮肤,在头颈部是前正中线至耳前的皮肤,在下肢为内侧皮肤。

3. 阳跷脉的循行分布　阳跷脉有血脉和经络之分,现根据文献进行订正。

（1）血脉

主干:起于心系,出缺盆分为两支。一支循人迎入面,上发际,下耳后。一支循腹里下行至髀,直下循股外廉至外踝,下行于外踝,与足太阳脉会于申脉,入跟中。

别脉:在上者起于目眦,循面上发际,下耳后入风池,下肩至喉咙,与冲脉会,入贯心系。在下者起于起于足外踝,循下肢外侧上行,过臀循腰际胁后髀上行,上人迎,与足阳明脉、任脉交会,入心系。

（2）经络

主干:起于脑,左右交叉,出睛明与太阳、阴跷会,循人迎绕唇,入面,上发际,下耳后入风池,循肩外廉,会手阳明、少阳于肩髃,会手阳明于巨骨,循胁后髀下行,直下循股外廉,于外踝与足太阳会于申脉,入跟中。

经别:起于项,出风池,循面与阴跷交,入脑。

络脉:起于风池,循面,至目眦与阴跷脉交,入脑。

经筋: 起于足外踝,循下肢外侧上行至臀,聚于髋,循腰际上行结于肩外廉,上项与足太阳之筋合,结于完骨,散于面,聚于眼。

皮部: 与手足诸阳经的皮部重叠,在头颈部主要为后正中线至耳后的皮肤,在躯干主要为腋中线至脊的皮肤,在下肢主要为外侧的皮肤。

二、腧穴

《黄帝内经》没有明述跷脉的腧穴,《奇经八脉》载阳跷23穴、阴跷8穴。居髎和风池是足少阳与阳跷的交会穴,然谷是足少阴与阴跷的交会穴。有些腧穴前已述,不再重述。

1. 阳跷脉腧穴

睛明 手太阳经、足太阳经、足阳明经、阴跷、阳跷交会穴

【定位】在目内眦角稍上方凹陷处。

【主治】近视,目赤肿痛,迎风流泪,夜盲,色盲,目翳,急性腰痛。

【操作】患者闭目,固定眼球,于眶缘和眼球之间缓慢直刺0.5~1寸。不宜提插捻转,以防刺破血管引起血肿;不宜灸。

承泣 足阳明经、阳跷、任脉交会穴

【定位】在瞳孔直下,当眼球与眶下缘之间。

【主治】目赤肿痛,流泪,夜盲,近视,口㖞,面肌痉挛。

【操作】患者闭目,固定眼球,于眶下缘和眼球之间缓慢直刺0.5~1寸,不宜提插捻转,以防刺破血管引起血肿;禁灸。

地仓 足阳明经、阳跷交会穴

【定位】在口角外侧,瞳孔直下。

【主治】口㖞,流涎,眼睑瞤动。

【操作】斜刺或平刺0.5~0.8寸,或向迎香、颊车方向透刺1.0~2.0寸。

风池 足少阳经、阳维、阳跷交会穴

【定位】在枕骨之下,与风府平,胸锁乳突肌和斜方肌上端之间的凹陷处。

【主治】头项痛,眩晕,失眠,癫痫,中风,目痛,鼻塞,鼻衄,发热。

【操作】向鼻尖方向斜刺0.8~1.2寸。

巨髎 足阳明经、阳跷交会穴

【定位】在瞳孔直下平鼻翼下缘处,当鼻唇沟外侧。

【主治】口㖞,面痛,齿痛,鼻衄,唇颊肿,眼睑瞤动。

肩髃 手阳明经、阳跷交会穴

【定位】在肩部三角肌上,为臂外展或向前平伸时之肩峰前下方凹陷处。

【主治】上肢不遂,肩痛不举,瘰疬,瘾疹。

【操作】直刺或向下斜刺0.5~1.5寸。

巨骨 手阳明经、阳跷交会穴

【定位】在锁骨肩峰端与肩胛冈之间凹陷处。

【主治】肩臂挛痛不遂，瘰疬，瘿气。

【操作】直刺，微斜向外下方，进针0.5~1.0寸。

臑俞 手太阳经、足太阳经、阳跷、阳维脉交会穴

【定位】在肩部，当腋后纹头直上，肩胛冈下缘凹陷中。

【主治】肩臂疼痛，肩肿，瘰疬。

【操作】向前直刺1.0~1.2寸。

居髎 足少阳经、阳跷脉交会穴

【定位】在髂前上棘与股骨大转子最凸点连线的中点处。

【主治】腰痛，下肢痿痹，疝气。

【操作】直刺1~1.5寸，可灸。

跗阳 阳跷郄穴，足太阳经、阳跷交会穴

【定位】在小腿后面外侧，外踝后、昆仑直上3寸处。

【主治】头痛，头重，腰腿痛，下肢痿痹，外踝肿痛。

【操作】直刺0.8~1.2寸。

仆参 足太阳经、阳跷交会穴

【定位】在昆仑穴直下，外踝后下方之跟骨外侧之赤白肉际处。

【主治】下肢痿痹，足跟痛，癫痫。

【操作】直刺0.3~0.5寸。

申脉 足太阳经、阳跷交会穴，八脉交会穴

【定位】在外踝直下方凹陷中。

【主治】头痛，眩晕，失眠，嗜卧，癫痫，目痛，睑下垂，腰腿痛，项强。

【操作】直刺0.3~0.5寸。

2. 阴跷脉腧穴

然谷 足少阴经荥(火)穴，足少阴经、阴跷交会穴

【定位】在足内侧缘，足舟骨粗隆下方赤白肉际处。

【主治】喉痹，咯血，消渴，阴痒，阴挺，月经不调，阳痿，遗精，脐风口噤，足跗肿痛等。

【操作】直刺0.5~1寸，可灸。

照海 足少阴经、阴跷交会穴，八脉交会穴

【定位】在足内踝尖下方凹陷处。

【主治】月经失调，带下，阴挺，尿频，癃闭，咽痛，目痛，痫证，失眠。

【操作】直刺0.5~0.8寸。

交信 阴跷郄穴，足少阴经、阴跷交会穴

【定位】在小腿内侧,太溪直上2寸、复溜前0.5寸之胫骨内侧缘的后方处。

【主治】月经不调,崩漏,阴挺,泄泻,睾痛,疝气,阴痒,膝股内廉痛。

【操作】直刺1.0~1.5寸。

三、生理功能

1. 协调左右之阴阳 人身左为阳,右为阴;内为阴,外为阳;上为阳,下为阴。跷脉分阴阳,阳跷脉起于头而止于足,行于身体外侧,与足太阳相联结,会手太阳、阳维于臑俞,会手阳明、少阳于肩髃,会手足阳明、任脉于地仓。阴跷脉起于足而止于头,行躯体内侧,"上通泥丸(脑),下透涌泉"(《奇经八脉考》),与足少阴相联结,交贯冲脉,与手足太阳、足阳明、阳跷五脉会于睛明。《太素》云:"跷者,捷疾也。二脉起于足,使人跷捷也。阳跷在肌肉之上,阳脉所行,通贯六腑,主持诸表,故名为阳跷之络;阴跷在肌肉之下,阴脉所行,通贯五脏,主持诸里,故名为阴跷之络。"阴阳跷脉相互络属,上会于目内眦,下会于足,相交相贯,又分别与诸藏腑阴阳经脉交会,故能沟通和平衡一身左右上下阴阳之气,调节全身阴阳盛衰,维护阴阳平衡。沈金鳌《杂病源流犀烛》云:"按其脉,则阴出阳而交于足太阳,阳入阴而交于足少阴。其气之行每从根柢,阴阳和合,以为跷举"。若一方有病,不仅导致阴阳失调,而且会病及对方,《难经》云:"阴跷为病,阳缓而阴急;阳跷为病,阴缓而阳急"。

2. 运行卫气,参与神志活动 卫气日行于阳,夜行于阴,不仅需要十二经和任督参与,而且尤需跷脉参与,并受跷脉调节。神识活动是阴阳二气相互交接转换的结果。阳主动,阴主静,阴阳和谐协调则动静有序。阴跷脉别出足少阴肾经脉而上连脑,故能上转输阴精于脑以填髓益脑;阳跷别出足太阳膀胱经脉而出于脑,主持阳气,两者会于脑而能协调阴阳动静,对维护大脑的功能具有积极意义。若跷脉失常,阴阳失调,则可能导致脑中阴阳失衡而引起神志异常,肢体动静失常,发生巅疾,或狂言或神昏,或四肢抽搐或奔走无序,这些症状多见于癫狂、癫痫之中。《脉经》云:阳跷为病,"动,苦腰痛,癫痫、恶风、偏枯、僵仆羊鸣";阴跷为病,"动,苦癫痫"。《备急千金要方》说:阳跷主"卧惊,视如见鬼"和"百邪癫狂"。《医学入门》认为"阳跷之病,阳急而狂奔;阴跷之病,阴急而足重。"《奇经八脉考》说:"邪在阴维、阴跷则发癫,邪在阳维、阳跷则发痫,痫动而属阳,阳脉主之;癫静而属阴,阴脉主之。"张洁古认为"癫痫,昼发灸阳跷,夜发灸阴跷"。

睡寐是神志活动的具体表现,亦是阴阳转换的结果。跷脉协调阴阳,故可调节睡寐。《灵枢·大惑论》指出:"卫气不得入于阴,常留于阳。留于阳则阳气满,阳气满则阳跷盛,不得入于阴则阴气虚,故目不瞑矣。""卫气留于阴,不得行于阳,留于阴则阴气盛,阴气盛则阴跷满,不得入于阳则阳气虚,故目闭也。"《灵枢·寒热病》云："足太阳有通项入于脑者……入脑乃别阴跷、阳跷，阴阳相交，阳入阴，阴出阳，交于目锐眦，阳气盛则瞋目，阴气盛则瞑目。"《灵枢·脉度》指出："跷脉者……气并相还则为濡目，气不荣则目不合。"阴、阳跷脉交会于目，运行卫气，共同濡养眼目，司目之开合，有调节睡寤的功能。阳跷气盛则为精神振作，目开而不欲睡；阴跷气盛则神疲，目合而入睡。只有跷脉功能正常，才能保持"昼精夜瞑"。否则，就会目之开合失常，睡寤失常。

3. **参与肢体运动**   "跷"，《说文》："跷，举足行高也"。《太素》"跷"字均作"蹻"，二字通用。后人写作"跷"，杨玄操注《难经》曰："蹻，捷疾也，言此脉是人行走之机要，动足之所由，故曰蹻脉也。"《素问·阴阳应象大论》云："清阳出上窍""清阳实四肢"。中医认为阳主动，阴主静，骨为干，筋附于骨，四肢筋骨是运动之体。阴跷脉起于足跟中，阳跷止于是跟中，分别循行下肢内外侧、身体前后而交会于脑，既能协调左右上下之阴阳，又能禀脑气和散脑之动气，从而起到维持和推动肢体正常运动的作用。若跷脉气机阻滞，阴阳失调，则肢体拘急、活动异常，或"阳缓阴急"或"阴缓阳急"。《灵枢·大惑论》云："卫气行留久，皮肤湿，分肉不解，则行迟。"

第七节　维　　脉

维脉分阴阳，循行分布复杂，对全身气血起溢蓄调节作用。

一、循行分布

1. **文献考证**   《黄帝内经》只介绍了维脉腰痛的证治。《素问·刺腰痛》云："阳维之脉令人腰痛，痛上怫然肿。刺阳维之脉，脉与太阳合腨下间，去地一尺所……飞阳之脉令人腰痛，痛上怫怫然，甚则悲以恐。刺飞阳之脉，在内踝上五寸，少阴之前，与阴维之会。""脉与太阳合腨下间，去地一尺所"是指阳维的腧穴；"内踝上五寸、少阴之前"是指阴维的腧穴。

《难经》云："阳维、阴维者，维络于身，溢蓄不能环流灌溉诸经者也，故阳维起于诸阳会也，阴维起于诸阴交也。比于圣人图设沟渠，沟渠满溢，流于深湖，故圣人不能拘通也"（《二十八难》）。"阳维维于阳，阴维维于阴"（《二十九难》）。《难经》把"诸阳会""诸阳交"分别为阳维、阴维的起点，但没有明指何处，也没有明确阐述维脉的循行分布，留下千古之争。

《针灸甲乙经》简述了维脉与其他经脉的交会和郄穴，说：期门为"足太阴、厥阴、阴维之会"，腰俞为"手太阳、阳维脉之会"；"筑宾，阴维之郄，在内踝上腨分中"；"阳交，一名别阳，一名足髎，阳维郄"。《黄帝内经太素》认为"阳维起于诸脉之会，则诸阳脉会也；阴维起于诸阴之交，则三阴交也……腨下间上地一尺所,即阳交穴,阳维郄也。阴维会即筑宾穴,阴维郄也",把阴交、阳交分别作为阴维、阳维的起点。滑寿《十四经发挥》认为"阳维:脉阳维,维于阳,起于诸阳之会……其脉气所发,别于金门(在足外踝下太阳之郄)。以阳交为郄(在外踝上七寸),与手足太阳及跷脉会于臑俞(肩后胛上廉),与手足少阳会于天髎(在缺盆上),又会于肩井(肩上);其在头也,与足少阳会于阳白(在肩上),上于本神及临泣,上至正营,循于脑空,下至风池;其与督脉会,则在风府及哑门"。"阴维:脉阴维,维于阴,其脉起于诸阴之交……其脉气所发者,阴维之郄,名曰筑宾,与足太阴会于腹哀、大横,又与足太阴、厥阴会于府舍、期门,与任脉会于天突、廉泉。"李时珍《奇经八脉》认为"阳维起于诸阳之会,其脉发于足太阳金门穴,在足外踝下一寸五分。上外踝七寸会足少阳于阳交,为阳维之郄(在外踝上七寸,斜属二阳之间)。循膝外廉,上髀厌,抵于少腹侧,会足少阳于居髎,循胁,斜上肘上,会手阳明、手足太阳于臂臑,过肩前,与手少阳会于臑会、天髎,却会手足少阳、足阳明于肩井,入肩后,会手太阳、阳跷于臑俞,上循耳后,会手足少阳于风池,上脑空、承灵、正营、目窗、临泣,下额与手足少阳、阳明、五脉会于阳白,循头,入耳,上至本神而止,凡三十二穴。""阴维起于诸阴之交,其脉发于足少阴筑宾穴,为阴维之郄,在内踝上五寸腨肉分中。上循股内廉,上行入腹,会足太阴、厥阴、少阴、阳明于府舍,上会足太阴于大横、腹哀。循胁肋,会足厥阴于期门。上胸膈挟咽,与任脉会于天突、廉泉,上至顶前而终,凡一十四穴。"

由于《黄帝内经》《难经》没有明述阴阳维脉的起止循行分布,古代医家又争执不一,导致今人难从一说。沈雪勇主编的《经络腧穴学》认为阳维三十二穴中,按《甲乙经》应除去居髎、臂臑、臑会,并补入后项的风府、哑门,由此入督脉,不当止于本神;阴维十四穴当包括冲门,否则少二穴,此有天突、廉泉,入任脉,不当至顶前而终。黄竹斋《难经会通》认为"诸阳会"是金门穴,诸阴交"是筑宾穴"。天津中医学院编写的《针灸学讲义》认为诸阳之会是指阳维循于肩背、头项的诸阳部,其所交会的经脉包括手足六阳经及督脉,故称诸阳之会。诸阴之交是指阴维行于胸腹的诸阴部,其所交会的经脉有足三阴及任脉,另与手三阴属于同名经相接,故阴维与手足六阴经、任脉均有联系,故称诸阴之交。李志道据《针灸甲乙经》,认为"诸阳会"是悬钟穴,因为悬钟穴是"足三阳络";"诸阴交"是指"三阴交";阳维起于悬钟穴,阴维起三阴交,正符合阴阳平衡之理。李鼎据《十四经发挥》认为维脉像网络一样联结于各经之间,其循行分布不具有上下循行环周的流注关系,"诸阳会"不是指起于金门穴,而是指头肩部各交会穴;"诸阴交"也不是指三阴交,而是指腹部各交会穴。肖永俭据《易经》《黄帝内经》阴阳升降理论,认为"诸阳会"是指"头部","诸阴交"指"三阴交"。在现行的教材中,大多数认为阳维起于金门穴,阴维起于筑宾穴,如程辛农主编的《中国针灸学》、邱茂良主编的《针灸学》、南京中医学院编的《难经校释》。

"维脉"之所以称为"脉",显然与流通气血的"脉"相关,具有流通气血、"令其无所避"的作用,故《难经》将十二经比作"沟渠",将"维脉"比喻为"深湖",说明维脉在人体内是有方位、大小的,这样才能溢蓄调节十二经气血。考《针灸甲乙经》,"金门"是"阳维所别属也",别者,支别也,这是说"金门"是阳跷脉的支别上的腧穴,而不是起点。"三阳络"不是"三阳会"的同义词,如三焦经之三阳络穴就不是手三阳经交会穴,古代文献也没有关于悬钟穴与阳维脉联系的记载,把"三阳络"之悬钟解释为"诸阳之会",实属不妥。筑宾穴是足少阴肾经与阴维之交会穴,为阴维郄穴,但不是足部三阴经交会穴,把其作为"诸阴之交",亦有不妥。

"诸"者,多也,众也。《孟子·梁惠王下》曰:"诸大夫皆谓贤"。"会者",除交会、会合之义外,尚有"聚会""集合""和"等义,《尚书·禹贡》曰:"浥沮会同"。"交"者,除交叉、接触之义外,尚有"并""夕""一起"之义,陈亮《甲辰与朱元晦书》云:"风雨云雷,交发而并至"。可见,"诸阳会"是指诸阳"积"之处,"诸阴交"是指众阴"并"之处,而不是指交会之处。《素问》指出:"积阳为天,积阴为地。""阳者,其精降于下……阴者,其精奉于上……此地理之常,生化之道"。人道本乎天道,头象天,为"阳"所"积"之处;足象地,为"阴"所"并"之处。因此,"起于诸阳会"是指起于头,不是指起于诸阳经之交会处;"起于诸阴交"是指起于足,不是起于诸阴经交会之所。

2. 阳维脉的循行分布 阳维脉有血脉和经络之分,现根据文献订正。

（1）血脉

主干:起于心系,出缺盆分为两支。一支上人迎出风池,上头循面,入耳后。一支循肩与手足少阳、阳明脉会,过肩后循胁肋后外廉,抵少腹外侧,历髀厌,循股膝外廉,过腨肉分中下足外踝,绕外踝与足太阳脉会。

别脉:在上者起于耳,出风池下项,循肩与督血脉交会,入贯心系。在下者起于足外侧,循下肢外侧上行,循腰际、胁肋后外廉上行,至肩与督血脉交会,入贯心系。

（2）经络

主干:起于脑,下出风池,与足少阳经会,下项入肩,与手足少阳经、阳明经会于肩井,入肩后会足少阳经于天髎,过肩后,循胁肋后外廉,会于少阳经于腰俞,抵少腹外侧,历髀厌,循股膝外廉,过腨肉分中,与足少阳经交于阳交,下足外踝,绕外踝与足太阳经会于金门。

经别:起于脑,出额,与手足少阳、阳明会于阳白,上循头,经临泣、目窗、正营、承灵、脑空、风池,与主干合,与督脉会于风府、哑门,入络督脉。

络脉：起于金门，入足中，与阴维、足三阴经会。

经筋：起于足外侧，结于外踝，循下肢外侧上行结于膝外侧，上行聚于臀结于骶，循腰际散于腰，循胁肋后外廉结于胁，循肩后上项外侧，结于枕骨，散于头面。

皮部：主要与手足诸阳经的皮部重叠，在头颈部主要为后正中线至耳后的皮肤，在躯干主要为脊至腋中线的皮肤，在下肢主要为下肢外侧皮肤。

3. 阴维脉的循行分布　阴维脉有血脉和经络之分，现根据文献订正。

（1）血脉

主干：起于心系，分为两支。一支循喉咙挟咽上行，与任血脉会，循面上至顶。一支循胁肋过膈，分别与足厥阴血脉、足太阴脉会，入少腹，循股内廉，在内踝上五寸腨肉分中与足少阴血脉会，入足内踝下。

别脉：在上者起于廉泉，循面，挟咽循喉咙，与任血脉会，入胸贯心系。在下者起于足，循下肢内侧上行，入腹过膈，入胸贯心系。

（2）经络

主干：起于足内踝下，在内踝上五寸腨肉分中与足少阴经会于筑宾，上循股内廉，上入少腹，会足太阴经于冲门、府舍，会足太阴经于大横、腹哀，循胁肋，会足厥阴经于期门，上胸膈，循喉咙，与任脉会于天突、廉泉，上至顶。

经别：起于天突，上行入脑。

络脉：起于廉泉，上循面，与阳维交会。

经筋：起于足内侧，结于内踝，循下肢内侧上行结于膝内侧，循阴股聚于阴器，循腹外侧散于腹，循胁肋内廉结于胁，循胸结于肩前，上项内侧结于上颌，散于头面。

皮部：主要与手足诸阴经的皮部重叠，在头颈部主要为前正中线至耳前的皮肤，在躯干主要为腋中线至前正中线的皮肤，在下肢主要为内侧皮肤。

二、腧穴

《黄帝内经》没有明述维脉的腧穴，后世医家予以了补充，《奇经八脉考》载阳维22穴，阴维14穴，主要是与其他经脉的交会穴，有些前已述，不再重述。

1. 阳维脉腧穴

阳白　足少阳、阳维脉交会穴

【定位】在前额部，当瞳孔直上、眉上1寸处。

【主治】头痛，眩晕，视物模糊，目痛，眼睑下垂，面瘫。

【操作】平刺0.3~0.5寸。

头临泣　足少阳、太阳与阳维脉交会穴

【定位】在瞳孔直上入前发际0.5寸之神庭与头维连线的中点处。

【主治】头痛,头眩,流泪,鼻塞,鼻渊,小儿惊风,癫痫。

【操作】平刺0.3~0.5寸。

本神 足少阳、阳维脉交会穴。

【定位】在头部前发际上0.5寸、神庭旁开3寸,神庭与头维连线的内2/3与外1/3的交点处。

【主治】头痛,眩晕,目赤肿痛,癫痫、小儿惊风,中风昏迷。

【操作】平刺0.3~0.5寸。

目窗 足少阳、阳维脉交会穴

【定位】在头部前发际上1.5寸,头正中线旁开2.25寸处。

【主治】目赤肿痛,青盲,视物模糊,鼻塞,头痛,眩晕,小儿惊痫。

【操作】平刺0.3~0.5寸。

正营 足少阳、阳维脉交会穴

【定位】在头部前发际上2.5寸,头正中线旁开2.25寸处。

【主治】头痛,眩晕,项强,齿痛,唇吻急强。

【操作】平刺0.3~0.5寸。

承灵 足少阳、阳维脉交会穴

【定位】在头部前发际上4寸,头正中线旁开2.25寸处。

【主治】头痛,眩晕,目痛,鼻塞,鼻衄。

【操作】平刺0.3~0.5寸。

脑空 足少阳、阳维脉交会穴

【定位】在枕骨外隆凸的上缘外侧,头正中线旁开2.25寸处,平脑户。

【主治】头痛,目眩,颈项强痛,癫狂痫,惊悸。

【操作】平刺0.3~0.5寸。

风池 足少阳、阳维脉交会穴

【定位】在枕骨之下和风府相平的胸锁乳突肌与斜方肌上端之间的凹陷处。

【主治】头痛,眩晕,失眠,癫痫,中风,目痛,视物不明,鼻塞,鼻渊,耳鸣,咽喉肿痛,伤风,热病,颈项强痛。

【操作】朝鼻尖方向斜刺0.8~1.2寸。

肩井 手足少阳、足阳明与阳维脉交会穴

【定位】在肩部之大椎与肩峰端连线的中点处。

【主治】头项肩背痛,眩晕,瘰疬,乳痈,乳少、难产、胞衣不下。

【操作】平刺0.3~0.5寸,切忌深刺、捣刺、孕妇禁用。

头维 足阳明、少阳、阳维交会穴

【定位】在额角发际上0.5寸,头正中线旁4.5寸处。

【主治】头痛,眩晕,目痛,迎风流泪,眼睑瞤动,脱发。

【操作】向后平刺0.5~0.8寸，或横刺透率谷。

阳交 阳维脉郄穴

【定位】在外踝尖上7寸之腓骨后缘处。

【主治】胸胁胀满，下肢痿痹，癫狂。

【操作】直刺1~1.5寸。

金门 足太阳郄穴，足太阳、阳维交会穴

【定位】在外踝前缘直下之骰骨下缘处。

【主治】头痛，癫痫，小儿惊风，腰痛，下肢痹痛，外踝肿痛。

【操作】直刺0.3~0.5寸。

2. 阴维脉腧穴

筑宾 阴维郄穴，阴维、足少阴经交会穴

【定位】小腿内侧，当太溪与阴谷穴的连线上，太溪上5寸，腓肠肌肌腹的内下方。

【主治】癫狂，呕吐，疝气，小腿疼痛。

【操作】直刺1.0~1.5寸。

冲门 足太阳、足厥阴经、阴维脉交会穴

【定位】腹股沟外侧，距耻骨联合上缘中点3.5寸，髂外脉搏动处的外侧。

【主治】腹痛，疝气，女子崩漏、带下。

【操作】直刺0.5~1.0寸。

府舍 足太阳、厥阴、阴维脉交会穴

【定位】在脐中下4寸，冲门上方0.7寸之距前正中线4寸处。

【主治】腹痛，疝气，积聚。

【操作】直刺1.0~1.5寸。

大横 足太阴、阴维脉交会穴

【定位】在脐中下4寸处。

【主治】泄泻，便秘，腹痛。

【操作】直刺1.0~1.5寸。

腹哀 足太阴、阴维脉交会穴

【定位】在脐上3寸，距前正中线旁开4寸。

【主治】腹痛，便秘，泄泻，消化不良。

【操作】直刺1.0~1.5寸。

期门 肝募穴，足厥阴、太阳与阴维脉交会穴

【定位】在胸部，当乳头直下，第六肋间隙，前正中线旁开4寸。

【主治】胸胁胀痛，腹胀，呃逆，吐酸，乳痛，郁闷。

【操作】斜刺0.5~0.8寸。

三、生理功能

1. 协调阴阳,沟通表里 阴维、阳维纵行于身之两侧,串于阴、阳经脉之间。阳维从头至足,与诸阳经交会,又交会于督脉,尤其是与足太阳经脉、少阳经脉更是多次交会。《奇经八脉考》云:"阳维之脉与手足三阳相维,而足太阳、少阳则始终相联附者。"阴维从足至头,与诸阴经交会,又交会任脉。阳维输布脑中元阳之气于诸阳经脉,阴维转输元阴之气于诸阴经脉。阳主表,阴主里,上为阳,下为阴,阴阳维脉相互协作,沟通表里上下,使诸阴经脉、诸阳经脉协调发挥作用,以达到阴阳"自相维"。《奇经八脉考》将维脉列于八脉之首,认为"阳维脉主一身之表,阴维主一身之里,以乾坤言也",强调了维脉协调阴阳、沟通表里的作用。沈金鳌《杂病源流犀烛》云:"二维者,维持、维系之义。人身阳脉统于督,阴脉统于任矣,而诸阳诸阴之散见而会。又有所必维系而持之,故有阴维以维于诸阴,阳维以维于诸阳。然而能为维者,必从阴阳之根柢,具盛气之发而后能维。阳维从少阴至太阳,发足太阳之金门,而与手足少阳、阳明、五脉会于阳白。阴维从少阴斜至厥阴,发足少阴之筑宾,至顶前而终。少阴少阳,为阴阳根柢之气。维于阳者,必从少阴以起之,是阴为阳根也。维于阴者,必从少阳而起之,是阳为阴致也。故二脉又为营气之纲领焉。"

2. 溢蓄气血,调谐营卫 维脉联络诸阴阳经脉,又交会于任脉、督脉,为诸经脉之绳,其于气血的作用,《难经》设喻曰:"阳维、阴维者,维络于身,溢蓄不能环流灌溉诸经者也,故阳维起于诸阳会也,阴维起于诸阴交也。比于圣人图设沟渠,沟渠满溢,流于深湖,故圣人不能拘通也。而人脉隆盛,入于八脉。"沟渠乃水流通的河道,深湖有蓄水和调节水位的作用,沟渠水涨则水流入于深湖,沟渠水落则深湖倒放水于沟渠。把十二经脉喻为沟渠,维脉喻为深湖,强调了维脉对诸经脉气血有蓄溢调节作用。

营为阴,主里;卫为阳,主表。维脉能协调阴阳,沟通表里,溢蓄调节气血,自然对营卫有调谐作用。《脉经》指出:"阳维为卫""阴维为营"。《奇经八脉考》引语说:"阴阳相维则营卫和谐矣。"阳维主卫而卫于表,故其病则"苦寒热";阴维主营而营于里,故其病则"苦心痛"。

3. 参与神识和肢体运动 《素问》云:"四肢者,诸阳之本""阳盛则四肢实,实则能登也"。《灵枢》曰:"血者,神气也"。阳主动,阴主静,阴阳气血是神识情志活动和肢体运动的物质基础,阳维脉起于脑而止于足,阴维脉起于足而上入于脑,维脉能协调阴阳、溢蓄调节气血,因此,对维持脑的功能和肢体运动具有积极意义。维脉失调,不能自相维持,则神识活动和运动失常《难经》说:"不能自相维则怅然失志,溶溶不能自收持。"《脉经》云:"从少阴斜至太阳,是阳维也,动,苦肌肉痹痒。从少阴斜至太阳,是阳维也,动,苦颠,僵仆羊鸣,手足相引,甚者失音,不能言,癫疾……从少阳斜至厥阴,是阴维也,动,苦癫痫,僵仆羊鸣。从少阳斜至厥阴,是阴维也,动,苦僵仆,失音,肌肉淫,痒痹,汗出恶风。"《临证指南医案》曰:"右后肋痛连腰胯,发必恶寒逆冷,暖护良久乃温,此脉络中气血不行,遂至凝塞为痛,乃脉络之痹症,从阳维阴维论病。"

第八节　奇经与藏腑经脉的关系

一、奇经的根结标本

《广雅》云:"根,始也""结,终也"。《说文》:"木下曰本";标,"木杪末也";本即树根部分,标即树梢部分。古人援物类比,建立起经脉的根、结、标、本理论。经脉的"根""结"分别指经脉之气的起始和归结部位,马蒔注《灵枢》云:"脉气所起为根,所归为结"。经脉的"本""标"分别指经脉之气集中和弥散的部分,"本"指经气集中的本源部位,在四肢;"标"指经气弥漫散布的部位,在头面与背部。根、结、标、本反映了经脉之气的活动特点,强调了经气上下内外的升降出入活动。

《灵枢》云:"太阳根于至阴,结于命门; 命门者,目也。阳明根于厉兑,结于颡大; 颡大者,钳耳也。少阳根于窍阴,结于窗笼; 窗笼者,耳中也。""太阴根于隐白,结于太仓。少阴根于涌泉,结于廉泉。厥阴根于大敦,结于玉英,络于膻中。""足太阳根于至阴,溜于京骨,注于昆仑,入于天柱、飞扬也。足少阳根于窍阴,溜于丘墟,注于阳辅,入于天容、光明也。足阳明根于厉兑,溜于冲阳,注于下陵,入于人迎,丰隆也。手太阳根于少泽,溜于阳谷,注于小海,入于天窗,支正也。手少阳根于关冲,溜于阳池,注于支沟,入于天牖、外关也。手阳明根于商阳,溜于合谷,注于阳溪,入于扶突、偏历也。此所谓十二经者,盛络皆当取之。"(《根结》)。"足太阳之本,在跟以上五寸中,标在两络命门。命门者,目也。足少阳之本,在窍阴之间,标在窗笼之前。窗笼者,耳也。足少阴之本,在内踝下上三寸中,标在背腧与舌下两脉也。足厥阴之本,在行间上五寸所,标在背腧也。足阳明之本,在厉兑,标在人迎,颊挟颃颡也。足太阴之本,在中封前上四寸之中,标在背腧与舌本也。手太阳之本,在外踝之后,标在命门之上一寸也。手少阳之本,在小指次指之间上二寸,标在耳后上角下外眦也。手阳明之本,在肘骨中,上至别阳,标在颜下合钳上也。手太阴之本,在寸口之中,标在腋内动也。手少阴之本,在锐骨之端,标在背腧也。手心主之本,在掌后两筋之间二寸中,标在腋下下三寸也"(《卫气》)。可见,经脉的根结标本与腧穴没有本质区别。

《黄帝内经》没有论述奇经的根、结、本、标,因此,在重构中医药学理论体系时,应当按照中医理论构建规律和穴在经脉的理论,对奇经的根、结、本、标及腧穴进行补充完善。《十四经发挥》云:"人之气血,常行于十二经脉,其诸经满溢则流入奇经焉。"《洄溪脉学》曰:"奇经为诸经之别贯,经经自为起止。"奇经既然对十二经气血具有蓄溢、调节作用,因此,按经脉理论,奇经亦有根、结、标、本。奇经的"根"是指奇经脉气的起始之处,"结"是奇经脉气的结聚之处,"本"指奇经脉气集中的部位,"标"指奇经脉气弥漫散布的部位。根据经脉"内属于藏腑,外络于肢节"与"外有源泉而内有所禀"的理论,督脉的根与本在头部,对应的穴为百会;标与结在尾部,对应的穴为长强。任脉的根与本在会阴部,对应的穴为会阴;标与结在头部,对应的穴为廉泉。冲脉的根与本在腹部,对应的穴为气冲;标与结在颈与足,对应的穴为下巨虚、大杼。带脉的根与本在脊,对应的穴为命门;标与结在腹,对应的穴为章门。阴维、阴跷的根与本在足部,阴跷对应的穴为仆参,阴维对应的穴为筑宾;阴维、阴跷的标与结在头部,阴维对应的穴为头维,阴跷对应的穴为睛明。阳跷、阳维的根与本在头,阳跷对应的穴为睛明,阳维对应的穴为头临泣;阳跷、阳维的标与结在足,阳跷对应的穴为照海,阳维相对应的穴为金门。

二、奇经生理作用

奇经对藏腑阴阳十二经脉有沟通整合、调节作用。

1. 沟通整合经络 《难经》称阴阳跷脉为"阴络""阳络",说明奇经具有联络作用。奇经上下内外循行,出表入里,阴跷、阳跷分别联系多条阴经和阳经;阴维起于诸阴交,阳维起于诸阳会,分别联络各阴经、阳经;带脉横行腰腹,与过腰腹诸纵行经络交会;冲脉起于少腹至胸中而散,通行十二经。跷脉、维脉、带脉、冲脉又会于任脉、督脉,任脉与诸阴经交会,督脉与诸阳经交会,督脉、任脉又上下交会。如此,奇经八脉把诸经脉联系在一起,不仅起到了沟通联系作用,而且起到了分类整合作用,使全身经络系统形成一个网络结构,使诸藏腑、肢节、官窍、经脉构成一个不可分割的有机整体。

2. 蓄溢调节气血 古人认为江河是水流行的沟渠,深湖可以蓄集水和调节江河水位,江河水涨时则水由江河流入湖泽,湖泽水满则溢于江河。《难经》援物类比,认为藏腑阴阳十二经脉与奇经八脉的关系是"沟渠"与"深湖"的关系,能蓄溢调节十二经气血,说:"沟渠满溢,流于深湖……而人脉隆盛,入于八脉而不环周"(《难经·二十八难》)。

奇经八脉对十二经气血的蓄溢、调节作用,主要体现在"气街""四海"上。《说文解字》曰:"街,四通道也。""海",《说文》:"天池也,以纳百川者"。古人援物类比,把气血交会贯通之所称为气街,把人体气血营卫产生、分化和汇聚过程中的最重要的四个部位称为"四海"。《灵枢·动输》云:"四街者,气之径路也"。《灵枢·卫气》云:"胸气有街,腹气有街,头气有街,胫气有街。故气在头者,止之于脑;气在胸者,止之膺与背俞;气在腹者,止之背俞与冲脉于脐左右之动脉者;气在胫者,止之气街,与承山踝上以下"。四海各有输注的腧穴,与气街具有一致性。《灵枢·海论》云:"胃者水谷之海,其输上在气街(气冲穴),下至三里。冲脉者,为十二经之海,其输上在于大杼,下出于巨虚之上下廉。膻中者,为气之海,其输上在于柱骨之上下,前在于人迎。脑为髓之海,其输上在于盖,下在风府。"

四海与气街反映了经络气血的横向联系与汇通,与经络的根、结、本、标相关。头、胸、腹是经络的"标"与"结"和足三阴、三阳经的"根"与"本"所在处。脑是藏腑阴阳十二经脉和督、任、冲、阴跷、阳跷、阴维、阳维七奇经汇聚之所。胸部之气街分布于胸膺藏腑与背部腧穴之间,是膈以上藏腑与背部之间的内外通路,冲脉至胸中而散,督脉上贯心,膻中为任脉经穴。腹之气街分布于腹部藏腑与背腰部腧穴、脐旁冲脉之间,是膈以下各藏腑与背部之间的内外通路,冲、任、督、带循行腹、腰,背腧穴是藏腑之气输注于背腰部的腧穴,虽然位于背部足太阳膀胱经的第一侧线上,但此侧线与督脉的分支循行分布相重合,《灵枢·经脉》云:"督脉之别……别走太阳"。募穴是藏腑之气结聚于胸腹部的腧穴,心包、心、胃、三焦、小肠、膀胱的募穴在任脉经上,而其他藏腑募穴大多又是奇经的交会穴。胫之气街分布于气冲、承山穴及踝部上下之间,气冲穴是冲脉的腧穴,跷脉、维脉均分布于踝部。可见,"气街""四海"分布在奇经八脉上,这是奇经对蓄溢调节藏腑经络气血的物质基础。

三、八脉交会穴

八脉交会穴是指肘膝以下十二正经的脉气与奇经八脉相通的八个腧穴。

1. **文献考证** 交会穴是指两条经脉之主干或络脉之气血相互贯通处的腧穴。《黄帝内经》描述了各经脉交会的交会情况。元·窦汉卿《针经指南》总结前人论述,提出了"八脉交会穴",认为八穴共主治二百一十三症,临床应用当"主客"配伍,"公孙二穴……合内关穴。""临泣二穴……亦合于外关。""後溪二穴,合申脉。""照海二穴,合列缺。"《标幽赋》曰:"八脉始终连八会,本是纪纲。""阳跷、阳维并督带,主肩背腰腿在表之病;阴跷、阴维、任、冲脉,去心腹胁肋在里之凝""阴跷、阳维而下胎衣""照海治喉中之闭塞""脾冷胃疼,泻公孙而愈。胸满腹痛刺内关""头风头痛,刺申脉与金门"。《百症赋》云:"建里内关,扫尽胸中苦闷。"八穴在四肢肘膝以下,是藏腑阴阳十二经的五输穴和络穴,经气在此从一经脉流注另一经脉,故又称"流注八穴"。八穴为藏腑阴阳十二经或络脉交会、经气相互贯通之所,故又称"交经八穴"。

窦氏之后,明·徐凤撰《针灸大全》阐述了八穴与八脉的交通、会合关系,说："公孙冲脉胃心胸,内关阴维下总同,临泣胆经连带脉,阳维目锐外关逢,后溪督脉内眦项,申脉阳跷络亦通,列缺任脉行肺系,阴跷照海膈喉咙"。并将八穴主治症扩大到二百三十四症,涉及内外、妇、儿、皮肤、骨伤、五官诸科。徐氏还首次介绍了八穴配八卦的灵龟八法和飞腾八法。灵龟八法,又称"奇经纳卦法",它是运用《易经》的九宫八卦学说,结合奇经八脉气血的会合,取其与奇经相通的八个经穴,按照日时天干地支的推演数字变化,采用相加、相除的方法而按时取穴的一种针刺方法。飞腾八法与灵龟八法略有不同,是以八脉与日、时的天干相配合而按时取穴的一种针刺方法。《针灸大成》将八穴的功能主治作了系统归纳,以"西江月"词牌形式进行论述,如云:"九种心疼延闷,结胸翻胃难停,酒食积聚胃肠鸣,水食气疾膈病。脐痛腹疼胁胀,肠风疟疾心疼,胎衣不下血迷心,泄泻公孙立应。"

2. 八穴通八脉的物质基础　列缺为手太阴肺经脉的络穴。手太阴肺经脉起于中焦,下络大肠,还循胃口,上膈属肺,从肺系横出腋下,循行于上臂前缘;手太阴经别"入走肺,散之大肠,上入缺盆,循喉咙复合阳明"(《灵枢·经别》)。任脉循腹里,至咽喉,其络脉散于腹。肺系指气管、喉咙等,可见,胃、咽喉、腹是任脉、手太阴肺经脉及其经别、络脉共同循行分布之处,二脉及其经别、络脉在此相联系交会,故列缺通手太阴肺经脉与任脉。

内关为手厥心包经脉的络穴。手厥阴心包经脉起于胸中,属心包,络三焦,其分支循胸胁、臑内,其络脉系心包、络心系(《灵枢·经脉》);其经别"下渊腋三寸,入胸中,别属三焦,出循喉咙,出耳后,合少阳完骨之下"(《灵枢·经别》)。阴维脉入腹,循胸胁,上膈挟咽,与任脉会于天突。胸胁、腹、咽喉是两经脉共同循行分布之处,细络当在此交会,故内关通手厥阴心包经与阴维脉。

外关为手少阳三焦经脉的络穴。手少阳三焦经脉"起于小指次指之端,上出两指之间,循手表腕,出臂外两骨之间,上贯肘,循臑外,上肩,而交出足少阳之后,入缺盆,布膻中,散落心包,下膈,循属三焦;其支者,从膻中上出缺盆,上项,系耳后,直上出耳上角,以屈下颊至𪘁;其支者,从耳后入耳中,出走耳前,过客主人前,交颊,至目锐眦。""手少阳之别,名曰外关。去腕二寸,外绕臂,注胸中,合心主"(《灵枢·经脉》);"手少阳之正,指天,别于巅,入缺盆,下走三焦,散于胸中也"(《灵枢·经别》),络脉绕臂而注胸中,必然要过肩部。阳维脉循头面、过肩,与手少阳交会。可见,肩、头面、项是阳维与手少阳及其支、别、络脉交会之处,故外关通手少阳经脉与阳维脉。

后溪为手太阳小肠经脉的输穴。手太阳经脉起于手小指之端而上行,"出合谷两骨之间,上入两筋之中,循臂上廉,入肘外廉,上臑外前廉,上肩";其支者"从缺盆上颈,上颊,贯颊,入下齿中,还出挟口,交人中,左之右,右之左,上挟鼻孔";"其别者,上走肘,络肩髃"(《灵枢·经脉》)。督脉循行于身后背正中,颈、脑、额、鼻柱、两目均是其循行分布之处。可见,颈、脑、额、鼻柱、目是督脉与手太阳之细络交会之所,故后溪通手太阳经脉与督脉。

足临泣为足少阳胆经脉的输穴。带脉横行于腰腹而过季肋,与足少阳胆经脉在腹部交会于带脉、五枢、维道等穴处,足少阳之经别"绕髀……别者入季肋之间"(《灵枢·经别》)。故足临泣通足少阳胆经脉与带脉。

公孙为足太阴脾经脉的络穴。足太阴经脉起于足大趾之端,上行入腹,属脾络胃,上膈挟咽,连舌本,散舌下;其支者"上膈,注心中";其"大络""布胸胁"(《灵枢·经脉》);"足阳明之正,上至髀,入于腹里属胃,散之脾,上通于心,上循咽出于口……还系目系,合于阳明也。足太阴之正,上至髀,合于阳明,与别俱行,上结于咽,贯舌中,此为三合也"(《灵枢·经别》)。冲脉主干至胸中;其分支从胸中上行,会咽喉,络唇口;又一分支入大趾间。可见,胸、腹、咽、大趾是冲脉与足太阴脉细络交会之所,故公孙通过足太阴经脉与冲脉。

申脉为足太阳经脉的输穴,足太阳经脉与阳跷脉循行分布基本一致,阳跷本为"足太阳之别脉"。故申脉通足太阳之别与阳跷脉,为两经交会穴。

照海乃足少阴肾经脉的输穴,阴跷本为"少阴之别"(《灵枢·脉度》),故照海通足少阴经脉与阴跷脉,为两经交会穴。

3. 八脉交会穴

列缺　手太阴肺经络穴,通任脉

【定位】前臂的桡骨茎突上方,腕横纹上1.5寸处,当肱桡肌与拇长展肌腱之间。

【络脉】从列缺沿肺经上行,经肩前至中府、云门,入缺盆与任脉交会,下过胸沿任脉下行,至胃,下入胞中。

【主治】头痛,项强,咳嗽,气喘,咽喉肿痛,口喎,齿痛。

【操作】向上斜刺0.3~0.5寸。

内关　手厥阴心包经络穴,通阴维脉

【定位】掌侧曲泽与大陵的连线上,腕横纹上2寸,当掌长肌腱与桡侧腕屈肌腱之间。

【络脉】起于内关,沿心包经上行至腋前,与肺经交会于中府、云门,入缺盆,上咽喉与阳维脉交会,其分支上人迎至颊,至耳前上曰至头维,至头顶与阴维脉会。

【主治】胸闷心痛,心悸,眩晕,癫痫,失眠,头痛,胃痛,呕逆,臂痛。

【操作】直刺0.5~1.0寸。

外关　手少阳三焦经络穴,通阳维脉

【定位】前臂背侧阳池与肘尖的连线上,腕背横纹上2寸,尺桡骨之间。

【络脉】起于外关,沿三焦经上行,与阳维交会于天髎、肩井,上项与阳维

交会于风池。

【主治】热病,头痛,目赤肿痛,耳鸣,耳聋,胸胁痛,上肢痿痹。

【操作】直刺0.5~1.0寸。

后溪 手太阳小肠经输穴,通督脉

【定位】手掌尺侧,微握拳,当第五掌指关节后的远侧掌横纹头赤白肉际。

【络脉】起于后溪,沿小肠经上行,出肩部,绕肩胛与督脉交于大椎穴后,沿督脉和夹脊下行至腰部,与督脉交会。

【操作】直刺0.5~0.8寸,或向合谷方向透刺。

足临泣 足少阳胆经输穴,通带脉

【定位】足背外侧第四跖趾关节的后方,小趾伸肌腱的外侧凹陷处。

【络脉】起于足临泣,沿足少阳经上行,循腹,交带脉于季肋。

【主治】头痛,目痛,目眩,乳痈,月经不调,胁痛,足痛,瘰疬,疟疾。

【操作】直刺0.3~0.5寸。

公孙 足太阴脾经络穴,通冲脉

【定位】足内侧缘第一跖骨基底的前下方。

【络脉】起于公孙,沿足太阴经上行,至大腿前侧与足阳明经并行,入腹中与冲脉交会,上膈,贯心,与冲脉交会。

【主治】胃痛,呕吐,腹胀,腹痛,泄泻,痢疾,心痛,胸闷。

【操作】直刺0.5~1.0寸。

申脉 足太阳经腧穴,通阳跷脉

【定位】外踝直下的凹陷中。

【络脉】起于申脉,贯通阳跷,沿足太阳上行,过腰脊,上项入脑,与阳跷交会于目、风池。

【主治】头痛,眩晕,失眠,嗜卧,癫病,目痛,睑下垂,腰腿痛,项强。

【操作】直刺0.3~0.5寸。

照海 足少阴经输穴,通阴跷

【定位】足内踝尖下方凹陷处。

【络脉】起于照海,贯通阴跷,沿足少阴上行循腹过胸,上缺盆,于咽喉与阴跷交会。

【主治】月经不调,带下,阴挺,尿频,癃闭,咽痛,目痛,痫证,失眠。

【操作】直刺0.5~0.8寸。

四、奇经属络

"属"即归宿、隶属、联结,"络"即联结、网络。《素问·阴阳应象大论》云:"上古人圣人,论理人形,列别藏府,端络经脉,会通六合,各从其经。气穴所发,各有处名。溪谷属骨,皆有所起。分布逆从,各有条理。四时阴阳,尽有经纪。外内之应,皆有表里。"古人发现藏腑器官组织与经脉紧密联系,在整体系统观的指导性,认为"外有源而内有所禀",建立了经脉"内属于藏腑,外络于肢节"的属络理论。

长沙马王堆汉墓出土的早于《黄帝内经》的《足臂十一脉灸经》《阴阳十一脉灸经》没有"属络"论述,即使偶尔论及经络与藏腑的关系,也没有像《灵枢·经脉》那样有严格的"属络"概念。《阴阳十一脉灸经》认为"太阴脉是胃脉",而不是脾脉。《素问·三部九候论》认为手阳明脉候胸中之气而不候大肠之气,《素问·脉解》认为"阳明络属心"。《灵枢·本输》认为"肾合膀胱,膀胱者津液之腑也。少阳属肾,肾上连肺,故将两脏。三焦者,中渎之腑也,水道出焉,属膀胱,是孤之腑也,是六腑之所与合者。""六腑皆出足之三阳,上合于手者也",并立一足三焦脉作为足太阳之别。因此,经脉的"属络"理论是逐步形成的。

经脉首尾相接、内外相连、上下相贯,因此,经络的划分和属络是相对的,体现了节段性特征。属络关系反映了藏腑组织之间的某些共同特征,如肺主肃降而呼吸清浊,大肠以降为用而传导糟粕,两者在生理上具有相同特征,故认为手太阴经脉属肺络大肠,手阳明经脉属大肠络肺。

《黄帝内经》只论述了藏腑十二阴阳经脉的属络,没有详论奇经的属络。按照经脉属络理论,奇经八脉既然能在更高更深层次上对藏腑十二经脉气血及功能活动起调节控制作用,不仅在于它与手足阴阳十二经脉相交会,而且更在于它与某些有特殊作用的藏腑组织存在属络关系,如《素问·骨空论》指出:督脉"入络脑""入循膂,络肾"。因此,在重构奇经理论时,应当补充奇经的属络。

1. **督、任脉的属络** "头为诸阳之会",脑为髓海、气海,藏元神,"十二经脉,三百六十五络,其血气皆上于面而走空窍"(《灵枢·邪气藏府病形》),"髓海有余,则轻劲多力,自过其度;髓海不足,则脑转耳鸣,胫酸眩冒,目无所见,懈怠安卧"(《灵枢·海论》)。督脉为阳脉之总督,起于脑,其分支起于目内眦,上额交巅上,入络脑;其络脉上额入脑。任脉为阴经之总任,上行入脑,能调节藏腑气机,总任精血上汇于脑。督脉为病,"实则脊强反折,虚则头重高摇之"(《灵枢·经脉》),"其女子不孕"(《素问·骨空论》),"腰背强痛,不得俯仰,大人癫病,小儿风痫"(《脉经》)。

任脉起于胞中,胞在女子即女子胞,在男子则为精室。"任脉为病,男子内结七疝,女子带下瘕聚"(《素问·骨空论》)。督脉沿阳位脊中下行,在女子"入系廷孔……其络循阴器",过胞中;在"男子循茎下至篡,与女子等"(《素问·骨空论》)。阴器即生殖之器,茎即阴茎,"与女子等"即指入系廷孔、络循阴器、过精室。胞是生身之所,脑为身之主,对生命均具重要作用。

总之,任、督脉一阴一阳、一前一后,上下相互交接,构成了阴阳交会配对关系,共同联系脑、胞(精室)。《奇经八脉考》云:"任、督二脉,人身之子午也。乃丹家阳火阴符升降之道,坎水离火交媾之乡。"故按经脉属络理论,督脉属脑而络女子胞、男子精室,任脉属女子胞、男子精室而络脑。

2. **冲、带脉的属络** 冲脉起于少腹肾下,其起始位置与两肾之间的命门相符。冲脉又过胞中,上行支至膻中而络于胸中,膻中包括心包络,程知认为包络即命门。冲脉上行入"出于顽颡",顽颡即咽喉上部和后鼻道处,此是张志聪所言"脑心命门"处。冲脉为"为十二经之海";命门"为元气之根,水火之宅,五藏之阴气非此不能滋,五藏之阳气非此不能发"(《景岳全书》)。命门之气与肾相通,冲脉"其下者,注少阴之大络"而与肾通。《难经》谓"生气之源""十二经之根本"是肾间动气,冲脉之"冲"含冲动之义,故"揣之应手而动"。冲脉"上自头,下自足,后自背,前自腹,内自溪分,外自表里,无所不涉"(《类经》),与脉的分布基本一致。冲脉为十二经脉之海、血海,冲脉的生理功能包括了脉的某些生理现象。故冲脉的盈亏和女子月经相关,冲脉为病"上抢心""月经不调"。

"带"有"脐带"之义。脐,古称命蒂,道家称为"玄牝之门""命门"。人出生之前借脐带从母体内汲取先天精气,降生之始,截断脐带时有血外流,说明带脉与血脉相连。脐与命门基本上是在同一水平位置上,腹内有血脉且搏动,此脉即"冲脉"。可见,脐带与冲脉相连。《灵枢·经别》说:"足少阴之正,至腘中,别走太阳而合,上至肾,当十四椎出属带脉。"《素问·痿论》曰:"冲脉者,经脉之海也,主渗灌溪谷,与阳明合于宗筋,阴阳总宗筋之会,会于气街,而阳明为之长,皆属于带脉,而络于督脉。"十四椎是命门穴之所,气街为冲脉、阳明经交会之气冲穴。宗筋,王冰注"谓阴髦中横骨上下之竖筋也。上络胸腹,下贯髋尻,又经于背腹上头顶,故云宗筋主束骨而利机关""宗筋侠下合于横骨,阳明辅其外,冲脉居其中,故云会于气街而阳明为之长。"故带脉为病,"腹腰脊痛冲阴股""足痿不用""痛引命门"。

总之,冲脉、带脉与命门、血脉、脐相连,上下内外前后循行,冲脉为藏腑十二经脉之要冲,带脉为藏腑十二经脉之根和约束,二脉交会相连,共同对五藏六腑十二经脉功能起调节控制作用。因此,按经脉属络理论,冲脉属命门而络于脉,带脉属脉而络于命门。

3. **跷、维脉的属络** 跷脉、维脉循行分布人身之上下内外两侧,或从头到足,或从足到头,互相交会。滑寿注《难经》云:"阳维脉与督脉交会于风府、哑门""阴维之郄筑宾"。督脉行于脊中,脊为脊髓,会有交会、联络之义。王冰注《素问》云:"足外踝上绝骨之端,如后同身寸之二分筋肉分间,阳维脉气所发"。《难经·四十二难》云:"髓会绝骨",髓藏于骨中,绝骨有"骨尽于此"之义,脉气所发即"脉气之所生"。可见,维脉与脊髓相连,故《素问·刺腰痛》云:"阳维之脉令人腰痛"。筑宾,《针灸穴名解》云:"古宾与膑通,人当腿部努力时则本穴坚强坟起,如有所筑者,筑,杵也,杵之使,坚实也……本穴接近漏谷,漏谷与胫骨之漏血孔有关"。人体坚实者是骨骼也。漏谷,《医宗金鉴》谓:"在夹骨隙中",故喻之为谷。又以胫骨有漏血孔,与本穴遥相关通,故名之为"漏谷"。《古法新解会元针灸学》认为漏谷是太阴络者,附骨帮筋交经髓之细络。可见,维脉从筑宾经漏谷与胫骨的骨髓相通。

《黄帝内经》曰:"跻脉者,少阴之别,起于然骨之后。"《说文》:"跻,举足小高也。"《针灸甲乙经》云:"申脉为阳跻所生","申"与"伸"通,为整束自持之貌,能使人体伸者是骨也,跻脉与骨密切相连,从而起到主运动作用。

总之,跻脉、维脉与骨、髓相连,上下循行,且相互交会,共同协调一身阴阳,参与肢体运动。因此,按照经脉属络理论,维脉属脊髓络骨,跻脉属骨络脊髓。

五、奇经与藏腑

奇经既与藏腑经脉交会,又循行于藏腑,与藏腑关系密切。

1. 奇经与脑 《灵枢·海论》云:"脑为髓之海,其输上在于其盖,下在风府。"督脉属脑,任脉络脑。冲脉"其上者,出于颃颡",浮而外者"会于咽喉,别而络唇口",颃颡相当于鼻咽部,其上为脑髓。阳跻与阴跻交会于目内眦而入脑,阳维于后项与督脉交会于风府、哑门,阴维与任脉会于天突、廉泉,上至顶而终(《奇经八脉考》)。奇经将气血转输于脑,以维持脑的正常生理活动,脑借奇经对全身各部起调控作用。

2. 奇经与女子胞、精室 女子胞、精室与奇经八脉关系密切,尤以冲、任、督、带为最。督脉络女子胞、精室,任脉属女子胞、精室,冲脉过胞中,冲、任皆交会督脉。藏腑经络之气血阴精于女子经冲脉而入于胞宫而化生经血,孕育胎儿;于男子经冲脉入于精室而化生精液,以资生殖。《血证论·崩带》云:"带脉下系于胞宫,中束人身,居身之中央",带脉络于督脉,有约束、统摄经脉气血和固摄胞胎作用,对于维持生殖器的正常功能具有积极作用,带脉病则女子带下、阴挺、滑胎、漏胎,男子滑精遗、遗精、早泄、阳痿。《三家医案合刻》云:"经漏百日,淋带不止,是冲任督带奇经诸脉不能固摄。"

3. 奇经与命门 督脉从"颃颡之窍""畜门"出于脑,其起始部是《黄帝内经》所言之"命门(目)",下络于肾、女子胞、精室;任脉起于胞中,与肾相通,胞与肾是《难经》和后世医家所言的"命门";督脉之别络与任脉上行所入之目是《黄帝内经》所言"命门"。张志聪《侣山堂类辨》云:"督脉之从上而下者,起于太阳之命门,上额,交巅,络脑,出项,循肩,抵腰,下臀,入肾,是起于阳者,出于上之命门,而入于下之命门也。盖太阳与督脉,乃阴中之生阳,本于先天之水火,为性命始生之门,故上下出入之处,皆名命门"。任督上下交会,互相贯通,真阴真阳皆赖任督而上下升降,成为生理活动的原动力。命门为真阳之藏、"元气之根""水火之宅",须借任督转输其真阴真阳,以推动诸经脉活动。可见,任、督脉为命门水火升降之通道,《奇经八脉考》云:"任督二脉,人身之子午也"。

阴跷、阳跷会于《黄帝内经》所言之"命门(目)",冲脉属命门,阴跷交贯冲脉,阳维起于头过近目处,阴维上止于头,分别交会任脉、督脉,带脉横身一周而络于督脉,其气通与督脉"命门"相通。可见,奇经八脉是命门元气输布全身之通道。

4. **奇经与骨、髓**　督脉行于脊骨中,维脉属髓络骨,跷脉属骨络脊髓;冲脉一分支循脊里而与脊髓相连;一支循胫骨内廉而伏行骭骨(胫骨)、循跗,其别者出属跗上。杨上善《黄帝内经太素》曰:"胫骨与跗骨相连之处曰属也"。可见,冲脉与髓、骨相通,故能灌诸精于骨中而生髓、温足胫。

《素问·骨空论》云:"髓空:在脑后之分,在颅际锐骨之下,一在龂基下,一在项后中复骨下,一在脊骨上空,在风府上。脊骨下空,在尻骨下空。数髓空,在面侠鼻;或在骨空在口下,当两肩。两髃骨空,在髃中之阳。臂骨空,在臂阳去踝四寸两骨空门间。股骨上空,在股阳出上膝四寸。箭骨空,在辅骨之上端。股际骨空,在毛中动下。尻骨空,在髀骨之后,相去四寸。扁骨有渗理凑无髓孔,易髓无空。"脑后分即风府穴,此乃跷脉、阳维、督脉五经脉交会之处。龂基,张介宾注曰:"唇内上齿,缝中曰龂交,则下齿缝中为龂基。"龂基下者即承浆穴,此处乃任脉、冲脉、督脉汇聚之处。复骨下者即哑门穴,是督脉、阴维交会处。在面侠鼻者,王冰注云:"谓颧髎等穴,经不一一指其处,小小者尔",张介宾认为是指承泣、巨髎、颧髎、睛明、丝竹空、瞳子髎、听会、迎香诸穴,承泣、巨髎、睛明为跷脉穴。在下当两肩者即大迎穴,《甲乙经》又名髓孔。《中浩孔穴图经》称腰俞穴为髓空,张志聪注《素问·水热论》云:"髓空即横骨穴",横骨又为冲脉穴。可见,诸髓孔基本上是奇经八脉之穴,全身气血经奇经八脉转输于骨内,以生髓充骨。

5. **奇经与脉**　经脉包括血脉,《灵枢·百病始生》云:"阳络伤则血外溢,血外溢则衄血。阴络伤则血内溢,血内溢则后血。肠胃之络伤,则血溢于肠外"。这里的络是细小血管。奇经蓄溢气血,对脉的生理活动有调节作用,对脉行血有维持作用。

6. **奇经与胆**　带脉与胆经脉交会于带脉、五枢、维道、章门诸穴,其气相通。督脉与胆经脉交会于长强,《奇经八脉考》云:任脉"会足少阳、冲脉于阳交"。阳跷与胆经经脉交会于居髎,阴跷与胆经经脉均上行于目外眦,阳维与胆经经脉交于阳交、本神、阳白、头临泣、目窗、正营、承灵、脑空、风池,阴维与阳维交会而气相通。可见,诸奇经均与胆经脉气相通。

7. **奇经与心肺**　心肺居于胸中,以脉相连,心主血脉,肺朝百脉。心包为心脏的包膜,是气海"膻中"。督脉分支贯心,任脉过膻中,冲脉至胸中而散,阴维循胸,这就必然与心肺发生联系。奇经对心主血脉和肺主气与肺主宣发肃降的功能有调节作用,肺主肃降能控制奇经气机不逆上。奇经气逆则影响心肺功能,冲脉为病上抢心,阴维为病心痛。《素问·举痛论》云:"寒气客于冲脉,冲脉起于关元,随腹直上,寒气客则脉不通。脉不通则气因之,故喘动应手"。

8. **奇经与肝肾** 督脉统阳经而络于肾,冲脉"与少阴大络,起于肾下"和"并于少阴之经",任脉总任阴经而于关元、中极等处与肾经相通,带脉总束诸经而为肾经之经别;阴维维系诸经而为足少阴肾经之别脉,脉气"发于足少阴筑宾穴",而又于府舍等处与肾经相通,肝经脉与督脉于巅交会。可见,奇经八脉直接与肝肾发生联系,故叶天士认为"八脉隶于肝肾""肝肾必自内伤为病,久则奇经诸脉交伤"。

9. **奇经与脾胃** 脾胃居腹内,督脉分支贯脐中央,自然散络脾胃,又于头部与足阳明经交会。任脉循腹里,别络散于腹,自当络于脾胃,并于下脘、建里与脾经相通,于中脘、上脘与胃经相通。冲脉挟脐上行,于气冲与胃经相通。带脉过脐而围身一周,其小分支自然散于脐而与脾胃相连。阳跷于地仓、巨髎、承泣与胃经相通,阴跷于睛明与胃经相通。阳维于阳白与胆经相通,阴维于府舍、大横、腹哀与脾经相通,于府舍与胃经相通。脾胃运化水谷所生之气血通过经脉溢于奇经。冲为血海,其所蓄溢之气血源于脾胃,故古人云:"冲脉隶于阳明""冲脉丽于阳明"。

10. **奇经与膀胱** 膀胱居腹内,上与肾相连,下有尿道而开口于阴部。督脉过少腹,在头部与膀胱经会;督之别走膀胱经,并于大椎、脑户、陶道等处与膀胱经相通。任脉、冲脉皆过少腹胞中,胞与膀胱相邻。跷脉于头部与膀胱经交会而顺连膀胱经脉,阴维于府舍与膀经相通,带脉别走太阳膀胱经。可见,奇经与膀胱关系密切,故有人认为八脉隶于膀胱。

11. **奇经与三焦** 三焦分布于胸腹腔,膈以上至头部为上焦,膈下至脐上为中焦,脐以下为下焦。《中藏经》云:"三焦者,人之三元之气也,号曰中清之腑。总领五藏六腑,荣卫经络,内外左右上下之气也。三焦通,则内外左右上下皆通也。其于周身灌体,和内调外,荣左养右,导上宣下,莫大于此者也。又名玉海水道……亦号曰孤独之腑。而卫出于上,荣出于中。上者,络脉之系也;中者,经脉之系也;下者,水道之系也。亦又属膀胱之宗始,主通阴阳,调虚实"。奇经无论是由上而下行,还是从下而上行,或横行腹腰,皆过三焦之域。奇经八脉输布命门元气,故《难经》称三焦是"原气之别使"。王海藏引《奇经八脉考》云:"三焦即命门之用,与冲、任、督相通者"。

总之,奇经八脉纵横交错,将全身上下表里内外、诸藏腑经脉联结在一起,使其成为一个有机整体。

第四章　奇系统疾病证治

中医在很长时间内对奇恒之腑和奇经的病证的缺乏系统认识，常归于五藏疾病中。

第一节　概　　论

一、病因

大凡一切致病因素皆可导致奇恒之腑和奇经系统发生病变。

1. **外邪侵淫**　脑居上而连口鼻，督、跻、维协调阴阳而布卫气以充肌肤皮毛，故外邪侵淫从皮毛、口鼻而入，首先侵犯奇恒之腑和奇经，尤其是脑、督脉、维脉常最先受邪为病。《素问·骨空论》云："风为百病之始"，风邪伤人，"循风府而上"（《素问·风论》），"伤于风者，上先受之"（《素问·太阴阳明论》）；"虚邪之中人也，始于皮肤，皮肤缓则腠理开，开则邪从毛发入，入则抵深，深则毛发立，毛发立则淅然，故皮肤痛。留而不去，则传舍于络脉，在络之时，痛于肌肉，故痛之时息，大经乃代。留而不去，传舍于经，在经之时，洒淅喜惊。留而不去，传舍于输，在输之时，六经不通四肢，则肢节痛，腰脊乃强。留而不去，传舍于伏冲之脉，在伏冲之时体重身痛。留而不去，传舍于肠胃，在肠胃之时，贲响腹胀，多寒则肠鸣飧泄，食不化，多热则溏出糜。留而不去，传舍于肠胃之外，募原之间，留着于脉，稽留而不去，息而成积，或着孙脉，或着络脉，或着经脉，或着俞脉，或着于伏冲之脉，或着于膂筋，或着于肠胃之募原，上连于缓筋，邪气淫泆，不可胜论"（《灵枢·百病始生》）。风府是督脉穴，俞在脊督，伏冲脉即冲脉，可见，外邪致病首先表现出督脉、维脉症状，如头痛、项脊不适，故针刺要"治在风府"。《素问·骨空论》指出："风从外入，令人振寒汗出、头痛、身重、恶寒，治在风府"，张洁古说："督脉，其为病也，主外感风寒之邪"。

2. **跌仆损伤**　骨骼是藏腑之护卫与人体之支撑，肌肉附于骨，脑居躯壳之外，脉连骨骼肌肤，奇经与骨骼相连。因此，凡跌仆、金石击打等常首先损伤骨骼与奇经。伤于四肢躯干者，骨、跻、维、督损伤，运动障碍。伤于脉者，轻者血脉瘀阻而疼痛，重者脉破而出血，危及生命。伤于脑者，轻者头痛，重者神志异常,导致藏腑失调,危及生命。

3. 情志损伤 在正常情况下,情志是脑所藏之元神对外界刺激做出的反应。若外界刺激过于强烈或持续时间过长,不仅可造成脑过度兴奋或抑制,导致脑气血失和、元神受损,而且还因脑气血失和、元神受损而对藏腑经络的调节发生异常改变,导致全身藏腑经络功能紊乱而发生病变。《灵枢》云:"神劳则魂魄散,志意乱"(《大惑论》),"故怵惕思虑者则伤神,神伤则恐惧流淫而不止。因悲哀动中者,竭绝而失生。喜乐者,神惮散而不藏。愁忧者,气闭塞而不行。盛怒者,迷惑而不治。恐惧者,神荡惮而不收"(《本神》)。《素问·举痛论》曰:"百病生于气也,怒则气上,喜则气缓,悲则气消,恐则气下,寒则气收,炅则气泄,惊则气乱,劳则气耗,思则气结……怒则气逆,甚则呕血及飧泄,故气上矣。喜则气和志达,荣卫通利,故气缓矣。悲则心系急,肺布叶举,而上焦不通,荣卫不散,热气在中,故气消矣。恐则精却,却则上焦闭,闭则气还,还则下焦胀,故气不行矣。"

4. 饮食劳逸失宜 《黄帝内经》云:"生病起于过用。"饮食是气血生化之源,饮食失宜则影响气血生成,进而影响奇恒之腑的气血供应和奇经的蓄溢,导致奇恒之腑和奇经气血不足而发生病变。

运动是脑、骨、髓、督脉、跷脉的功能活动,并以气血为物质基础,劳力过度不仅耗损气血,而且直接损伤骨骼、血脉、跷脉、维脉、督脉,导致奇恒之腑和奇经发生病变。房事是女子胞、精室和奇经之用,以精血为物质基础,房劳过度则耗伤精血,影响奇经蓄溢气血和气血汇于脑,导致奇系统发生病变。

5. 藏腑传病 奇恒之腑和奇经系统通过经脉与五藏五腑相连,赖五藏五腑之气血、阴精、津液充养。五藏五腑有病,不仅病邪通过经脉传舍于奇恒之腑和奇经,而且因藏腑气机失调和气血、阴精、津液生化不足,影响奇恒之腑和奇经系统,导致气机紊乱和气血不足,发生病变。肾主藏精,肝藏血,因此,肝肾之病极易传于奇恒之腑和奇经。《临证指南医案》指出:"肝肾下病,必留连奇经八脉""下元之损,必累八脉""肝肾必自内伤为病,久则奇经诸脉交伤""肝肾内损,渐及奇经"。

6. 医疗失当 疾病发生之后,需医疗方愈。医疗失当,不仅疾病难愈,而且会损伤藏腑经脉气血,导致疾病加重和发生新的疾病。《素问》指出:"石药发癫,芳草发狂"(《腹中论》)。"病有久新,方有大小,有毒无毒,固宜常制矣。大毒治病,十去其六;常毒治病,十去其七;小毒治病,十去其八;无毒治病,十去其九……无使过之,伤其正也"(《五常政大论》)。医疗失当则可损伤气血,导致奇恒之腑和奇经气血失调,从而发生病变。尤其是针灸疗法,操作不当还可直接损伤奇腑奇经,危及生命。《素问》指出:"藏有要害,不可不察……刺中胆,一日半死,其动为呕。刺跗上中大脉,血出不止死。刺面中溜脉,不幸为盲。

刺头中脑户,入脑立死。刺舌下中脉太过,血出不止为暗。刺足下布络中脉,血不出为肿。刺郄中大脉,令人仆脱色。刺气街中脉,血不出,为肿鼠仆。刺脊间中髓,为伛……刺阴股中大脉,血出不止,死……刺眶上陷骨中脉,为漏为盲"(《刺禁论》)。

二、病证特点

奇恒之腑与奇经病证和其他藏腑经络病证相比较,更为复杂。

1. **兼综为病** 奇经系统对全身藏腑经脉起调节作用,奇经系统内部更是紧密联系在一起,故常一损俱损,导致其他藏腑经络异常。其他藏腑经络疾病也易传变奇经,导致奇系统发生病理改变。故奇系统常兼综为病,证候表现错综复杂,难以准确诊断和鉴别。

2. **多虚易瘀** 奇系统主要是蓄溢气血以化生经血、精液、骨髓,维持神志、生殖、运动等生理活动,而经血、精液常易泄于外,神志、运动又耗气血阴精,故奇系统疾病多见虚证。脑为气街,女子胞、精室、胆等藏泻兼具,奇经与脉贵在流畅,故奇系统发生病变时常气血运行障碍,又多见瘀滞证。同时,其他藏腑经络发生病变,也常影响气血阴精的生成和气血的运行,导致气血阴精亏虚和气血运行障碍,尤其是外邪壅滞、跌仆损伤等极易导致气机不畅,影响奇系统的蓄溢和运行气血。因此,奇系统发生病变时,常易虚多瘀。

三、辨证诊断

奇恒之腑与奇经疾病的辨证诊断应当遵循辨证诊断原则,以望、闻、问、切四诊所得为依据,在八纲辨证原则的指导下进行,应重点从以下几个方面着手。

1. **部位辨证** 奇恒之腑与奇经疾病常首先表现出本藏与本经症状,在辨证诊断时要根据奇恒之腑的解剖位置、生理功能和奇经的循行分布规律与生理功能进行辨证诊断。凡不能用单一藏腑经络辨证确定病位的病症,要从奇经联络的藏腑组织器官和循行部位入手,进行辨证诊断。

2. **辨先后轻重** 任何疾病的发生发展都有一个过程,症状出现有先后轻重之分。奇恒之腑与奇经本身病变常先出现奇腑、奇经症状。其他藏腑经络疾病传变而来者,奇腑、奇经症状出现较晚。奇恒之腑与奇经发生病变时常兼其他藏腑经络病变,多具全身症状。因此,奇恒之腑与奇经疾病与其他藏腑疾病相比较,病情较重。《临证指南医案》认为厥证"夫血海贮聚既下,斯冲脉空乏,而风阳交动,厥之暴至之因由也。"

3. **精气神病求于奇** 奇经能蓄溢调节全身气血、阴精,对五藏六腑之气化具有调节、促进作用。因此,五藏六腑无明显器质形态病变而患气血阴精疾病常是因奇恒之腑与奇经功能失常所致,当按奇恒之腑与奇经疾病论治。《临证指南医案·虚劳门》认为虚劳主要是由于"阴阳偏胜""八脉失调"所致。属于气血阴精病变的妇女经、带等疾病,叶天士皆从奇经论治,如云:"经漏百日,淋带不止,是冲任督带奇经诸脉不能固摄。""闺中室女,忽然神志时惑,遂月事不来,正《内经》谓二阳之病发心脾也。盖气逆血菀,经纬紊乱,日加郁痹,焉得聪明。清旷情怀,致病草木药饵,都属无情,所以不易奏功。议上清心窍以通神,下调奇脉以通经"(《三家医案合刻》)。"某,产后淋带,都是冲任奇脉内怯,最有崩漏劳损淹缠之虑。但固补实下,须通奇经者宜之"(《临证指南医案》)。

　　神志与五藏六腑相关,但脑为元神之府、总众神,奇经参与神志活动,因此,对于神志疾病,当按奇恒之腑与奇经疾病论治,尤应按中医脑病论治。

　　4. 综合征求于奇　脑为一身之大主,奇经对藏腑经脉气血起调控作用,使其功能活动处于有序协调状态。奇恒之腑与奇经系统发生病理改变时势必影响全身组织器官的生理功能活动,导致全身组织器官发生病理变化而出现全身症状,形成综合征。因此,对于综合征,应当考虑是奇恒之腑与奇经系统病变引起。

四、治疗原则

　　对于奇恒之腑与奇经系统疾病的治疗,古代医家进行了有益探讨,积累了许多经验。

　　1. 分流而治　由于奇恒之腑与奇经系统疾病常与五藏六腑经络同时为病,多具全身症状,属疑难病证,不能速效。因此,在治疗上,可在奇恒之腑与奇经理论指导下,可将症状分为不同的症候群,根据病情的标本轻重缓急,抓住主要证候逐一逐步施治。

　　2. 别道而治　奇恒之腑、奇经系统和五藏六腑在生理上相互为用,病理上相互影响。因此,对于奇恒之腑与奇经系统疾病,可以通过调理五藏六腑经络气血阴精和生理活动来调理其气血阴精,和促进奇恒之腑与奇经生理功能的恢复,达到改善或消除奇恒之腑与奇经的病理变化。叶天士《临证指南医案》从奇经与藏腑的关系出发,认为"八脉隶于肝肾""冲任血海皆属阳明主司",主张通过补肝肾、益脾胃来治疗。

　　3. 众术共成　《黄帝内经》论治法分为药物、针灸、导引、按跷、祝由等,认为不同的方法具有不同的作用,"毒药治其内,针石治其外""药所不及,针之所宜"。疾病的发生发展变化是多因素多途径的,临床表现多种多样,因此,在治疗疾病时应充分发挥各种治疗方法的优势,杂合以治,《素问·异法方宜论》指出:"圣人杂合以治,各得其所宜……得病之情,知治之大体也"。奇恒之腑与奇经疾病常兼夹他证,多属疑难病证,单一的方法和手段往往不能解决其全部病理变化。因此,务必根据病情特征综合运用各种疗法,针药并举、内外合治,充分发挥各种疗法的协同作用,以便在较短的时间内取得较好疗效。

第二节 常用药物

历代医家对于奇恒之腑与奇经疾病的用药积累了许多经验,为进一步探讨奇系统用药规律奠定了坚实的基础。

桂枝 味辛、甘,性温。发汗解肌,入膀胱经而通督、跷,"走阳维"(《得配本草》),温阳固表、调和营卫,主治外感风寒湿邪,经气不输、营卫不和、脉络痹阻等引起的恶寒、发热、颈项疼痛、肌肉挛急、腰腿疼痛。入心而通胞脉,温通冲任,主治寒凝冲任、血脉痹阻引起的肢体麻木疼痛、少腹冷痛、肌肤紫黯或瘀斑、女子月经失调、闭经、痛经。

紫苏 味辛,性温。解表散寒、行气降逆、安胎。主治外感风寒、内伤情志所致之冲任郁滞证引起的胸腹胀满疼痛、恶心呕吐、喘逆、胎动不安。《长沙药解》云:"苏叶辛散之性,善破凝寒而下冲逆,扩胸腹而消胀满,故能治胸中瘀结之证而通经达脉。"

防风 味辛、甘,性温。发散风寒湿邪,祛风止痉。主要用于风寒湿邪外束奇经之头痛、项强脊痛、骨节酸痛、四肢痉挛拘急。

羌活 味辛、苦,性温。发散风寒湿邪,条达肢体,通畅血脉,入膀胱经而通督、跷、维脉。主治风寒湿壅滞奇经,经气不输证之头痛、颈项疼痛、脊背强直、四肢挛急。《张氏医通》云:"督脉为病,脊强而厥者,非此不能除。"

白芷 味辛,性温。散风除湿、通窍止痛、通经脉。《本草汇言》云:"白芷上行头目,下抵肠胃,中达肢体,遍通肌肤以至毛窍,而利泄邪气。"主治风寒湿壅滞奇经、脑窍证,用于头痛、头晕、四肢麻木、痿痹。

细辛 味辛,性温,有小毒。入心、肾,上应脑而通窍,下通胞脉而温经止痛。主治风寒湿壅滞之头痛、咳逆、肌肉挛急、骨节疼痛、鼻塞、牙痛。《本草经疏》云:"细辛,风药也。风性升,升则上行,辛则横走,温则发散,故主咳逆、头痛脑动、百节拘挛、风湿痹痛、死肌。"《本草新编》曰:"盖头为六阳之首,清气升而浊气降,则头目清爽;惟浊气升而清气降,头目沉沉欲痛矣。细辛气清而不浊,故善降浊气而升清气,所以治头痛如神也。但味辛而性散,必须佐之以补血之药,使气得血而不散也。"本品有毒,一般用3g。

藁本 味辛,性温。发表除湿、散寒止痛,入膀胱经而通督、跷、维脉,主治外感风寒湿邪之头痛、腰脊疼痛。《本草汇言》云:"升阳而发散风湿,上通巅顶,下达肠胃之药也。其气辛香雄烈,能清上焦之邪,辟雾露之气,故治风邪头痛,寒气犯脑以连齿痛。"焦树德《用药心得十讲》曰："藁本散督脉经风寒,善治头顶痛""为治头顶疾病的引经药"。

苍耳子　味辛、甘,性温,有毒。散风除湿、通窍止痛,主治风寒湿壅滞之头痛、风湿痹痛。《本草正义》云:"温和疏达,流利关节,宣通脉络,遍及孔窍肌肤而不偏于燥烈,乃主治风寒湿三气痹者之最有力而驯良者。又独能上达巅顶,疏通脑户之风寒,为头风病之要药。"《施今墨对药临床经验集》认为"本品辛苦温润,具有较强的疏散宣通、行血活血之功,上行入脑巅,下行走足膝,向内至骨髓,向外达皮腠,故为祛风除湿之圣药"。

辛夷　味辛,性温。散寒气,通窍。《本草新编》云:"通窍而上走脑舍"。主治风寒所致之头面疼痛、鼻塞。《本草经疏》云:"辛夷,主五脏身体寒热,风头脑痛,面皯,解肌,通鼻塞涕出……又鼻为肺之窍,头为诸阳之首,三阳之脉会于头面。风客阳分则为头痛、面歪、鼻塞、涕出、面肿引齿痛。辛温能解肌散表,芳香能上窜头目,逐阳分之风邪,则诸证自愈矣。眩冒及身几几如在车船之上者,风主动摇之象故也,风邪散,中气温,则九窍通矣。"。

薄荷　味辛,性凉。疏散风热,芳香辟秽,入肝经而上应脑,清头目,理气解郁。主治风热、郁热、痰浊扰动脑窍之头痛、头晕,和胆腑、冲任郁逆之胸腹胁肋胀满疼痛、呕吐、目赤等。

蝉蜕　味甘,性寒。疏散风热、透疹止痒,性走窜而搜剔奇经以息风止痉。主治风热扰动奇经、脑窍之头痛、手足痉挛、抽搐、烦躁不安、癫痫,和热伏冲、任之皮肤斑疹、瘙痒、咽喉肿痛。

菊花　味辛、甘、苦,性微寒。疏散风热,升清降浊。主治风热、郁热、浊热、阴虚内热上扰脑窍之头痛、眩晕,目赤、视力减退、失眠、耳鸣、耳聋。

蔓荆子　味辛、苦,性微寒。疏散风热,入肝经而上清头目,入膀胱而通督脉。主治风热、郁热、浊热上扰脑窍之头痛,目赤、流泪、畏光,耳鸣、耳聋。

柴胡　味苦,性微寒。疏散风热、理气解郁,入肝胆而上应脑;升阳举陷而下通带脉,以升提带脉。主治风热毒邪和情志抑郁、气机郁滞之头痛、头昏、胸腹胀痛、恶心呕吐、月经失调,以及奇经虚弱、固摄无力、带脉不振之腹胀痛、气短、乏力、内脏下垂。

升麻　味辛、微甘,性微寒。发表透疹、清热解毒、升阳举陷、提振带脉。主治风热毒邪壅滞冲任之斑疹、出血、下血、皮肤瘙痒、牙龈肿痛、口舌生疮,和奇经虚弱、清阳不升、带脉不振之头痛、头昏、神疲、气短乏力、脱肛、内脏下垂、下血、带下、崩漏。

葛根　味辛、甘,性凉。解肌退热、生津止渴、升阳止泻、发表散邪、疏通督脉。主治风邪犯督、上扰脑窍之头痛、头昏、头晕、项背强直疼痛、遍身骨节疼痛、肌肉痉挛拘急疼痛、肢体麻木,和奇经虚弱、阳气不振、清阳不升之头痛、眩晕、项背酸胀疼痛、四肢痿软或痉挛拘急、腹泻。

人参 味甘、微苦,性微温。大补元气而能益固奇经,补脑气。主治奇经虚弱、脑气不足之证,用于头昏、眩晕、神疲怯弱、嗜睡或失眠、乏力、肢体痿软。

黄芪 味甘,性微温。补气升阳,能益脑气、益固奇经、升提带脉。主治奇经虚弱、脑气不足、带脉不振之证,用于头昏、眩晕、神疲怯弱、乏力、内脏下垂、肢体痿软、遗精、崩漏。《得配本草》云:"主阳维为病苦寒热。"

白术 味苦、甘,性温。补气强阴、燥湿散滞,能益脑气、固奇经、利腰脐之气,固带脉。主治奇经虚弱、湿浊扰脑、滞奇之头昏、眩晕、恶心呕吐、神疲、腰痛、风湿痹痛、肢体痿软、带下、胎动不安。《本草求真》云:"白术专补脾阳,生则较熟性更鲜,补不腻滞,能治风寒湿痹,及散腰脐间血,并冲脉为病,逆气里急之功。"

山药 味甘,性平。益气养阴,入脾而固带脉,入肾而益固冲任、胞宫、精室。主治气阴不足、奇经虚弱、冲任不固之遗精、滑精、带下、崩漏、腰腹坠胀、腹泻。《傅青主女科》云:"山药、芡实专补任脉之虚。"

白扁豆 味甘,性微温。益气化湿、降浊逆,入脾胃而益固带脉,温胞宫、精室、奇经。主治奇经虚弱、湿浊壅证之恶心呕吐、腹胀满、泄泻、四肢痿软、带下、胎动不安。《本草新编》云:"善理任、督,又入脾、胃二经,同人参、白术用之,引入任、督之路,使三经彼此调和,而子宫胞胎自易容物。"

甘草 味甘,性平。益气润燥、缓急止痛,入心而通胞脉,能益固冲、任、督脉。主治气虚血燥、奇经虚弱、筋骨失养证,用于腹胀、呕吐、腹痛、肌肉痉挛拘急疼痛。《得配本草》云:"甘草缓带脉之急。"

鹿茸 味甘、咸,性温。为血肉有情之物,补元阳、益命火而温胞宫、精室、督脉,益精血以益冲任、生髓填骨充脑。主治精血亏虚、奇经阳虚、髓海不足之头痛、头目昏眩、神疲、记忆力与智力减退、痴呆、耳鸣耳聋、脊背酸软疼痛、痿痹、遗精、阳痿、不育、不孕、经闭。《本草求真》云:"鹿茸专入命门、督,兼入肝。甘咸气温,禀纯阳之质,含发生之气,号为山兽,性淫而遊山,夏至得阴气而角解,阴生阳退之象也……诸茸皆发督脉之背,鹿鼻常反向尾,能通督脉,其华在角,取以补命门、补精补气,皆以养阳也。督为肾脏外垣,外垣既固,肾气内充,命门相火不致妄动,血气精津得以凝聚。故鹿茸又能补督脉之真阳,麋茸能补督脉阴中之阳。"《神农本草经读》:"鹿为仙兽而多寿,其卧则口鼻对尾闾,以通督脉,督脉为通身骨节之主,肾主骨,故又能补肾,肾得其补,则大气升举,恶血不漏。以督脉为阳气之总督也,然茸中皆血所贯,冲为血海,其大补冲脉可知也。"《女科要旨》曰:"鹿茸入冲任督三脉,大能补血,非无情之草木可比也"。

巴戟天 味辛、甘,性微温。入肾经而补命火、壮督阳、祛风湿。主治命门火衰、奇经失温之阳痿、遗精、宫冷、腹痛、寒疝、腰脊酸痛、四肢关节冷痛。

淫羊藿　味辛、甘，性温。补命火、壮督阳、祛风湿。主治命门火衰、督脉不振之阳痿、遗精、宫冷、腹痛、寒疝、腰脊酸痛、关节冷痛。《景岳全书》云："三焦命门药也。主阳虚阳痿，茎中作痛。化小水，益精气，强志意，坚筋骨，暖下部一切冷风劳气、筋骨拘挛。补腰膝，壮真阴，及年老昏耄、中年健忘。"

仙茅　味辛，性热，有毒。补命火、壮督阳、祛风湿。主治命门火衰、督脉不振、奇经失温之阳痿、遗精、宫冷、少腹冷痛、寒疝、腰脊酸痛、四肢关节挛急、遗尿。《景岳全书》云："能助神明，强筋骨，益肌肤，培精血，明耳目，填骨髓，开胃消食，帮助房事，温利五脏，补暖腰脚。"

补骨脂　味辛、苦，性温。补命火、固奇经、益骨髓。主治命火不足、奇经阳虚、髓寒之腰膝酸痛、阳痿、遗精、滑精、腹痛、四肢冷痛挛急、腹泻。

肉苁蓉　味甘、咸，性温。补命火、固奇经、益精血。主治精血不足、奇经虚弱、髓海亏虚之眩晕、耳目、腰膝酸痛、少腹冷痛、阳痿遗精、宫冷不孕、崩漏、四肢软弱。《本草经疏》云："补精血之要药。"

锁阳　味甘，性温。补命火、固奇经、益精血。主治精血不足、奇经虚弱、髓海亏虚之眩晕、耳鸣、腰酸痛、腹痛、阳痿、遗精、不孕、崩漏、筋骨软弱。

菟丝子　味辛、甘，性温。壮阳益阴、固奇经、益精血。主治精血不足、奇经虚弱、髓海亏虚之眩晕、耳鸣、眼花、视物模糊、四肢软弱、腹泻、阳痿遗精、宫冷不孕、遗尿。

杜仲　味甘，性温。益精血、固冲任、强筋骨。主治精血不足、奇经虚弱、髓海亏虚之眩晕、头昏、腰膝酸痛、四肢痿软、遗精、胎动不安。

续断　味苦、甘、辛，性微温。益精血、调血脉、振冲任带、续筋骨。主治精血不足、奇经虚弱、带脉不振等之腰膝酸痛、筋骨痿痹、遗精、崩漏、胎动不安和跌打损伤。《本草逢原》云："为妇人胎产崩漏之首药，又主带脉为病。"

葫芦巴　味苦，性温。益命火、逐寒湿。主治奇经阳虚、寒湿壅滞、气机逆乱之疝瘕冷气、少腹坠胀、奔豚、腰膝痿软酸痛。

胡桃肉　味甘、辛，性温。助命火、益精血、固摄奇经、降冲逆。主治精血不足、髓海不足、冲气逆乱、带脉不振之头昏、目眩、视物模糊、耳鸣、腰膝酸痛、四肢关节痿痹无力、遗精、崩漏、胎动不安。《本草逢原》云："为妇人胎产崩漏之首药，又主带脉为病。"

紫河车　味甘、咸，性温。为血肉有情之品，补元气、益精血而补奇经、补脑髓。主治精血不足、奇经虚弱、髓海不足之头昏、健忘、痴呆、神疲、惊悸，腰膝酸软、肌肉羸瘦、痿痹、阳痿、遗精、精少、宫冷、经少、闭经。

当归　味甘、辛，性温。补血活血，为血中之气药，调经脉而入冲、任、督、带。主治邪客经脉、脉络瘀滞、气血不足之中风、筋脉拘挛疼痛、肢体麻木、肌肤干燥、痿痹、癥瘕、月经失调、闭经。《本草逢原》云："凡冲、任、督、带病，皆不可少。"《得配本草》曰："当归主带脉为病,腹满、腰溶溶若坐水中。"

熟地黄　味甘,性微温。养血滋阴而益冲任,补精益髓而充脑髓、填骨髓。主治冲任精血亏虚、髓海不足、骨髓枯痿之虚劳、神疲、头昏、目眩、视物模糊、耳鸣、腰膝酸痛、痿痹、遗精、经少、崩漏。

白芍　味苦、酸,性微寒。养血敛阴而固摄冲、任、带脉,阴柔缓急而调督、跻、维脉。主治冲任血虚、冲逆里急、带脉失约之腹痛、痛经、带下、项强、腰脊疼痛、四肢拘挛。《得配本草》云:"白芍主带脉腹痛""主阳维寒热"。

何首乌　味苦、甘、涩,性微温。益精血而填冲任、充脑髓、强筋骨;苦降涩收以固冲、任、带脉。主治冲任精血亏虚、髓海不足、骨髓枯痿之虚劳、神疲、头昏、目眩、视物模糊、耳鸣、腰膝酸痛、痿痹、遗精、经少、崩漏。

阿胶　味甘,性平。本品为血肉有情之品,能入奇经,补血止血而固摄冲任。主治精血不足、冲、任亏虚之虚羸、血枯、出血、胎动不安。

枸杞子　味甘,性平。《景岳全书》云"味重而纯,故能补阴,阴中有阳,故能补气,所以滋阴而不致阴衰,助阳而能使阳旺。"《本草新编》曰:"枸杞子益阳而兼益阴。"《得配本草》云:"补冲脉之气。"滋阴能填精以益冲任,并能生髓以充骨骼、填脑髓;益阳能壮督脉、温冲任。主治冲、任、督脉虚弱、髓海不足、骨髓枯痿之虚劳、神疲、眩晕、耳鸣、腰膝酸痛、痿痹、遗精。

龟甲　味甘、咸,性寒。为血肉有情之品,能入奇经,滋阴血而补任脉、养筋骨、潜降虚火,咸能软坚而破癥积以通血脉。主治阴虚阳亢、任脉虚弱、血脉痹阻等证,用于出血、血枯、骨蒸潮热、腰脊酸痛、痿痹、瘰疬、癥瘕。《本草纲目》云:"龟首常藏向腹,能通任脉。"《本草求真》曰:"龟胶力补至阴,通达于任,退热除蒸。"《本经逢原》说:"乃阴中至阴之物,专行任脉,上通心气,下通肾经,故能补阴治血治劳。"《得配本草》云:"血虚滞于经络,得此可解。其结邪气郁于隧道,得此可通其塞。开骨节,辟阴窍,是其所能。"

鳖甲　味咸,性寒。本品为血肉有情之品,入冲脉,能滋阴而潜阳以降虚火,咸能软坚而破癥积以通血脉。主治阴虚阳亢、冲脉虚逆、血脉痹阻等证,用于出血、血枯、虚劳寒热、骨蒸潮热、腰脊酸痛、四肢痿痹、瘰疬、癥瘕、疔疮肿毒。《本经逢原》云:"鳖色青,入厥阴肝经及冲脉,为阴中之阳。阳奇阴偶,故取支肋为肝经之向导。"《本草新编》曰:"鳖甲善能攻坚,又不损气,阴阳上下有痞滞不除者,皆宜用之。"

知母　味苦、甘,性寒。滋阴泻火,入冲任而坚阴固精,清冲任伏火。主治火热内结冲任、阴虚火旺之骨蒸潮热、口渴烦热、头昏脑涨、耳鸣、目赤而眩、盗汗、痨瘵、吐血、衄血、咯血、尿血、遗精、血精、崩漏。

淡竹叶　味甘、性淡,性寒。本品体轻气薄,升清生津、降火除烦、利尿通淋,能安脑神、降冲逆。主治火热上扰、冲气郁逆证之心烦不寐、口舌生疮、恶心呕吐、咳逆上气、吐血、尿血、血淋、血精、阴茎中痛。

栀子　味苦,性寒。上泻郁热以安脑,中泻胆热,达经脉而泻伏火以安奇经。主治火热蕴结之头痛、谵妄、黄疸、吐血、衄血、血淋、崩漏、肌肤瘀斑、疮疡肿毒。

决明子　味甘、苦、咸,性微寒。苦能泄热降逆,咸能软坚破积,甘能益精血,气浮能升散风邪,善治脑病。主治阴虚阳亢、风浊扰窍之头昏脑涨、目赤流泪、视物模糊。

黄芩　味苦,性寒。苦能燥湿,寒能降火,入胆经而走带脉,安冲任。主治火热扰脑、胆腑湿热、湿热蕴滞、热伏冲任之脑热胀痛、谵妄、神昏、目赤肿痛、黄疸、吐血、衄血、肌肤瘀斑、疮疡肿毒、尿血、便血、痢疾、带下黄臭、阴部糜烂。

黄柏　味苦,性寒。苦能燥湿,寒能降火凉血,故能安冲任。主治火热扰脑、胆腑湿热、湿热蕴滞、湿热下注、热伏冲任之脑热胀痛、谵妄、神昏、目赤肿痛、黄疸、吐血、衄血、肌肤瘀斑、疮疡肿毒、尿血、便血、痢疾、带下黄臭、阴部糜烂。

黄连　味苦,性寒。苦能燥湿,寒能降火,入心经而通胞脉,安冲任。主治火热扰脑、湿热蕴滞、湿热下注、热伏冲任之脑热胀痛、心烦谵妄、神昏、目赤肿痛、黄疸、吐血、衄血、肌肤瘀斑、疮疡肿毒、尿血、便血、痢疾、带下黄臭、阴部糜烂。

龙胆草　味苦,性寒。入胆经而走带脉,降火凉血以安冲任。主治火热扰脑、胆腑湿热、湿热蕴滞、湿热下注、热伏冲任之脑热胀痛、谵妄、神昏、目赤肿痛、黄疸、吐血、衄血、肌肤瘀斑、疮疡肿毒、尿血、便血、痢疾、带下黄臭、阴部糜烂。

秦皮　味苦、涩,性寒。苦能燥湿,寒能降火,涩能收摄精血,入胆经而走带脉,安冲任。主治胆腑湿热、湿热蕴带、湿热下注、热伏冲任之黄疸、吐血、衄血、肌肤瘀斑、尿血、便血、痢疾、遗精、带下黄臭。

椿皮　味苦、涩,性寒。苦能燥湿,寒能降火,涩能收摄精血,入肝经而走督脉,安冲任。主治湿热蕴滞、湿热下注、热伏冲任之痔疮、痢疾、遗精、淋证、带下、阴疮。

生地黄　味甘、苦,性寒。养阴生津、清热凉血,入心、肝、肾而通胞脉、奇经,故能安冲任、益奇经。主治热伏冲任血脉、阴虚火旺之吐血、衄血、尿血、血精、精少、崩漏、斑疹、骨蒸潮热、形瘦。《本草精义》云:"凡津枯血少、脱汗失精及大脱血后、产后血虚未复等证,大剂频投,其功甚伟。"

牡丹皮　味苦、辛,性微寒。辛开苦降以通经脉、行气血,寒则降火而能清热凉血,入心、肝、肾而能达胞脉、冲任,散气滞,清冲任伏热。主治血热、血瘀、血痹、热伏冲任之中风、癥瘕、身痛、出血、斑疹、肢体麻木。

赤芍　味苦,性寒。苦泄散滞以通经脉、行气血,寒则降火而能清热凉血,入肝经而达胞脉、冲任,散气滞,清冲任伏热。主治血热、血瘀、血痹、热伏冲任之中风、癥瘕、身痛、出血、肌肤瘀斑、肢体麻木。

水牛角　味苦,性寒。苦能泄热,寒则降火,清热凉血,为血肉走窜之物,能入奇经,质重能定惊。主治血热、血瘀、热伏冲任之高热惊厥、谵妄神昏、出血、肌肤瘀斑。

青蒿　味苦、辛,性寒。辛开苦降而能利湿、通经脉、行气血,寒则降火而能清热凉血,入胆而能达胞脉、冲、任、带脉。主治胆腑湿热、热结血脉、热伏冲任、火伏骨节之黄疸、癥瘕、出血、斑疹、骨蒸潮热、肢体麻木。

苍术　味辛、苦,性温。辛开苦降,辛温发散,苦能泄湿,功能解诸郁、祛风湿、散痰湿,走带脉而利腰脐之气血,通督、跷、维脉而利关节。主治外感风湿、痰湿内阻之头痛、颈项腰脊疼痛、肢体痿痹。

砂仁　味辛,性温。行气散结,温中化湿,温胞宫、精室,理冲气。主治寒湿或寒饮内结胞宫、精室、冲脉等证之呕吐、腹胀、心腹疼痛、痛经、尿痛、茎中痛、胎动不安。

茯苓　味甘、淡,性平。甘能益气,淡能渗湿,入心而通于脑以启脑智,入肾而能利窍以利胞宫、精室。主治湿浊扰脑、壅滞胞宫和精室等证,用于头昏、眩晕、失眠、嗜睡、痴呆、耳鸣耳闭、带下、精浊。

木通　味苦,性寒。苦能泄湿,寒能降火,木性条达,上通心肺而通于脑以利九窍,旁能达四肢而通血脉,下利阴窍而降浊逆,入心又通胞脉以通经下乳。主治湿浊蒙蔽脑窍、壅滞冲任与胞宫、精室等证,用于头昏、眩晕、耳闭、尿涩、乳房胀痛、带下、产后乳少、闭经、精少、精浊、精闭。

通草　味甘、淡,性微寒。通可去滞,质轻气浮能升,甘能益气,淡能渗湿,寒能降火,上可升清开脑九窍,旁能达四肢而通血脉,下利阴窍而降浊逆。主治湿浊蒙蔽脑窍、壅滞冲任与胞宫、精室及血脉等证,用于头昏、眩晕、耳闭、尿涩、乳房胀痛、带下、产后乳少、闭经、精少、精浊、精闭。

灯心草　味甘、淡,性微寒。质轻气浮能升,甘能益气,淡能渗湿,寒能降火,上入心肺而通于脑以开九窍,降火除烦而安神;旁能达四肢而通血脉,下利阴窍而降浊逆。主治湿热蒙蔽脑窍、壅滞冲任与胞宫、精室及血脉等证,用于头昏、眩晕、癃闭、淋证、乳房胀痛、带下、血精、精浊。

茵陈　味苦、辛,性微寒。质轻气浮能升,辛能发散行气,淡能渗湿,寒能降火,上可升清开脑九窍,旁入胆经而达带脉,下利阴窍而降浊逆。主治胆腑湿热、湿热壅滞冲任与胞宫、精室及血脉等证,用于黄疸、头昏、眩晕、缠腰火丹、带下、精浊。

独活 味辛、苦,性微温。入足少阴、足太阳经而通督、维、跷脉,发散解表,祛风湿,善行血脉,通经止痛。主治风寒湿邪壅束肌表、内伏奇经等证,用于风寒湿痹,头痛、脊痛、四肢疼痛麻木。《雷公炮制药性解》云:"主新旧诸风湿痹,颈项难伸、腰背酸疼、四肢挛痿。"

威灵仙 味辛、咸,性温。辛温发散,咸能软坚而入血脉,入足太阳经而通督、维、跷脉,发散解表、祛风湿,善行血脉而剔痰湿、搜剔伏邪。主治风寒湿痰凝结经髓、血脉瘀滞等证,用于风寒湿痹,头痛、脊腰僵硬疼痛、四肢疼痛麻木、癥瘕。《本草图经》云:"去众风,通十二经""疏宣五脏冷脓宿水变病"。《药品化义》曰:"性猛急,善走而不守,宣通十二经络。主治风湿痰壅滞经络中致成痛风走注,骨节疼痛,或肿,或麻木。"

狗脊 味苦、甘,性温。入肝、肾而通奇经,苦能燥湿坚阴,甘能益气血,温能发散通经,祛风湿、强腰膝、止痹痛,固摄奇经冲、任、带脉,温通督、跷,搜剔维脉。主治风湿痿痹,骨节疼痛、腰脊与四肢痿软。《本草汇言》引《济生方》云:"治冲任寒冷,室女白带,此又广机关不利冲任与带。并可广阳维阴维、阳跷阴跷以及督与十二经脉经络之失利关机,则凡关机为病,与病及关机者,咸可因势而利导之。"《本草正义》曰:"温养补肝肾,通调百脉,强腰膝,坚脊骨,利关节,而驱痹着、起痿废,又能固摄冲带,坚强督任,疗治女子经带淋露,功效甚宏。"

桑寄生 味苦、甘,性平。入肝、肾而通奇经,苦能燥湿坚阴,甘能益精血,祛风湿、强腰膝、止痹痛,固摄奇经冲、任、带脉,充养督、跷、维脉。主治风湿痿痹,骨节疼痛、腰脊与四肢痿软、胎动不安。

木瓜 味酸,性温。入肝、脾而通奇经,酸能收涩坚阴、生津养阴,温能散湿通经,强腰膝,舒筋活络,固摄冲、任、带脉,温养督、跷,调维脉。主治风湿痿痹,骨节疼痛、肢体痿软、关节不利、筋脉挛急转筋及脚气冲心、呕吐。

秦艽 味辛、苦,性平。入肝、胆而通奇经,辛能行气发散,苦能泄热燥湿,祛风湿,通经络,调带脉。主治风湿痿痹,骨节疼痛、腰腿痿软、骨蒸潮热。

千年健 味辛、苦,性温。入肝、肾而通奇经,辛能行气发散,苦能泄热坚阴,温能助阳,祛风湿,通经络,强筋骨,壮跷脉。主治风湿痿痹、骨节疼痛、腰脊四肢痿软无力。

蕲蛇 味甘、咸,性温,有毒。为血肉走窜之品,入肝经而通奇经,搜剔督跷伏邪,通络止痉。主治中风、痿痹、癫痫、癥瘕。《本草纲目》云:"能透骨搜风、截惊定搐,为风痹、惊搐、癫癣、恶疮要药"。

乌梢蛇 味甘,性平。为血肉走窜之品,入肝经而通奇经,搜剔督跷伏邪,通络止痉。主治中风、痿痹、惊搐、癫痫、癥瘕。《本草纲目》云:"治诸风顽痹,皮肤不仁,风瘙瘾疹,疥癣。"

附子 味辛、甘,性热。辛能发散行气、通经脉,甘能益气,热以补火散寒。入心而通胞脉,以温冲、任、胞宫、精室;入肾而通督脉,以温壮督阳。主治阴寒内凝、命火不足、督脉阳虚、胞宫与精室虚冷、髓寒、阳气衰脱诸证,用于厥冷腹痛、肢体疼痛拘急、四肢厥逆、寒湿痹痛、阳痿、遗精。

干姜 味辛,性热。发散行气而通经脉,补火散寒。入心而通胞脉,以温冲、任、督、胞宫、精室。主治阴寒内凝、命火不足、督脉阳虚、胞宫与精室虚冷、髓寒、阳气衰脱诸证,用于厥冷腹痛、肢体疼痛拘急、四肢厥逆、寒湿痹痛。

肉桂 味辛、甘,性热。辛能发散行气、通经脉,甘能益气,热以补火散寒。入心而通胞脉,以温冲、任、胞宫、精室;入肾而通督脉,以温壮督阳。主治阴寒内凝、命火不足、督脉阳虚、胞宫与精室虚冷、髓寒、阳气衰脱诸证,用于厥冷腹痛、肢体疼痛拘急、四肢厥逆、寒湿痹痛、阳痿、遗精。

吴茱萸 味辛、苦,性热。辛能发散行气、通经脉,苦能降逆、燥湿、坚阴,热以补火散寒。入肝、肾而通胞脉,上散巅顶髓海之寒,下温冲、任、胞宫、精室。主治阴寒内凝、冲逆里急、胞宫与精室虚冷、髓寒诸证,用于巅顶厥冷头痛、脘腹冷痛、奔豚、呕吐涎沫、少腹疝气、四肢厥逆。

丁香 味辛,性温。辛能行气通脉,温能助阳散寒,入胃、肾而善降下行、引气下行,又入肾而通冲脉,故能降冲逆。主治寒凝气滞、冲逆里急诸证,用于心腹冷痛、脘腹胀满疼痛、呃逆、恶心呕吐、痛经、阳痿。

青皮 味苦、辛,性温。辛能散气、通经脉,苦能泄气降逆,温能散寒,入肝胆而通带脉,达冲郁。主治气滞血瘀证,用于胸胁疼痛、脘腹胀痛、寒疝、癥瘕、痛经、闭经。

木香 味苦、辛,性温。辛能发散行气、通经脉,苦能泄气降逆,温能散寒,入胆、三焦而通带脉,理奇经气机。主治气滞血瘀证,用于胁胀疼痛、腹胀满痛、呃逆、癃闭、寒疝、胎动不安、痛经、闭经。

沉香 味苦、辛,性温。辛能发散行气、通经脉,性沉而味苦善泄气降逆、引气下行,温能散寒,入肾而通冲脉、降冲逆。主治气滞血瘀、冲郁气逆证,用于胁胀疼痛、腹胀满痛、呃逆、奔豚、癃闭、痛经、闭经。

香附 味辛、微苦、微甘,性平。辛能发散行气、通经脉,苦能泄气散滞,甘能益气和血,入肝、三焦而通奇经。主治奇经气机郁滞、气滞血瘀证,用于头痛、脊背胀痛、胁腹胀满疼痛、呃逆、痛经、闭经。

乌药 味辛,性温。辛能发散行气、通经脉,温能散寒,入足太阳而通督脉、理奇经气机。主治督脉经气不输、气滞血瘀证之脊背胀痛、头痛、腹胀满痛、癃闭、痛经、闭经。

柿蒂 味苦,性平。降冲逆,入胃而降浊。主治冲胃气逆之呃逆、恶心呕吐。

鸡内金 味甘,性平。甘能益气摄精,金性肃降而降浊,能化水谷、痰浊,为消食化积之要药。本品为血肉走窜之物,故入奇经,能固摄奇经。主治痰浊凝滞、奇经郁滞、气滞血瘀诸证,用于疝瘕、癥瘕、结石、遗尿、遗精。

三七 味甘、微苦,性温。化瘀止血、活血止痛,入肝经而通奇经、脑络,主治颅脑瘀血、奇经瘀滞、胞宫与精室瘀痹之一身疼痛、痛有定处,崩漏、痛经、恶露不下、癥瘕。

降香 味辛,性温。化瘀止血、活血止痛,入心经而通胞脉,降则引浊气下行以降冲逆,芳香能开脑窍。主治颅脑瘀血、冲脉郁逆、奇经瘀滞、胞宫与精室瘀痹,用于一身疼痛、痛有定处,吐血、衄血、崩漏、痛经、恶露不下、癥瘕。

血余炭 味苦,性平。血余者,发也,能散瘀止血,益阴血。上能去脑窍之瘀浊,而疗头痛、癫痫。又为血肉有情之物,能入冲任,降郁逆、散瘀滞、通阴窍,以止吐血、衄血、崩漏,去恶露。

艾叶 味苦、辛,性温。温经止血、散寒止痛,入肝肾而通冲任带,温胞宫与精室。主治寒凝胞宫、瘀阻胞宫诸证,用于崩漏、带下、痛经。《得配本草》云:"艾治带脉病,腹满,腰溶溶若坐水中。"

川芎 味辛,性温。活血行气、祛风止痛。入心而上通脑窍,为治头痛之要药;下利胞脉,破蓄结,疗癥瘕、痛经、闭经、恶露不尽。入胆而利带脉,散郁滞,利腰气,主治腰腹疼痛、胁痛。

郁金 味苦、辛,性寒。活血止痛、行气解郁、清热凉血。入心而上通脑窍,畅神气,解郁结。下利胞脉,散瘀滞,降冲逆,调月经,疗癥瘕、痛经、闭经。入胆而通腑气以止胁痛、退黄疸。又利带脉,散郁滞,利腰气,主治腰腹胁痛。

丹参 味苦,性微寒。活血化瘀、清热凉血。入心而上通脑窍,畅神气,疗中风、头痛。下利胞脉,散瘀滞,调月经,疗癥瘕、痛经、闭经、恶露不尽,《得配本草》云:"丹参益冲任"。

红花 味辛,性温。活血化瘀,入心而上通脑窍,用于中风、头痛。下利胞脉以调月经,疗癥瘕、痛经、闭经。

益母草 味苦、辛,性微寒。活血祛瘀,利水消肿,清热解毒。益者,补益也;母者,生身者也;冲、任、胞宫为生殖之本,名为益母,故能入冲任,调理冲任气血,治胎产诸证,疗癥瘕、痛经、闭经、恶露不尽。

牛膝 味苦、酸,性平。活血而通冲任、散瘀滞、通经闭。补肝肾以益奇经,填精髓以强壮筋骨;引血与火下行而通上下诸窍,通脑络,利尿通淋。主治中风、骨节疼痛、肢体痿软、关节不利、经闭。

骨碎补 味微苦,性温。补肝肾,活血止血,益奇经,通冲任,散瘀滞,填精髓而强壮筋骨,故名骨碎补。主治骨节疼痛、肢体痿软、关节不利。

王不留行 味苦,性平。走血脉,通冲任,活血调经、通经下乳。《本草纲目》

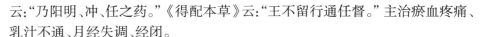

云:"乃阳明、冲、任之药。"《得配本草》云:"王不留行通任督。"主治瘀血疼痛、乳汁不通、月经失调、经闭。

水蛭　味咸、苦,性平,有小毒。咸能软坚散结,走窜而通血脉、奇经,主治中风瘫痪、肢体拘挛、疼痛麻木、癥瘕。

穿山甲　味咸,性微寒,有毒。本品为血肉走窜之物,善搜剔奇经,活血通经、下乳,软坚散结。《得配本草》云:"入阴阳二跷。"主治中风、痿痹、肢体瘫痪、疼痛麻木、闭经、乳汁不通、痰核、癥瘕。

半夏　味辛,性温。燥湿化痰,消痞散结,降胃安冲,调跷脉,通阴阳。主治痰浊引起的恶心呕吐、头痛头昏、眩晕、失眠、中风、半身不遂、口眼㖞斜、流痰涎、痰核、瘰疬、癥瘕。《医学衷中参西录》云:"力能下达,为降胃安冲之主药。"《本草正义》曰:"《灵枢》谓阳气满则阳跷盛,不得入于阴,阴虚则目不瞑,饮以半夏汤通其阴阳,其卧立至……其实所谓阳跷盛者,至是阳升太过,阴不涵阳,故不得眠,惟此善降,则阳入于阴矣,此治不得眠之真旨也。"

天南星　味苦、辛,性温。燥湿化痰,辛温发散,既能祛风止痉,又走经髓以散痰结、剔瘀血、调奇经。主治风痰阻络、痰瘀凝结经髓与骨节,用于中风、破伤风、口眼㖞斜、口噤、手足痉挛拘急、瘫痪、癥瘕。

旋覆花　味苦、辛、咸,性微温。辛开苦降,散郁滞痰结,降胃安冲,通血脉。主治痰浊胶结、冲胃气逆之胸胁疼痛、呕吐、梅核气、心下痞结、癥瘕。

贝母　味苦,性寒。清热化痰,入心而通血脉、胞脉,散结滞。主治痰浊壅滞经髓、骨节,用于痰核、瘰疬、中风瘫痪、癥瘕、痿痹。

竹茹　味甘,性微寒。清热化痰,降胃安冲。主治痰热之中风、昏迷,胆气郁逆、冲胃气逆之呕吐。

竹沥　味甘,性寒。清热豁痰,入心、肝而通血脉、胞脉,能豁痰开窍、息风止痉,剔经络之痰浊。主治中风、呕吐。

苏子　味辛,性温。化痰降气,开郁散滞,平冲降逆。主治痰饮内阻、痰气交结、冲胃气逆证,用于咳喘上气、咯血、吐血、衄血、梅核气。

杏仁　味苦,性微温。化痰饮,宣肺气,平冲逆,润肠通腑。主治痰饮内阻、痰气交结、冲胃气逆证,用于咳喘上气、咯血、吐血、衄血、梅核气、便秘。

白果　味甘、苦、涩,性平,有小毒。甘能益气,苦能开泄降气,涩能敛气摄精,故敛肺化痰、平冲降逆、固带摄任、益督止遗。主治久病喘气、呕吐涎沫、带下、遗精、遗尿。《本草新编》云:"少用则益于任督。"

麝香　味辛,性温。为血肉之物,芳香走窜,开脑窍而醒神,活血通经而利关节,走冲任胞宫而催生下胎。主治中风、癫痫、神昏、胞衣不下。

冰片　味辛、苦,性微寒。苦寒泄热,芳香走窜,开脑窍而醒神,活血通经而利关节。主治中风、癫痫、头痛、神昏。

石菖蒲　味辛、苦,性温。辛温发散,苦开泄浊,芳香走窜,能开脑窍而醒神,降浊以安神,走经络而通经开痹。主治健忘、痴呆、中风、流涎沫、言语不利、耳鸣耳聋。

磁石　味咸,性寒。质重能镇静,入心、肝、肾,上通脑而镇惊潜阳安神,下通胞脉而平冲降逆,磁性吸附而能收敛精气、引气归原,固摄奇经,坚强骨髓。主治头痛、失眠、癫狂、惊悸、喘逆、遗精、耳鸣、视物昏蒙。

龙骨　味甘、涩,性平。为血肉走窜之物所化,能入心、肝、肾、奇经,质重能镇静,上则镇惊潜阳安神,下收敛精气、引气归原,且甘能益气,故能固摄奇经,坚强骨髓。主治失眠、癫狂、惊悸、遗精、崩漏、尿血、骨痿。

牡蛎　味咸,性微寒,质重。入肝、肾、奇经,上能镇惊、潜阳安神,下收敛精气、引气归原而能固摄奇经、坚强骨髓,咸走血脉而软坚散结。主治头昏、失眠、癫狂、惊悸、遗精、遗尿、带下、崩漏、尿血、骨痿、癥瘕。

酸枣仁　味甘、酸,性平。酸甘养阴益气、收敛精气。入心、肝、胆而补肝胆、养心血,上以应脑而养脑安神、收敛神气,下连带脉、肾经而能固带安肾。主治胆气不足、脑神失养、神气散越、虚火上扰、失眠、多梦、易惊易醒。

远志　味苦、辛,性温。辛温发散,苦开降浊。入心、肾,上应脑而降浊开窍、安神,下引气血归原而益肾、固摄奇经。主治健忘、痴呆、失眠、遗精。

首乌藤　味苦、甘,性微温。甘能益气、缓急止痉,苦开降浊,温能通经。入心、肝、脾、肾而补益气血,上养脑安神,下引气血归原而益肾固奇,引阳入阴而调跷脉,兼以通脉。主治失眠、多梦、易惊易醒、手足痉挛。

牛黄　味苦,性凉。苦凉泄热降浊,入心、肝而能通血脉、息风,上以应脑而豁痰开窍;又为走窜物所生而善通奇经以止痉。主治中风、神昏、高热、抽搐、癫痫、角弓反张。

羚羊角　味咸,性寒。寒能清热,入心而味咸,能入血脉而软坚通脉;入肝而能凉肝息风,上应脑而清热开窍;又为走窜之物而善通奇经以止痉。主治邪热闭窍之神昏、高热、抽搐、癫痫、角弓反张。

紫石英　味咸,性平。入肝经,质重坠能镇惊、降冲逆、潜亢阳,上应脑而安神定惊;下引气血归原以固冲,咸能入血而软坚散结以通脉。主治阴虚阳亢、冲气上逆诸证,用于头痛、头昏、失眠、癫痫、惊悸、吐血、衄血。《奇经八脉》云:"女子血海虚寒不孕者宜之。"

代赭石　味苦,性寒。苦寒降逆泄浊、清热凉血,质重坠能镇惊、潜亢阳、降冲逆,上应脑而安神定惊,下引气血归原以固冲。主治阴虚阳亢、冲气上逆诸证,用于头痛、头昏、失眠、癫痫、奔豚、惊悸、惊风、吐血、衄血、崩漏。

钩藤　味甘,性微寒。甘能缓急,寒能降逆泄浊,入肝经而息风,降冲逆,潜亢阳,应脑而散脑风;藤性散发而能通经络。主治阴虚阳亢、风中经络诸证,用于头痛、头昏、眩晕、癫痫、中风半身不遂。

天麻 味甘,性平。甘能缓急止痉,平则潜阳降浊,入肝而息风,上以应脑。主治脑风眩晕、头旋、癫痫、抽搐、震颤。

全蝎 味辛,性平,有毒。辛能散结通络,平则息风,入肝经,又为走窜之品而善搜剔奇经,通督、跷、维脉。主治头痛、脊背疼痛、中风、痿痹、口眼㖞斜、角弓反张、抽搐、震颤、癫痫、肢体瘫痪、癥瘕。

蜈蚣 味辛,性温,有毒。辛温能散结通络,入肝经而能息风,又为走窜之品而善搜剔奇经,通督、跷、维脉。主治头痛、脊背疼痛、中风、痿痹,口眼㖞斜、角弓反张、抽搐、震颤、癫痫、肢体瘫痪、癥瘕。

僵蚕 味咸、辛,性平。辛能行气通络,咸能入血而软坚散结以通血脉,又为走窜之品而善搜剔奇经,通督、跷、维脉。主治风痰瘀阻络、头痛、脊背疼痛、中风、痿痹、口眼㖞斜、角弓反张、抽搐、震颤、癫痫。

地龙 味咸,性寒。咸能入血而软坚散结以通血脉,寒能清热,又为走窜之品而善搜剔奇经,通督、跷、维脉。主治头痛、脊背疼痛、中风、痿痹、口眼㖞斜、角弓反张、抽搐、震颤、癫痫、肢体瘫痪。

五味子 味酸,性温。酸能生津养阴,敛气摄精,温能助阳。入心、肾而上应脑以养脑安神,下固摄奇经、胞宫、精室以涩精止遗、止崩、固带。

山茱萸 味酸,性微温。酸能生津养阴,敛气摄精,温能助阳。入肝、肾能补精血而益固奇经、胞宫、精室,涩精止遗、止崩、固带。

覆盆子 味甘、酸,性微温。甘能益气,酸能生津养阴、敛气摄精,温能助阳。入肝、肾能补精血而益固奇经、胞宫、精室,涩精止遗、止崩、固带。

金樱子 味酸、涩,性平。酸能生津养阴,涩则敛气摄精,入肾能补精血而益固奇经、胞宫、精室,涩精止遗、止崩、固带。

莲子 味甘、涩,性平。甘能益气,涩则敛阴摄精,入心、肾而补精血,上应脑而养脑安神,下通胞脉而益固奇经、胞宫、精室,涩精止遗、止崩、固带。

芡实 味甘、涩,性平。入脾而味甘益气,涩则敛阴摄精,入肾而通胞脉以益固奇经、胞宫、精室,涩精止遗、止崩、固带。主治虚损阴痿、梦遗、白浊、泄泻、带下、崩漏。

桑螵蛸 味甘、咸,性平。甘能益气助阳,入肾而补肾;咸能入血脉,又为走窜之物而通奇经,故能固摄奇经。主治虚损阴痿、梦遗、白浊、带下、崩漏、腰脊酸软疼痛。

海螵蛸 味咸、涩,性微温。敛阴摄精,益气助阳。咸能入血脉,又为走窜之物而通奇经,故能固摄奇经、收敛止血。主治虚损阴痿、梦遗白浊、带下崩漏、腰脊酸软疼痛。

第三节　常见证候特征

一、脑病特征

《黄帝内经》记载了头痛、眩晕、善忘、薄厥、不得眠、癫狂、癫痫。

（一）病理特点

脑病主要表现为精神意识和感觉、运动方面的病变。

1. 元神失职　脑为元神之府,脑病则元神失职,出现失眠、多梦、健忘、神志不宁,甚至谵妄、昏谜等神志症状。病机有脑神失养和邪气扰神两个方面。

（1）脑神失养:《素问·八正神明论》云:"血气者,人之神。"脑的神志活动赖气血精充养,如饮食失调而精气血化源不足,或劳逸失度而耗伤精气血,则脑神失养,表现为失眠、健忘、眩晕、神情冷漠、思维障碍。若精气血枯竭,脑神失倚则神散、意识模糊乃至昏谜。

（2）邪浊扰神:主要由六淫、疫毒、温热、痰浊、瘀血等引起,邪浊犯脑,扰动脑神、闭塞神机,表现为多梦、嗜睡、失眠、谵妄或昏谜。

2. 感觉失司　"脑曰觉元",脑病则感觉言语失司,表现为运动、听觉、言语障碍。病机主要有觉元失养和蒙闭两个方面。

（1）觉元失养　先天禀赋不足或后天精血生化不足或气血暗耗,则髓海失充而觉元失养,从而感觉、言语功能低下,表现为视力、听力减退、言语迟钝、胫酸懈怠,甚或视无所见、目无所闻、言语不能等。

（2）觉元蒙闭:主要是痰浊瘀血上犯于脑,留塞脑窍所致,蒙闭觉元,表现为知觉障碍或妄乱,如视物模糊、目眩、耳鸣、言语不清或谵语、抽搐。

（二）常见证候

1. 风邪犯脑　《素问·太阳阳明论》云:"伤于风者,上先受之。"风为阳邪,轻扬开泄,易袭阳位。脑居人体最高之阳位,故易为风所犯。"风者,百病之始也""风者,百病之长",常率其他五淫共犯。风寒犯脑以头痛、恶寒、遇风痛增为主要表现。《素问·奇病论》云:"有所犯大寒,内至骨髓,髓者以脑为主,脑逆故令头痛,齿亦痛,病名曰厥逆。"治以疏风散寒为法,代表方有川芎茶调散(川芎、荆芥穗、细辛、白芷、甘草、羌活、防风、薄荷、清茶)。风热犯脑以头胀痛、发热或恶风、口渴、面红、舌尖边红、苔薄黄、脉浮数为主要表现,治以疏散清热为法,方用银翘散(金银花、连翘、桔梗、薄荷、竹叶、生甘草、荆芥穗、淡豆豉、牛蒡子)、芎芷石膏汤(川芎、白芷、石膏、藁本、羌活、菊花)加味。风湿犯脑以头痛如蒙、微恶风寒、肢体困重、胸闷纳呆、苔腻为主要表现,治以祛风除湿为法,方用羌活胜湿汤(羌活、独活、藁本、防风、甘草、蔓荆子、川芎)加味。

2. **毒邪壅脑**　毒分外毒、内毒,外毒有疫毒、虫毒、水毒、药毒;内毒主要是邪入藏腑,内蕴化毒,或气血败坏成毒。毒邪犯脑主要是扰乱元神觉元,表现为语无伦次、昏迷、抽搐等。风毒犯脑以头痛、项背强直、恶寒发热,甚至口噤不能语、四肢抽搐、角弓反张为主要表现,治以疏风解毒为法,方用荆防败毒散(荆芥、防风、茯苓、独活、柴胡、前胡、川芎、枳壳、羌活、桔梗、薄荷、甘草)合玉真散(生白附子、防风、白芷、生天南星、天麻、羌活)加味。温毒犯脑以头痛如刺、发热、口渴、烦躁不安,甚则高热、谵语、神昏、抽搐为主要表现,治以清热解毒为法,方用清瘟败毒饮(生地、黄连、黄芩、丹皮、石膏、栀子、甘草、竹叶、玄参、水牛角、连翘、芍药、知母、桔梗)加味。寒毒犯脑以头痛如刺、四肢厥逆、倦怠懒言、神志冷淡,甚或谵语、神昏、抽搐为主要表现,治以散寒解毒为法,方用甘草附子汤(甘草、附子、白术、桂枝)加味。

3. **痰浊壅脑**　外感邪气,内伤饮食、情志,损伤藏腑经脉,导致津液停聚成痰,上壅脑窍,元神被蒙。临床主要表现为头痛昏蒙、眩晕、耳鸣或失聪、视物模糊、神情冷淡、举止失常,甚则神昏、喉间痰多、抽搐、嗜睡,面色晦暗。治以涤痰化湿为法,代表方有礞石滚痰丸(金礞石、沉香、黄芩、大黄)、半夏天麻白术汤(半夏、天麻、茯苓、橘红、白术、甘草)、涤痰汤(茯苓、人参、甘草、陈皮或橘红、胆星、半夏、竹茹、枳实、菖蒲)。痰浊蕴久化热或热邪夹痰浊上扰者,以头痛如裂或昏重闷痛、面红目赤、视物模糊、烦躁不安、谵语、神昏、抽搐为主要表现,治以清热豁痰为法,方用黄连温胆汤(川黄连、竹茹、枳实、半夏、陈皮、甘草、生姜、茯苓)、至宝丹(水牛角代生乌犀、生玳瑁、琥珀、朱砂、雄黄、牛黄、龙脑、麝香、安息香、金箔、银箔)、清气化痰丸(酒黄芩、瓜蒌仁霜、半夏、胆南星、陈皮、苦杏仁、枳实、茯苓)等。

4. **火热攻脑**　外感火热温邪,或藏腑失调而火热内生,上攻于脑,则煎灼脑髓、扰动元神。临床表现为头痛如刺或胀、发热、烦躁、口渴喜冷饮、面红目赤、失眠多梦,甚或高热、神昏、谵语、抽搐。治以清热泻火为法,代表方有安宫牛黄丸(牛黄、水牛角浓缩粉、人工麝香、珍珠、朱砂、雄黄、黄连、黄芩、栀子、郁金、冰片)、紫雪丹(石膏、寒水石、磁石、滑石、水牛角、羚羊角、木香、沉香、元参、升麻、甘草、丁香、朴硝、硝石、麝香、朱砂)、龙胆泻肝汤(龙胆草、栀子、黄芩、木通、泽泻、车前子、柴胡、甘草、当归、生地黄)。

5. **脑络郁滞**　跌仆、金石损伤颅脑,或七情内伤,气机逆乱,血瘀于脑,或痰浊壅阻脑络,均可导致脑络郁滞。《素问·调经论》云:"血之与气,并走于上,则为大厥。"《素问·生气通天论》曰:"大怒则形气绝,而血菀于上,使人薄厥。"临床以神志异常、精神恍惚,情志抑郁、闷闷不乐、心悸不宁,或猝然昏仆、舌不能言,或神昏,或牙关紧闭,或四肢抽搐为主要表现,治以理气解郁为法,代表方有逍遥散(柴胡、当归、芍药、薄荷、茯苓、生姜、大枣)、丹栀逍遥散(逍遥散加丹皮、栀子)、柴胡疏肝散(陈皮、柴胡、川芎、香附、枳壳、芍药、甘草)。脑络瘀滞者,临床以头痛如刺、脑胀,甚则神昏、谵语、项背强直、四肢不用为主要表现,治以活血通窍为法,代表方有通窍活血汤(赤芍、川芎、桃仁、红枣、红花、老葱、鲜姜、麝香)。

6. **瘀水互结**　津血互用,水血相关,血渗于脉外则为水,津液入于脉中则化为血。凡跌仆、金石损伤脑脉,血溢脉外而留于脑内,或藏腑失调,水液内停上犯脑络,壅阻脑络,津液外溢脑窍,则形成颅脑水瘀证。临床以头刺痛、头胀重、呕吐、目珠失用,甚则神昏、谵语、四肢不用为主要表现。治以活血利水、降浊开窍为法,方用桃红四物汤(桃仁、红花、当归、赤芍、生地黄、川芎)合涤痰汤加泽泻、牛膝、车前子,或用通窍活血汤加白茅根、车前子、猪苓、泽泻、木通。

7. **髓海不足**　先天禀赋不足,或劳倦损伤精血,或饮食失调而化源不足,则脑髓失其充养,髓海不足。临床以头隐痛或空痛、目眩、头晕、耳鸣或失聪、视物模糊、健忘、思维迟钝、乏力,甚或五迟为主要表现。偏阴血虚者常五心烦热、烦躁不安、失眠多梦,偏阳气虚者常精神不振、畏寒肢冷、嗜睡懒言。治以填精益髓为法,代表方有六味地黄丸(山萸肉、淮山药、熟地黄、茯苓、泽泻、白术)、河车大造丸(紫河车、熟地黄、天冬、麦冬、盐炒杜仲、盐炒牛膝、盐炒黄柏、龟甲、蜂蜜)、右归饮(熟地黄、淮山药、山茱萸、枸杞子、甘草、姜杜仲、肉桂、制附子)、右归丸(熟地黄、附子、肉桂、山药、山茱萸、菟丝子、鹿角胶、枸杞子、当归、杜仲)、左归饮(熟地黄、淮山药、枸杞子、炙甘草、茯苓、山茱萸)、左归丸(熟地黄、菟丝子、牛膝、龟板胶、鹿角胶、山药、山茱萸、枸杞子、蜂蜜)。

8. **内风动越**　《素问·生气通天论》云:"阳气者,烦劳则张。"脑为诸阳之会,若情志妄乱、饮食失节,导致藏腑失调而痰浊火热内生,或外邪扰动脑府,可导致阳气亢奋不敛,阳亢化风,形成内风动越证。临床表现为头痛、眩晕、耳鸣、视物模糊、手足抽搐,甚口眼㖞斜、言语不利、神志障碍、半身不遂、手足麻木。治以息风止痉为法,代表方有玉真散(生白附子、防风、白芷、生天南星、天麻、羌活)、羚羊钩藤汤(羚羊角、钩藤、霜桑叶、川贝母、鲜竹茹、生地黄、菊花、白芍、茯神木、生甘草)、镇肝熄风汤(怀牛膝、生赭石、生龙骨、生牡蛎、生龟甲、生杭芍、玄参、天冬、川楝子、生麦芽、茵陈、甘草)。

9. **惊恐伤神**　猝惊、大恐则损伤元神,表现为面色苍白或青紫、胸闷、心悸、神志痴呆或昏仆。治以安神定志为法,代表方有朱砂安神丸(朱砂、黄连、炙甘草、生地黄、当归)、磁朱丸(磁石、朱砂、六神曲)、酸枣仁汤(酸枣仁、甘草、知母、茯苓、川芎)、柏子养心丸(柏子仁、党参、炙黄芪、川芎、当归、茯苓、制远志、酸枣仁、肉桂、醋五味子、半夏曲、炙甘草、朱砂)、天王补心丹(人参、茯苓、玄参、丹参、桔梗、远志、当归、五味、麦门冬、天门冬、柏子仁、酸枣仁、生地黄)。

10. **虫邪阻脑**　饮食不洁,虫从口入;或皮肤接触虫邪,虫从肌肤而入,均可上窜入脑。临床以头痛固定、发作性昏仆、口吐涎沫、四肢抽搐为特征。治以杀虫解毒、息风止痉为法,常用硇砂、矾石、全蝎、石菖蒲、槟榔、榧子等。

二、女子胞病特征

对女子胞病,《黄帝内经》载有"月事不来"和"石瘕"。

(一)病理特点

女子胞的病证主要是月经失调和孕育失常。

1. 月经失调 表现为月经周期、经量、经质、经色、经期的改变,如经少、经闭、经早、经迟、经多、经期延长等。病机主要有生化不足与藏泻失约。

(1)生化不足:先天禀赋不足,或后天调摄失当而生化不足,或七情、劳倦过度而阴血暗耗,或肾脏虚弱而天癸不足,均导致冲任不足而月经化源不足,临床表现为经小、经闭、色淡、经迟、经期缩短等。

(2)藏泻失约:外邪侵扰,或七情、劳逸、饮食内伤,均可导致藏泻失约,当藏不藏则经早、量多、经期长甚或崩漏,当泻不泻则经小、经迟、经期缩短、经闭、倒逆。

2. 孕育异常 孕育失常的病机有生殖功能低下和藏泻失约两个方面。

(1)生殖功能低下:先天禀赋不足,或后天生化不足、耗散过度,导致精血气亏虚,或邪气损伤胞宫,导致生殖能力低下。临床表现为不育、胎萎不长、胎儿发育畸形、胎死腹中。

(2)藏泻失约:先天不足,或后天调摄不当,外感邪气,导致女子胞藏泄失约。当藏不藏则精、胚胎不能正常寄附于胞而不孕、滑胎、漏胎、胎动不安。当泻不泻则孕期延长、难产、胎衣不下。

(二)常见证候

1. 寒凝胞宫 外感寒邪或素体阳虚,邪从寒而化,或藏腑失调,阴寒内生,则胞宫失温。临床表现为少腹冷痛、痛经、喜温,或月经后期、色紫暗,或带下清稀、色白。治当以温里散寒为法,代表方有温经汤。

2. 痰湿阻宫 外感湿邪,或藏腑气化失调,痰湿内生,痰湿流窜胞宫,临床表现为带下色白、量多或闭经或不孕。治以化痰散滞为法,代表方有二陈汤、涤痰汤。

3. 瘀阻胞宫 外邪壅塞经脉,或跌仆、生产损伤胞脉、胞宫,或情志内伤,气机郁滞,则气血运行受阻而留滞胞宫。临床表现为少腹刺痛、拒按,或有肿块,或月经后期、量小、色紫暗夹有血块,或闭经、崩漏。治以活血化瘀为法,代表方有四物汤(当归、川芎、白芍、熟地黄)、少腹逐瘀汤(小茴香、干姜、延胡索、没药、当归、川芎、官桂、赤芍、蒲黄、五灵脂)。

4. 湿热蕴胞 外感湿热,或藏腑失调而湿热内生,则湿热下注胞宫。临床表现为带下量多、色黄、秽臭,阴部瘙痒、糜烂,子宫糜烂。治以清热利湿为法,代表方有易黄汤(山药、芡实、黄柏、车前子、白果)。

5. 胞虚不固　素体虚弱,大病久病,导致气血亏虚而胞宫失养,或跌仆损伤胞宫,均可致胞宫固摄无力。临床表现为月经淋漓不尽,甚或崩漏、滑胎、漏治、胎动不安、阴挺等。治以益气补肾固本为法,代表方有举元煎(人参、炙黄芪、炙甘草、升麻、白术)、补中益气汤(黄芪、白术、陈皮、升麻、柴胡、人参、甘草、当归)、六味地黄汤、左归饮、左归丸。

6. 胞腑郁滞　七情内伤,气机不畅则形成本证。临床表现为情志不舒,烦躁不安,月经愆期,小腹胀痛,甚或闭经、难产、胎衣不下。治以理气散滞活血为法,代表方有桂枝茯苓丸(桂枝、茯苓、丹皮、赤芍、桃仁)、桃核承气汤(桃仁、大黄、桂枝、芒硝)、逍遥散。

三、胆病特征

《黄帝内经》载有"胆胀""胆咳""胆瘅""胆虚""呕胆""胁痛""少阳厥逆"等。

(一)病理特点

胆腑病主要表现为胆汁外溢和决断无权。

1. 胆汁外溢　胆腑有病,胆汁排泄受阻,不能泄于胃肠,反而上溢于肝内而入于血,泛溢肌肤,表现为目肤发黄,称为黄疸。《景岳全书·黄疸》云:"皆因伤胆,盖胆伤则胆气败而胆液泄,故为此证"。病机主要是湿热阻滞和胆道瘀塞。

(1)湿热毒壅:外感湿热毒邪,循经入里,或藏腑气化失调而湿浊、热毒内生,胃肠腑气不通,上逆犯胆,使胆失通降,胆汁溢入血中,泛于肌肤发为黄疸。

(2)胆道瘀塞:外感邪气,内伤饮食、情志,导致胆道不畅,胆汁瘀滞,久则凝聚成砂石,胆汁下行受阻,遂致外溢,发为黄疸。

2. 决断无权　外感邪气、七情内伤、痰浊内阻,扰动胆腑则胆气不舒、决断无权,临床表现为遇事易惊善恐、犹豫不决、胆怯、失眠、多梦。

(二)常见证候

1. 胆腑湿热　外感湿热邪气,或寒湿之邪入里化热,或藏腑失调而湿热内生,可壅滞胆腑。临床表现为胁下胀痛,或有痞块肿胀,触之痛甚,身目发黄,口苦,纳呆、呕恶。治以清热利胆为法,代表法有龙胆泻肝汤、茵陈蒿汤(茵陈、栀子、大黄)。

2. 胆气郁滞　七情失调,或外邪入侵而阻滞胆腑胆经,则胆气郁滞。临床表现为胁下胀痛,善太息,口苦,呕吐,情绪不宁。治以理气解郁利胆为法,代表方有柴胡疏肝散。

3. 虫扰胆腑　饮食不洁,虫从口入,窜入胆腑,则壅滞胆道。临床表现为阵发性上腹钻顶样剧痛,痛时面白、肢厥,呕吐苦水或吐虫。治以杀虫利胆为法,代表方有乌梅丸(乌梅肉、黄连、黄柏、附子、干姜、桂枝、细辛、蜀椒、人参、当归)。

4. 火壅蕴胆　外感火热毒邪,或七情内伤,藏腑失调,火热内生,熏蒸胆腑。临床表现为胁下痛或胀痛,发热,急躁多怒,口干口苦,头、目、耳胀痛、失眠多梦。治以泻火解毒为法,代表方有大柴胡汤(柴胡、黄芩、大黄、枳实、半夏、白芍、大枣、生姜)。

5. 胆腑瘀闭　外感浊邪,或饮食不节,或藏腑失调而浊邪内生,壅阻胆道;阻遏日久,浊邪凝滞,砂石内生,停滞胆腑,导致胆腑瘀闭。临床以胁下刺痛、胀痛,或痛如刀绞拒按,或胁下有肿块、拒按为主要表现。治以利胆通腑为法,代表方有大柴胡汤、利胆排石汤(大黄、枳实、虎杖、郁金、金钱草)。

6. 胆虚气怯　先天禀赋不足,或后天失调,或大病久病,均可导致胆气亏虚,决断无权。临床以胆怯易惊、恐惧、神志不宁、闷闷不乐、悲伤欲哭、心悸、失眠易惊醒、多梦为主要表现。治以益气壮胆为法,代表方有酸枣仁汤、安神定志丸(远志、石菖蒲、茯神、茯苓、朱砂、龙齿、人参)。

四、脉病特征

《黄帝内经》载有脉寒、脉满、脉泣、脉痹、脉溢。

(一)病理特点

脉的病理主要是脉道痹阻和血脉失约两个方面。

1. 脉道痹阻　外感、内伤,累及脉道,极易导致脉道不利,血脉痹阻。临床以疼痛、肿胀为主要表现。病机主要是瘀血内阻和脉道绌急。

(1)瘀血内阻:瘀血内阻是指血液运行不畅,留于脉内。病因病机主要有五个方面:一是外感邪气,内舍脉道而壅阻脉内,导致血行不畅,且火热伤津熬血,寒凝湿滞,从而血液凝滞。《素问·举痛论》云:"寒气入经而稽迟,泣而不行……客于脉中则气不通。"《医林改错》云:"血受烧炼,其血必凝。"二是七情内伤,气机郁滞,血运不畅而留滞脉内。《灵枢·刺节真邪》云:"宗气不下,脉中血凝而留止。"三是饮食不节,藏腑受损,痰湿浊邪内生,壅阻血脉,导致血行不畅。《素问·五脏生成论》云:"多食咸,则脉凝泣而变色。"四是藏腑虚弱,输布运血无力,导致血流不畅,留于脉内。《素问·痹论》云:"心痹者,脉不通。"五是跌仆损伤脉道气机,导致血行不畅。《灵枢·邪气藏腑病形》云:"有所堕坠,恶血留内。"

(2)脉道拘急:脉道绌急是指脉道拘急收缩、管腔狭窄、脉道变屈曲。病因病机主要有三个方面:一是寒湿之邪侵袭,收敛黏滞脉道,使脉道绌急。《素问·举痛论》云："寒气客于脉外则脉寒,脉寒则缩卷,缩卷则脉细急。"二是年老体衰,或七情饮食劳倦内伤,或大病久病,气血津液不足,脉道失充养而细急。《灵枢·营卫生会》云："老年之气血衰……气道涩"。《景岳全书·胁痛》云："凡人之气血,犹源泉也,盛则流畅,少则壅滞,故气血不虚则不滞,虚则无有不滞者。"三是跌仆闪挫、棍棒打击等外力使脉道受压而变窄。脉道细急则血行不畅为瘀,瘀血内阻则远端之脉道失充而细急,故脉道瘀阻与脉道细急常同时出现。

2. **脉道失约**　脉道失约是指脉管失去对血液运行的正常控制,导致血液妄行,溢于脉外,临床多表现为出血、肌肤瘀斑紫黯。病机是脉道受损,原因有四:一是外感火热毒邪,或火热内生,灼伤脉道。《素问·六元正纪大论》云："炎火行,大暑至,山泽燔燎……故民病少气……血溢流注"。二是跌仆、金石、虫兽损伤脉道,《灵枢·百病始生》云："起居不节,用力过度,则络脉伤,阳络伤则血外溢,血外溢则衄血;阴络伤则血内溢,血内溢则后血"。三是七情、饮食内伤,或年老体衰,或大病久病,气血亏虚,脉道失养变性,统摄无权,从而血溢脉外。四是瘀血内阻,血壅脉内而妄行,《素问·调经论》云："孙络水溢,则经有留血"。

(二)常见证候

1. **寒凝血脉**　外感寒邪,寒束血脉,则血行不畅。临床表现为恶寒,肢体冷痛,拘急或麻木,肤色紫暗或苍白。治以散寒通脉为法,代表方有当归四逆汤(当归、桂枝、芍药、细辛、通草、甘草)。

2. **风毒壅脉**　外感风毒邪,扰动损伤脉道,血脉失和。临床以肢体患部线状疼痛麻木、灼热,或色赤瘙痒、肌红肿,或尿血、便血、肌衄为主要表现。治以疏风解毒、安络为法,方用银翘散、桑菊饮(杏仁、连翘、薄荷、桑叶、菊花、苦梗、甘草、苇根)加味。

3. **火毒蕴脉**　外感火热毒邪,扰动损伤脉道,煎熬血液则血脉壅滞。临床以肢体患部肿胀疼痛、灼热、麻木,或色萎,或尿血、便血、肌衄,甚或酿脓为主要表现。治以泻火解毒为法,代表方有四妙勇安汤(金银花、玄参、当归、甘草)、犀角地黄汤(水牛角代替犀角、生地黄、芍药、丹皮)。

4. **湿热阻脉**　外感湿热或湿热内生,流窜脉道,壅遏气机。临床以肢体重痛、麻木,患处糜烂、瘙痒,甚或红肿、灼热,发热,或尿血、便血、肌衄,脉滑数为主要表现。治以清热利湿为法,常用龙胆泻肝汤、四妙丸(苍术、牛膝、黄柏、薏苡仁)化裁。

5. **脉络细痹**　先天禀赋不足,后天失调,年老体衰,大病久病,气血不足,脉道失充,则脉道涩细,血运不畅。临床表现为身体疼痛、肢麻,或神疲乏力,肌肤淡暗或浮肿,舌有瘀斑,舌下脉络纤曲,脉缓而弱或细涩。治以活血补血通络为法,代表方有四物汤、当归四逆汤。

6. **血瘀脉闭**　跌仆、外邪损伤脉道,或火热邪内生,灼伤脉道,血溢脉外,留而不去,则阻滞气机与压迫脉道,从而脉道闭阻。临床以身体某处疼痛、麻木,肢体活动障碍,手足不温,肌色青紫,脉涩为主要表现。治以活血化瘀为法,代表方有桃红四物汤、补阳还五汤、身痛逐瘀汤(秦艽、川芎、桃仁、红花、甘草、羌活、没药、当归、灵脂、香附、牛膝、地龙)、血府逐瘀汤(当归、生地黄、桃仁、红花、枳壳、赤芍、柴胡、甘草、桔梗、川芎、牛膝)、膈下逐瘀汤(当归、川芎、桃仁、赤芍、五灵脂、乌药、延胡索、香附、红花、枳壳、甘草、丹皮)。

五、精室病特征

古时常将精室病归属于肾与膀胱病中,且以遗精、滑精认识较详。

(一)病理特点

精室病变的主要病理特点是精液不足和藏泻失常。

1. **精室失约**　外感邪气,扰动精室,或七情、饮食内伤,藏腑失调,邪浊内生,下注精室,扰动精室;或大病久病,精室虚弱,约制无力,从而精室失约,精液外漏,表现为遗精、滑精、早泄。

2. **生化不足**　先天禀赋不足,或七情、劳倦内伤,或大病久病,藏腑虚衰,气血阴精生化不足,精失化源,表现为精小、无精、不育。

3. **精室闭阻**　外感邪气,留滞精室,或藏腑失调而痰湿瘀浊内生,下注精室,从而精室闭阻,表现为不射精(精闭)、精小、少腹疼痛、不育。

(二)常见证候

1. **湿热阻滞**　外感湿热,循经脉和精道内入精室;或饮食不节,藏腑失调,湿热内生,流注精室,则蕴结精室。临床表现为会阴部及少腹灼热胀痛,遗精或精中夹脓液(精浊),阴部瘙痒、糜烂。治宜清热利湿,代表方有龙胆泻肝汤、二妙散(苍术、黄柏)。

2. **痰阻精室**　藏腑失调,痰湿浊邪内生,流注精室,临床以精稠浊或稀、阳痿、性欲低下为主要表现。治以化痰降浊为法,常用二陈汤(陈皮、半夏、茯苓、甘草)、涤痰汤加味。

3. **精室瘀阻**　跌仆损伤精室,或七情内伤,气机郁滞,气血不畅,则血滞精室。临床以少腹会阴部固定刺痛、拒按,或有肿块,或精少、阳痿,或射精刺痛,或血精为主要表现。治以活血通窍为法,常用桃红四物汤、少腹逐瘀汤加味。

4. **浊毒壅滞**　调摄失当,房事不洁,浊毒之邪内侵,则留于精室。临床表现为少腹会阴疼痛,精浊有脓,或血精,阴部瘙痒、糜烂。治以化浊通窍为法,代表方有《医学心悟》萆薢分清饮(川萆薢、黄柏、石菖蒲、茯苓、白术、莲子心、丹参、车前子)。

5. 热灼精室　外邪火毒邪，或七情过极化火，或藏腑失调而火热内生，火热燎原则灼伤精室。临床以少腹会阴灼热刺痛、精液稠浊有脓、血精为主要表现。治以清热泻火为法，代表方有清心莲子饮（黄芩、麦门冬、地骨皮、车前子、甘草、石莲肉、白茯苓、黄芪、人参）、导赤散（木通、生地黄、生甘草梢、竹叶）。

6. 寒凝精室　寒湿之邪循经而入，可凝滞精室，表现为少腹会阴部拘急或冷痛、寒冷、精少或不射精、阳痿。治以温中散寒为法，代表方有当归四逆汤。

7. 精室虚寒　禀赋不足、后天失调、房劳过度、大病久病，可导致阳气虚衰，精室失温。临床以遗精、阳痿、畏寒肢冷、四肢不温、神疲乏力为主要表现。治以温阳益气为法，代表方有肾气丸（干地黄、山药、山茱萸、泽泻、茯苓、牡丹皮、桂枝、附子）、右归饮、右归丸。

8. 精室不固　饮食、劳倦、跌仆损伤精室，或大病久病导致气虚，则精室不固。临床以滑精，阳痿，神疲乏力，少气懒言为主要表现。治以益气摄精为法，代表方有金锁固精丸（沙苑子、芡实、莲子、莲须、煅龙骨、煅牡蛎）、桑螵蛸丸（桑螵蛸、菟丝子、熟地黄、山茱萸、黄连）、左归饮、左归丸。

六、骨病特征

中医对骨病认识较早，远在周朝就认识到骨折及感染，《黄帝内经》载有骨痹、骨痿、骨热、骨枯，《颅囟经》载有骨疮，《诸病源候论》载有附骨痈。唐·蔺道人《仙授理伤续断秘方》对于骨折、脱臼等记载十分丰富，尔后随着实践的深入，逐渐形成了颇具特色的中医骨伤学。故在这里只讨论骨骼病变。

（一）病理特点

骨骼病变是指骨之大小、坚脆、形态发生的异常改变。主要表现在骨痿、骨脆、骨质增殖三个方面。

1. 骨痿　骨痿是指骨骼痿软无力、萎缩变形，主要是先天禀赋不足、后天失调，导致气血精津亏虚，骨骼失养所致。临床表现为行走无力、不耐劳作、久行、久站，甚或不能行走，驼背，龟胸。

2. 骨脆　骨脆是指骨骼脆弱疏松，主要是先天禀赋不足、后天失调，导致气血精津亏虚，骨骼失养而干枯、疏松。临床表现为不耐劳作、久行、久站、负重用力，一旦劳作用力或受到外力或跌仆、闪挫扭转则发生骨骼折断。

3. 骨质增殖　骨质增值是指骨骼异常增生而失去正常结构，主要是阴阳失调、痰瘀附骨。临床表现为骨骼边缘有赘物，骨骼异常粗大。

（二）常见证候

1. 虫毒蚀骨　外感虫毒，或饮食不洁，虫毒由口鼻而入，循脉流窜于骨，损伤骨骼，表现为骨骼脆弱或变硬变粗、骨腐流脓、疼痛拒按。寒毒则冷痛，流脓清稀，恶寒怕冷，肌肤不温，舌淡苔白，脉紧或弦紧；热毒则灼热刺痛，脓浊质黏或血性脓。治以解毒托脓为主,寒毒用《外科证治全生集》阳和汤(熟地黄、麻黄、鹿角胶、白芥子、肉桂、生甘草、炮姜炭)加蜈蚣、当归、僵蚕、白芷,热毒用《医宗金鉴》五味消毒饮(金银花、野菊花、蒲公英、紫花地丁、紫背天葵)加赤芍、丹皮、南星,气血已虚用《外科正宗》托里消毒散(人参、川芎、白芍、黄芪、当归、白术、茯苓、金银花、白芷、甘草、皂角刺、桔梗)、《医宗金鉴》托里消毒饮(人参、黄芪、白术、茯苓、当归、川芎、白芍、金银花、白芷、甘草、连翘)。

2. **瘀血着骨**　跌仆损伤,或藏腑经脉失调,导致气滞血瘀,瘀久不清,深入骨骼,或藏腑经络失调,血液不畅,导致瘀血留滞骨骼。临床以骨骼变粗变硬或异常增生、疼痛拒按、活动不利为主要表现。治以活血化瘀为法,方用《医林改错》身痛逐瘀汤加减。

3. **痰湿注骨**　藏腑失调,痰湿内生,痰循经脉流注骨骼。临床表现为肢体某部深处可触及肿块、隐痛、骨骼变脆或变硬、骨腐流脓。寒痰则畏寒肢冷、脓清稀,热痰则发热、肌肤红肿、脓稠而浊或夹血。治以化痰为主,寒痰用阳和汤加味,热痰用黄连温胆汤加减。

4. **湿热熏骨**　外感湿热,内舍入于骨;或七情、饮食损伤藏腑而湿热内生,流注骨骼则熏蒸骨骼。临床以骨腐成痈、骨脆、疼痛拒按为主要表现。治以清热利湿为法,方用加味二妙散(苍术、黄柏、龟甲、萆薢、知母)、四妙丸(黄柏、苍术、牛膝、薏苡仁)。

5. **阴虚骨蒸**　大病久病,阴血耗伤,或湿热、虫毒日久,阴血津液被伤,从而虚火内动,灼蒸骨骼。临床以骨骼变质、疼痛、潮热为主要表现。治以滋阴除蒸为主,代表方有清骨散(银柴胡、胡黄连、秦艽、鳖甲、地骨皮、青蒿、知母、甘草)、大补阴丸(熟地黄、盐知母、盐黄柏、醋龟甲、猪脊髓)。

6. **阳虚骨寒**　大病久病,阳气虚衰,或寒凝、痰湿日久,阳气被耗,则骨失温煦而寒。临床以骨骼变质、冷痛,活动不利、四肢不温为主要表现。治以温阳散寒为主,方用当归四逆汤、阳和汤、右归饮、右归丸。

7. **髓虚骨脆**　先天不足,或后天生化不足,或大病久病而精血被耗,导致精血津液亏虚,髓化无源,骨失充养而骨痿骨脆。临床表现为骨骼隐痛、身体佝偻,驼背、肢体痿软,活动不利、易骨折。治宜益精填髓,方用《医方集解》虎潜丸(黄柏、龟板、知母、生地黄、陈皮、白芍、锁阳、狗骨代虎骨、干姜、当归、牛膝、羊肉)加减。

七、脊髓病特征

对于脊髓病证,《黄帝内经》载有伛、脊痛、脊强。因脊髓居骨内,督脉行脊中,肾生髓,故历代医家常将脊髓病证归于骨、肾、督脉病中。

（一）病理特点

脊髓病主要表现为运动障碍和藏腑经脉失调两个方面。

1. 运动障碍　脊髓居脊椎内，参与支撑躯体运动的功能，故脊髓为病皆会发生运动障碍，表现出腰痛、肢体活动不利，甚或瘫痪等症状。

2. 藏腑经脉受累　脊髓两旁有细络连于藏腑，全身经脉或主干或分支循行于脊中。故脊髓病变累及藏腑经脉，导致藏腑经脉失调，表现出相应的症状。

（二）常见证候

1. 风热袭脊　外感风热邪，邪气内扰脊髓，则脊髓失和。临床表现为脊热痛，活动不利，身热汗出，一身酸楚。治以疏风散热为法，代表方有葛根解肌汤（葛根、麻黄、肉桂、甘草、黄芩、芍药）、柴葛解肌汤（柴胡、葛根、白芷、桔梗、羌活、石膏、黄芩、白芍、甘草、大枣、生姜）。

2. 风寒束脊　外感风寒之邪，寒气内束脊髓，则脊髓失和。临床表现为脊背拘急冷痛或引四肢，遇寒则甚。治以辛温解表为法，代表方有葛根汤（葛根、麻黄、桂枝、芍药、甘草、生姜、大枣）。

3. 寒湿着脊　外感寒湿之邪，内舍脊髓，留而不去，则痹阻脊髓。临床表现为脊背冷痛，辗转俯仰不利，如坐水中，阴雨天和遇寒则加重，肢体沉重甚或活动不利、麻木、水肿。治以散寒除湿为法，代表方有肾着汤、羌活胜湿汤。

4. 湿热蕴脊　外感湿热之邪，内舍于脊髓；或寒湿日久，蕴而化热；或饮食劳倦内伤，藏腑失调，湿热内生，流注、熏蒸脊髓。临床表现为脊柱抽痛连髋及腿膝，甚或肢节红肿疼痛、麻木，脊柱转侧俯仰不利，雨季或暑天加重。治以清热利湿为法，代表方有四妙丸。

5. 火热灼脊　外感火热之邪，或藏腑失调，火热内生，火热流窜脊髓，则灼伤脊髓。临床以脊背热痛及下肢灼痛、活动不利、发热、大便干结为主要表现。治以清热泻火为法，代表方有黄连解毒汤（黄连、黄柏、黄芩、山栀）。

6. 痰湿阻脊　大病久病，藏腑虚弱，痰湿内生，流窜脊髓，则脊髓失和。临床表现为脊背冷痛沉重，痛引胁腹或四肢，肢体麻木或水肿，阴雨天尤甚，全身困重酸楚。治以化痰除湿为法，代表方有涤痰汤。

7. 瘀血滞脊　跌仆、金石损伤脊柱，血溢脉外，留而不去则阻于脊髓。临床以脊背刺痛如折、转侧俯仰不利、胁腹胀满、肢体麻木或活动不利、大便秘结、小便癃闭或短涩为主要表现。治以活血化瘀为法，代表方有身痛逐瘀汤。

8. 阴虚髓亏　七情、劳倦、大病久病而阴血耗伤，或藏腑虚弱而阴血生化不足，则脊髓化源不足，失于润养。临床表现为脊背热痛胀、转侧俯仰不利，或肢体热痛、痿软消瘦、麻木、低热、五心烦热、盗汗。治以滋阴补髓为法，代表方有左归饮、左归丸。

9. 阳虚髓冷　寒湿日久，损伤阳气；或大病久病而阳气被耗，则脊髓失于温养。临床表现为脊背冷痛活动不利,肢体水肿、麻木、发凉,神疲懒言,大便溏泄,小便自出或尿闭。治以温阳补髓为法,代表方有右归饮、右归丸。

10. 脊髓空虚　大病久病,气血精津亏虚,脊髓化源不足则脊髓空虚。临床表现为脊痛空痛或隐痛,肢体痿软无力,遇劳更甚,形体消瘦,手足不温,少腹拘急,神疲乏力,喜卧,胁腹胀满,二便失禁,男子阳痿、遗精,女子月经失调或闭经,性欲低下。治以填精补髓为法,代表方有河车大造丸、龟鹿二仙汤(龟板、鹿角、党参、枸杞子)。

八、命门病特征

古代将命门与肾合二为一,大多将其病证归属于肾病中。

(一)病理特点

命门病主要是调节失常和鼓动无力,表现为阴阳失调、命门虚弱。

1. 阴阳失调　命门藏元阳元阴,为水火之宅,凡各种致病因素作用于命门,使命门发生病变时,势必导致阴阳失调,出现阴虚阳亢或阳虚阴盛之证。

2. 命门虚弱　先天禀赋不足,或后天因各种致病因素和饮食、劳倦、情志等损伤,均可导致功能低下,鼓动无力。临床表现为神疲困倦、肢体痿软、精神不振、少气懒言、面色无华、动则气乏喘促、汗出、六脉沉细无力。

(二)常见证候

1. 阴虚阳亢　主要是命水相对不足,命火相对亢盛,虚热内生。临床表现为烦热、口渴多饮、盗汗。治以滋阴潜阳为法,代表方有知柏地黄丸(知母、熟地黄、黄柏、山茱萸、怀山药、牡丹皮、茯苓、泽泻)、大补阴丸、青蒿鳖甲汤(青蒿、知母、桑叶、鳖甲、丹皮、花粉)。

2. 阳虚阴盛　主要是命火相对不足,虚寒内生。临床表现为形寒、倦怠、神疲乏力、肢体不温、自汗、性功能低下。治以温阳壮火为法,代表方有肾气丸。

3. 真阴虚弱　主要是命门元阴亏虚,机体失于滋养,常有虚火内生。临床表现为形体消瘦、肌肤干燥、毛发稀疏或枯萎、肢体酸软、五心烦热、盗汗。治以滋阴补虚为法,代表方有左归饮、左归丸。

4. 元阳衰弱　主要是命门元阳亏虚,命火不足,机体失于温煦,常有阴寒内生。临床表现为形寒怕冷、肢体酸软冷痛、肌肤黯淡、神疲困倦、嗜睡、性功能低下,女子经少、经闭、不孕,男子阳痿。治以壮阳补火为法,代表方有右归饮、右归丸。

5. 命门衰惫　主要是命门元阴亏虚、命火不足,机体既失于滋养,又失于温煦。临床表现为形体消瘦、肌肤黯淡、神疲短气、毛发稀疏或枯萎、肢体酸软、心烦、自汗、盗汗,性功能低下。治以滋阴壮阳为法,代表方有龟鹿二仙汤、河车大造丸。

九、膻中病特征

对于膻中病,历代医家主要将其归属于胸部病变,尤其是心藏病变中。

(一)病理特点

膻中病理主要是膻中不利和宗气不足。

1. 膻中不利　主要是因各种致病因素导致膻中气机不畅,升降受阻,气血瘀滞。临床表现为呼吸不利、窒息闷闭、喉间不适、喉间痰鸣、胸闷胸痛、虚里搏动异常、心悸怔忡、脉结代。

2. 宗气不足　主要是致病因素引起宗气损耗,和藏腑经脉病变导致宗气生化不足所致。临床表现为言语低微、声怯,呼吸息微、神疲乏力、虚里搏动无力、心悸、脉细涩。

(二)常见证候

1. 痰滞膻中　主要由情志、饮食损伤和痰浊引起。临床表现为呼吸不畅、声音嘶哑、咽喉梗阻不适、胸闷胸痛。治宜畅中宽胸、理气化痰,代表方有瓜蒌薤白半夏汤(瓜蒌实、薤白、半夏、白酒)、苏子降气汤(紫苏子、半夏、当归、甘草、前胡、厚朴、肉桂)、半夏厚朴汤(半夏、厚朴、茯苓、生姜、苏叶)。

2. 气滞血瘀　主要由情志、饮食失调所致。临床表现为胸闷疼痛、咽喉不利、呼吸困难、心悸怔忡,面色紫黯、舌黯淡、苔白,脉结代或涩。治宜理气活血、化瘀通络,代表方有血府逐瘀血汤、丹参饮(丹参、檀香、砂仁)。

3. 寒凝膻中　主要有外感寒邪和过食寒凉引起。临床表现为形寒肢冷、胸闷疼痛、手足厥逆,面色黯淡、唇舌灰紫,虚里搏动异常、心悸怔忡,舌淡或暗淡、苔白,脉沉迟。治宜温阳散寒,代表方有附子细辛汤(黑附子、细辛、白术、川芎、甘草、生姜)、桂枝加桂汤(桂枝、芍药、生姜、甘草、大枣)、当归四逆汤。

4. 饮停膻中　主要是藏腑失调导致痰饮内生,停滞膻中所致。表现为胸闷胀痛或窒息感、心悸怔忡、呼吸困难、唇绀、面色苍白、肌肤水肿、虚里搏动无力,舌黯淡、苔白腻,脉细涩。治宜利水化饮,代表方有真武汤(茯苓、芍药、生姜、附子、白术)、苓桂术甘汤(茯苓、桂枝、白术、甘草)、葶苈大枣泻肺汤(葶苈、大枣)。

5. 宗气不足　主要表现为呼吸不畅、气喘息微、少气懒言、言语低微、神疲体困,胸闷疼痛,动则尤甚。治宜益气补虚,方用补中益气汤加丹参、川芎、桔梗、瓜蒌。

十、督脉病特征

督脉病证主要是其循行部位的不适和所联系的器官组织功能失调,以脊背疼痛、活动不利及神志、运动、生殖功能障碍为主。《灵枢·经脉》云:"实则脊强,虚则头重高摇之。"《脉经》曰:"大人癫痫,小儿风痫。"

(一)病理特点

1. 经气不利 外感邪气,邪气壅滞督脉;或情志内伤,损伤气机,气机逆乱;或跌打损伤督脉;或大病久病,藏腑经络失调,气机紊乱;或痰瘀内生,痰窜入督脉,皆可导致督脉气机逆乱,经气不利,阳气失展。常见症状有颈项疼痛、头痛、脊柱疼痛、肢体活动障碍、神志错乱、发热。

2. 督脉不振 劳累过度,耗伤精气血;或大病久病,藏腑虚弱,气血不足,皆可导致督脉失充,督脉虚弱,督导不力。常见症状有头晕、腰脊酸软、精神不振,女子带下、月经不调,男子阳痿、精少、遗精、早泄。

(二)常见证候

1. 风邪犯督 外邪入侵,壅滞督脉,导致督脉经气不利。风性轻扬上浮,犯督以项背、头部症状为主,表现为头痛无定处、项背强直、恶寒发热、迎风流泪、肢体酸重。风为百病之长,常夹寒、湿、热为患。夹寒者恶寒重、发热轻、头项背冷痛引肩臂腰脊、脊强、无汗;夹湿者头昏重而痛、脊强困重、颜面四肢浮肿;夹热者发热重、恶寒轻、项脊强急、汗出;夹毒者四肢抽搐、角弓反张、口噤齘齿。治当疏风散邪通督,风寒者用桂枝汤加葛根、防风、蜈蚣,风热者用柴葛解肌汤加薄荷、地龙、蝉衣,风湿者用羌活胜湿汤加葛根、藿香、白芷,风毒用玉真散加蜈蚣、全蝎。针刺取大椎、风府、陶道等穴,用泻法。

2. 火热灼督 多由火热毒邪直中督脉,或藏腑蕴火,迁延入督所致。临床表现为高热、头痛、项背强直、目赤、口咽干燥,甚者四肢抽搐、角弓反张。治当清热泻火,轻症用五味消毒饮加柴胡、黄芩、白芷、葛根、玄参;重症用羚羊钩藤汤或黄连解毒汤合玉真散;针刺取大椎、陶道、水沟等穴,用泻法。

3. 寒凝督脉 多由冒受严寒,寒邪直中督脉所致。寒性收引,损伤阳气,寒凝督脉则经气不利,阳气不展。临床表现为项背脊腰冷痛,痛引肩臂,脊柱转侧俯仰不利,恶寒,肢体不温,舌淡红、苔薄白,脉紧或细。治当散寒通督,方用《东医宝鉴》加味龙虎散(苍术、全蝎、草乌、附子、天麻);针刺取腰阳关、命门、水沟、百会等穴,温针,或灸。

4. 湿滞督脉 多因居处潮湿,冒雨涉水所致。湿性黏滞,阻遏气机,则阳气失展。临床表现为脊部困重而痛、头重昏沉,兼见胸闷、颜面及四肢浮肿。偏寒者,头项腰脊冷痛重着、手足不温、恶寒;偏热者项背腰脊热痛困重而强急、身热不扬。治当化湿通督,寒湿用《张氏医通》渗湿汤(苍术、白术、甘草、茯苓、干姜、橘红、丁香)加桂枝、细辛、附子、僵蚕、白芥子;湿热用四妙丸加柴胡、葛根。针刺取大椎、脊中,泻法。

5. 督脉气滞 多由精神抑郁、思虑过度或闪扭所致。临床表现为头项腰脊胀痛、嗳气,甚者项背腰脊活动不利、强硬不能俯仰,兼见腹胀满、胸闷心痛,腹胀下引少腹拘急、癃闭、痔,女子月经不调、痛经,男子阴茎疼痛、睾丸胀痛。治宜理气散滞,方用天台乌药散(乌药、木香、茴香、青皮、高良姜、槟榔、川楝子、巴豆)加穿山甲、葛根、蜈蚣,针刺取陶道、腰阳关、脊中、至阳、水沟等穴,平补平泻。

6. 瘀血阻督　多由跌打损伤、金石创伤所致。临床表现为脊柱损伤处刺痛拒按、脊柱转侧俯仰不利,肢体麻木或不能活动,兼见腹胀满、尿少癃闭、便秘,腹胀满甚时上冲心胸而胸闷,男子阳痿。治当活血通督,方用身痛逐瘀汤加土鳖虫、穿山甲、蜈蚣,针刺取阿是穴、腰阳关、陶道、水沟等穴,电针。

7. 痰注督脉　多由藏腑失调,痰浊内生,痰随气动而流窜入督所致。临床表现为项背腰脊重滞、麻木作痛,兼见头重眩晕、下肢麻木、肿胀,胸腹胀满,甚则癫痫。偏寒者,项背腰脊冷痛重滞,痛引肩臂。偏热者,发热、项背腰脊强急而热。治当化痰开结、宣通督脉,方用指迷茯苓丸(半夏、茯苓、枳壳、风化朴硝)加僵蚕、白芥子、蜈蚣、川芎、威灵仙,偏热者加胆南星、黄连,癫痫用礞石滚痰丸加全蝎、地龙、蜈蚣,针刺取水沟、长强、风府、命门、腰阳关等穴,平补平泻。

8. 督阳不振　多由先天禀赋不足和房劳过度,导致肾虚、命火不足,不能温养督脉所致。临床表现为项背腰脊酸软发凉,绵绵作痛喜按揉,恶寒怕冷、手足不温、少腹拘急、心胸冷痛彻背、腹胀便溏、头昏嗜睡,女子宫冷不孕,男子遗精、阳痿。治当温补督阳,方用斑龙丸(鹿角胶、鹿角霜、菟丝子、柏子仁、熟地黄、白茯苓、补骨脂)加韭子、九香虫、蜈蚣,针灸取命门、腰阳关、百会等穴,温针,补法或灸。

9. 督脉虚弱　多由先天不足,劳倦、淫失过度导致肝肾精血亏虚,不能充溢督脉所致。临床表现为头晕目眩、视力下降、视物不清、项背腰脊酸软无力,兼见腰脊隐痛绵绵、屡发不止、延及肩臂,臀腿乏力,精神疲倦,肢体痿弱细小、心悸,男子精少、阴茎短少萎弱,女子经少、经迟、闭经、不孕,小儿五迟五软俱见,大人痴呆、癫痫。治当填精补髓益督,方用左归丸加减,针刺取百会、命门、腰阳关、长强等穴,补法或灸。

十一、任脉病特征

任脉病主要为泌尿生殖系统和下腹部病证。《素问·骨空论》云:"任脉为病,男子内结,七疝,女子带下瘕聚。"《灵枢·经脉》曰:"实则腹皮痛,虚则痒搔。"《脉经》说:"动,苦少腹绕脐,下引横骨,阴中切痛。"

(一)病理特点

1. 经气不利　外感邪气,邪气壅滞任脉;或情志内伤,气机逆乱;或跌仆、产育损伤任脉;或大病久病,藏腑经络失调,痰瘀内生,流窜入任,瘀血阻滞,皆可导致任脉气机逆乱,经气不利。常见症状有少腹疼痛,男子七疝,女子不孕、月经失调、瘕聚。

2. **任脉不固**　凡劳累过度,耗伤气血;或情志内伤,暗耗阴血;或房劳过度、产育过多,损伤气血;或大病久病,藏腑虚弱,气血不足,皆可导致任脉失充,气血虚弱,任脉不固。常见症状有女子带下、月经不调、血枯经闭、滑胎,男子阴衰、阳痿、遗精。

(二)常见证候

1. **热伏任脉**　外感温热邪气,邪客任脉;或过食辛燥,积热生火;或七情内伤,气郁化火,火热流窜任脉则形成热伏任脉证。临床表现为口咽干燥、唾液目赤、皮肤干燥、发热,男子阳强或遗精,女子经量多、崩漏、黄带。治宜清热降火安任,常用药物有玄参、生地、丹皮、赤芍等,方用犀角地黄汤化裁。

2. **寒凝任脉**　外感寒邪,邪客任脉;或素体阳虚,命火不足,任脉失温,则形成寒凝任脉证。症见少腹痛引胃脘、会阴,胸闷、口干不欲饮,男子阳痿、精少或不射精,女子痛经、经少、经闭,面唇色淡、白睛暗滞。治宜散寒通脉,常用药物有鹿茸、桂枝、当归、干姜、小茴香,方用温经汤(吴茱萸、麦冬、当归、芍药、川芎、人参、桂枝、阿胶、牡丹皮、生姜、甘草、半夏)或当归四逆汤化裁。

3. **任脉瘀阻**　外感寒邪,内伤生冷,七情郁结,或跌仆、产育损伤任脉,或久病入络,则形成任脉瘀阻证。症见少腹痛引胃脘、会阴,胸闷隐痛,腹内癥瘕,内结七疝,男子不射精、精少,女子痛经、经少色暗、有瘀块,口唇晦暗,口干,目晦暗或白睛充血。治宜辛香通络,常用药物有当归、丹参、小茴香、三棱、莪术、新绛、川楝子、穿山甲、桃仁、红花,方用少腹逐瘀汤。

4. **痰湿注任**　外感湿邪,邪客任脉,留而凝聚成痰,或藏腑气化失调,痰湿内生,流窜入任,则形成痰湿注任证。症见腹内癥瘕、七疝,男子精稠难化,女子带下清稀、经少,脘腹痞闷,咽喉黏滞如梗,眩晕。治宜化痰利湿、散滞安任,常用杏仁、苏子、法半夏、茯苓、白芥子、陈皮,方用桂枝茯苓丸合二陈汤或涤痰汤加味。

5. **湿热注任**　外感湿热,邪客任脉;或嗜食肥甘厚味,内生湿热,湿热下注任脉,则形成湿热注任证。《傅青主女科》云:"夫黄带,任脉之湿热。"症见男子阴痒潮湿,女子阴痒、带下黄浊秽臭、月经量多,脘腹痞闷、胸闷。治宜清热利湿安任,常用黄柏、茯苓、竹茹、萆薢、龙胆草、黄芩,方用龙胆泻肝汤。

6. **任脉不固**　久病劳损,任脉亏损,不能固束阴血,则形成任脉不固证。症见少腹坠张,会阴松弛,疝气,痔,男子遗精、阴囊松弛,女子月经量多、经期延长、崩漏、心悸怔忡、肢体痿软。治宜填补固任,常用药有龟甲、阿胶、白果、山萸肉、芡实,方用寿胎丸(菟丝子、桑寄生、川续断、阿胶)。

7. **任脉虚弱**　先天禀赋不足或后天失于调摄,阴血不足,任脉失养则形成任脉虚弱证。症见面黄肌瘦,心悸怔忡,皮肤瘙痒干燥,男子阴茎短小、睾丸细小、精少、须少,女子经少色淡、带下清稀、不孕、坠胎、胎动不安,口咽干燥,神疲乏力。治宜养阴补血填补任脉,常用龟甲、紫河东、覆盆子、枸杞、桑椹、当归,方用左归丸加味。

十二、冲脉病特征

冲脉病主要表现为逆气上冲和生殖、泌尿系统病证。《灵枢·五音五味》云:"任冲不盛,宗筋不成,有气无血,唇口不荣,故须不生。"《脉经》曰:"苦少腹痛,上抢心,有瘕疝遗溺,胁支满烦,女子绝孕。"

(一)病理特点

1. **冲气逆乱** 外感邪气,壅滞冲脉;或情志内伤,损伤气机;或跌仆、产育损伤冲脉;或大病久病,藏腑经脉失调,气机紊乱,痰瘀内生,阻滞冲脉,皆可导致冲气逆乱。常见症状有心悸怔忡、心痛、胸胁胀痛、腹痛里急,气急喘动,瘕疝、出血。

2. **冲脉空虚** 凡劳累过度、情志内伤、房劳过度、产育过多、大病久病等均可导致气血不足,冲脉失充。临床表现为形体消瘦,肌肤不仁,麻木,女子月经失调、崩漏、不孕,男子阳痿、精少无子、须发不生。

(二)常见证候

1. **冲气郁逆** 《素问·骨空论》云:"冲脉为病,逆气里急。"冲气郁逆是冲脉病证中最常见的证候,常因愤怒所致。证以气从少腹上冲胸咽,状如奔豚,脐下悸动为主症,兼见心悸、咳嗽少痰、喘逆、恶心欲呕或呕吐清水、嗳气吐酸,甚至噎膈、二便不通。《张氏医通》云:"故知膈咽之间,交通之气不得降者,皆冲脉上行,逆气所作也。"治宜安冲降逆,药用龙骨、牡蛎、旋覆花、代赭石、紫石英、磁石之类,方用奔豚汤(甘草、川芎、当归、半夏、黄芩、葛根、芍药、生姜、甘李根白皮)或旋覆代赭汤(旋覆花、人参、代赭石、甘草、半夏、生姜、大枣)加紫石英。叶天士云:"冲脉为病,用紫石英以为镇逆。"针刺取横骨、气穴、幽门、通谷、商曲、石关、阴都等穴,平补平泻。

2. **寒凝冲脉** 《素问·举痛论》云:"寒气客于冲脉,冲脉起于关元,随腹直上,寒气客则脉不通。脉不通则气因之,故喘动应手。"寒凝冲脉证主要由外感寒邪,过食寒凉,寒中冲脉所致。症见气从少腹上冲肺胃,喘咳气逆,呕吐,腹痛引阴股,恶寒怕冷,胫寒足厥,骨中切痛,男子兼见阴缩、睾丸阴茎冷痛,女子经少、经迟、痛经。治宜温冲散寒、降逆理气,常用肉豆蔻、吴茱萸、高良姜、桂枝、橘核、小茴香、旋覆花、生姜、法半夏,方用奔豚丸(人参、茯苓、泽泻、沉香、牡丹皮、肉桂、椒红、附子、吴茱萸)加味,针刺取大赫、气穴、肓俞、商曲、石关、通谷等穴,温针或灸。

3. **热伏冲脉** 《灵枢·百病始生》云:"邪留而不去,传舍于伏冲之脉,在伏冲之时,体重身痛""其著于伏冲之脉,揣之应手而动,发手则热气下于两股,如汤沃之状"。外感温热病邪,邪客于冲脉;或过食辛燥,积热生火,流窜冲脉,则形成热伏冲脉证。临床表现为吐血、衄血、斑疹、喘咳气逆、胸腹烦热、咽喉肿痛、火气上冒、唇干色紫、两股胫中热灼疼痛,男子睾丸肿痛、遗精,女子月经量多或血崩、黄带。治宜清热降火安冲,常用石膏、丹皮、黄芩、生地、龙胆草、瓜蒌、桑白皮、代赭石,方用《医学衷中参西录》寒降汤(代赭石、清半夏、瓜蒌仁、生杭芍、竹茹、牛子、粉甘草),针刺取照海、复溜、中注、涌泉,泻法。

4. **痰湿阻冲**　外感湿邪,邪客冲脉,留而不去,凝聚成痰;或藏腑气化失调,痰湿内生,流窜入冲,则痰湿阻冲。症见气从少腹上冲胸咽、咳喘气逆、呕吐涎水、脐下悸动、胸腹痞满、喉间如物梗阻,少腹癥瘕,头晕、阴股胫足麻木,男子精稠难化,女子带下清稀、经少或经闭。治宜化痰利湿、散滞安冲,常用杏仁、苏子、法半夏、茯苓、桂枝、白芥子,方用茯苓桂枝甘草大枣汤合二陈汤加味,针刺取足三里、丰隆、四满、石关,平补平泻。

5. **冲脉瘀阻**　情志内郁,或跌打损伤冲脉,或久病入络,则冲脉气血运行不畅,冲脉瘀阻,逆气里急。症见气从少腹上冲心、脐下悸动,癥瘕,少腹刺痛、喘咳气逆、心悸,阴股胫足痛麻,男子阴睾肿大,女子经行不畅、痛经、胞衣不下。治宜化瘀通络,常用穿山甲、丹参、新绛、三棱、莪术、桃仁、红花,方用少腹逐瘀汤或复元活血汤(柴胡、瓜蒌根、当归、红花、甘草、穿山甲、大黄、桃仁),针刺取三阴交、四满、中注、商曲,电针。

6. **湿热注冲**　外感湿热,流窜入冲;或藏腑失调,内生湿热,流连入冲,则冲气逆急。症见气从少腹上冲心,脐下悸动,胸腹胀痛,恶心呕吐,咽喉黏滞、痰难咯出,阴部潮湿、瘙痒,男子阴囊肿痛发痒、精稠难化,女子带下稠黄、阴痒,小便涩痛,大便不爽,胫跗肿胀。治宜清热利湿安冲,常用川贝母、苏子、黄芩、石菖蒲、竹茹、茯苓,方用奔豚汤合三仁汤(杏仁、飞滑石、白通草、白蔻仁、竹叶、厚朴、生薏仁、半夏)化裁,针刺取中注、四满、石关、水分,泻法。

7. **冲脉不固**　久病劳损冲脉,不能固束气血,则气血妄行、逆气里急。症见气从少腹上冲,脐下悸动,喘促气逆、出血,男子滑精、遗精,女子血崩,大汗淋漓,心悸、手足厥冷,舌淡、脉细弱或欲绝。治宜益气固冲、缓急降逆,常用人参、代赭石、龙骨、牡蛎、山萸肉、苏子,方用《医学衷中参西录》参赭镇气汤(野台参、生赭石、生芡实、生山药、山萸肉、生龙骨、生牡蛎、生杭芍、苏子),针刺取阴谷、气穴、大赫、关元,补法,灸或温针。

8. **冲脉虚弱**　先天禀赋不足,或后天生化不足,或大病久病而气血被耗,则冲脉失于充养而虚弱。症见发育迟缓,须发阴毛不生或须发早白脱落、阴毛腋毛脱落,男子阴茎短少或天宦,精少或无精,女子月经不潮或闭经、经少、不孕,兼见心悸、气短,动则喘逆,腰胫酸软,形体消瘦。治宜益气补血、填补冲脉,常用龟甲、紫河车、阿胶、菟丝子、枸杞子、鹿茸、通草,方用龟鹿二仙汤或左归丸、鹿茸丸,针刺取横骨、大赫、气穴、阴谷、关元,补法,灸或温针。

十三、带脉病特征

对于带脉病证,《黄帝内经》载有腰痛等,后世医家进行了大量补充。

(一)病理特点

1. 带脉失约　外感邪气、情志内郁、跌仆损伤;或大病久病,痰瘀内生,痰窜入带,瘀血阻滞,皆可导致带脉失约。常见症状有腰腹疼痛拘急、下肢不利,女子带下、崩漏,男子遗精。

2. 带脉不振　劳累过度、情志内伤、房劳过度、产育过多、大病久病、藏腑虚弱等导致气血不足,皆可致带脉失充,固束无力。常见症状有腰膝酸软,腰腹坠胀,内脏下垂、肢体弛缓痿废,女子带下、崩漏、阴挺,男子阳痿、遗精、早泄、滑精。

(二)常见证候

1. 湿热蕴带　外感湿热,邪客带脉;或饮食失节、藏腑失调,湿热内生而移客带脉,则形成湿热蕴带证。症见腹胀满,腰痛如坐水中,带脉循行部位生疮疡疱疹、颜色黄白、水泡晶莹、基底发红、局部痒痛,下肢痿弱不用,女子带下色黄、阴痒。治宜清热利湿安带,腰痛为主者用桂枝芍药知母汤(桂枝、芍药、甘草、麻黄、生姜、白术、知母、防风、附子),疮疡疱疹为主者用除湿胃苓汤(苍术、姜厚朴、陈皮、猪苓、泽泻、赤茯苓、土炒白术、滑石、防风、栀子、木通、肉桂、甘草),下肢痿弱不用者用三妙丸(苍术、黄柏、牛膝),女子带下用当归贝母苦参丸(当归、贝母、苦参)。

2. 寒湿阻带　外感寒湿,邪客带脉;或脾胃阳虚而湿浊内生,移注带脉,则形成寒湿阻滞证。症见腰中冷痛如坐水中,腹胀腹泻,下肢痿弱不用,女子带下色白,尿频尿多而清长。治宜温阳化湿、散寒利带,腰痛为主者用肾着汤(甘草、干姜、茯苓、白术)加杜仲、附子,下肢痿弱为主者用独活寄生汤(独活、桑寄生、杜仲、牛膝、细辛、秦艽、茯苓、肉桂心、防风、川芎、人参、甘草、当归、芍药、干地黄)。

3. 火热灼带　《儒门事亲》云:"诸上下往来遗热于带脉之间。"外感火热温毒之邪,邪客带脉;或过食辛燥,积热生火;或藏腑热病迁移于带,则形成火热灼带证。症见腰部灼痛如折,带脉处皮肤生疮疡疱疹、皮肤潮红、痛如针刺,下肢灼热疼痛,女子经来腹痛、腰痛、月经量多色红、经早或经期延长、黄带,男子睾丸疼痛、遗精,心烦口干,大便干结,小便黄赤短少。治宜清热解毒安带,腰腿疼痛为主者用四妙散,皮肤疮疡疱疹者用龙胆泻肝汤。

4. 带脉瘀滞　跌仆闪扭,损伤带脉;或情志内伤,气机郁滞;或痰瘀内生,阻滞带脉,则带脉经气不利。症见腰腿疼痛如刺,腰腹坠胀,冲心痛,女子痛经、月经暗红有瘀块。治宜理气化滞、活血利带,方用甲己化土汤(白芍、甘草、川芎、桃红、黑姜)加桃仁、当归、姜黄。《血证论》云:"凡血证,未有带脉不病者,今瘀血滞于其分,则宜去之安带……带脉瘀血宜用甲己化土汤,加桃仁、当归、姜黄主之。"《张氏医通·诸病门》云:"腰痛如以带束引痛,此属带脉为病,用辛味横行而散带之结,甘味舒缓带脉之急。"

5. 带脉失约 先天禀赋不足或后天调摄失当,导致带脉虚弱,约束无力,则纵行诸脉经气妄行,升降失常,阴阳失交,气机逆乱。症见一身胀满隐痛,寒热错杂,咳逆、气喘、恶心呕吐、呃逆、嗳气,腰酸腿重,腹满闷,女子月经紊乱、带下赤白。治宜理气振带,方用调肝散(半夏、木瓜、当归、川芎、牛膝、石菖蒲、酸枣仁、生姜、大枣)加白芍、白术。

6. 带脉不固 先天禀赋不足,或房劳过度,精血衰耗;或藏腑虚弱、精血亏虚,带脉失充,不能固束诸经和提携诸脉经气。症见腰腹坠胀痛、内脏下垂、足痿,女子胞胎不固,男子遗精、滑精、早泄。治宜益气补血振带。《石室秘录》云:"过于行房事,尽情纵欲……久之带脉气虚,其血亦渐耗,颜色已黑,然虽无大病,而病实笃也,治当峻补肾水,而兼补带脉。"方用傅青主两收汤(人参、白术、川芎、熟地、山药、山萸肉、芡实、扁豆、巴戟天、杜仲、白果)加味。

十四、跷脉病特征

跷脉病主要是睡眠和目、运动系统病证。《灵枢·大惑论》云:"卫气不得入于阴,常留于阳,留于阳则阳气满,阳气满则阳跷盛,不得入于阴则阴气虚,故目不瞑矣。""卫气留于阴,不得行于阳,留于阴则阴气盛,阴气盛则阴跷满,不得入于阳则阳气虚,故目闭也"。

(一)病理特点

1. 阴阳失调 外感邪气,邪气壅滞跷脉;或情志内伤,气机逆乱;或跌仆损伤跷脉;或大病久病,藏腑失调,痰瘀内生,痰窜入跷,瘀血阻滞,皆可导致跷脉失调,阴阳不和。《难经·二十九难》曰:"阴跷为病,阳缓而阴急;阳跷为病,阴缓而阳急。"常见肌肉拘急、四肢抽搐、睡眠失常。

2. 跷脉不振 劳累过度,耗伤气血;或情志内伤,耗伤气血;或劳力过度,损伤气血;或大病久病,藏腑虚弱,气血不足,皆可导致跷脉失充,翘举无力。常见症状有嗜睡、肢体痿软乏力。

(二)常见证候

1. 热灼跷脉 外感温热火毒之邪,邪客跷脉;或嗜食烟酒辛燥之品,积热生火,或七情妄动,五志化火,火热内盛,热灼跷脉。症见肢体痉挛抽搐、躁动不安,甚或狂乱痉厥,伴发热头痛、面红目赤、目痛、眵多。治宜泻火养阴,常用羚羊角、钩藤、牛黄、胆南星、天竺黄、黄连、山栀、玄参、地龙,方用羚角钩藤汤;针刺取阳池、照海、昆仑、绝骨、申脉,泻法。

2. **寒湿凝跷**　外感寒湿之邪,或寒湿内盛,寒湿凝滞跷脉经气,从而形成寒湿阻跷证。症见四肢疼挛麻木沉重,头昏痛、多眠,眼睑无力,伴神倦、尿清长。治宜温跷散寒、除湿通络,药用附子、干姜、杜仲、肉桂、半夏、石菖蒲、木瓜、陈皮、茯苓、当归,方用桂附四逆汤;针刺取照海、申脉、阳陵泉、绝骨、昆仑、曲池,温针。

3. **跷脉瘀滞**　跌仆闪扭损伤跷脉,或病久入络,或七情内郁,气机不畅,跷脉受累,从而形成跷脉瘀滞证。症见下肢疼痛麻木,屈伸不利,甚或瘫痪、痿废不用。治宜活血通络,药用地龙、蜈蚣、当归、川芎、木瓜、苏木、牛膝、穿山甲、白花蛇、乌梢蛇,方用身痛逐瘀汤;针刺取阳陵泉、昆仑、申脉、照海、阴陵泉,平补平泻。

4. **阴阳不交**　大病久病,七情内郁,经气不利,则阴阳跷脉失和,阴阳不交。症见失眠多梦、精神抑郁、心烦、眼睑难合,肌张力平衡失调。治宜交通阴阳,常用药物有半夏、秫米、黄连、肉桂、五味子、山萸肉、首乌藤,方用交泰丸(生川黄连、肉桂心)合半夏秫米汤(半夏、秫米)加味;针刺取申脉、照海、三阴交、四神聪,平补平泻。

5. **阴盛阳虚**　禀赋不足,体质偏阳虚,或大病久病,阳气虚衰,跷脉失于温煦,从而阴盛阳虚。症见目闭嗜睡,下肢沉重,手足不温,畏寒肢冷、神疲乏力、懒言。治宜温补跷脉,常用药物有黄芪、附子、肉桂、人参、党参、鹿茸,方用人参鹿茸丸(人参、鹿茸、补骨脂、巴戟天、当归、杜仲、牛膝、茯苓、菟丝子、炙黄芪、龙眼肉、五味子、黄柏、醋香附、冬虫夏草、蜂蜜)化裁;针刺取申脉、照海、足三里、水沟、阳陵泉,温针。

6. **阴虚阳亢**　禀赋不足,体质偏阴虚,或大病久病,阴血虚衰,跷脉失于润养,从而形成阴虚阳亢。症见失眠,目赤,肌肉消瘦,骨蒸潮热,腰脊酸软,手足心热。治宜滋养跷脉,常用药物有黄精、何首乌、木瓜、龟甲、鳖甲,方用左归丸加味;针刺取申脉、照海、足三里、水沟、阳陵泉。

7. **跷脉虚衰**　先天禀赋不足,后天调摄养失当,大病久病,气血虚衰,以致跷脉失于充养,形成跷脉虚衰证。症见手足挛急或痿废不用,神废乏力,少气懒言,喜卧多寐。治宜滋补跷脉,药用枸杞、鹿茸、鳖甲、龟甲、狗骨代虎骨、木瓜、人参、阿胶、鸡血藤、熟地、山萸肉,方用虎潜丸或十全大补汤(人参、肉桂、川芎、地黄、茯苓、白术、炙甘草、黄芪、川芎、当归、白芍)、人参养荣丸(人参、白术、茯苓、炙甘草、当归、熟地黄、麸炒白芍、炙黄芪、陈皮、远志、肉桂、五味子、蜂蜜、生姜、大枣)化裁。针刺取照海、申脉、阳陵泉、足三里、三阴交、昆仑,补法、温针。

十五、维脉病特征

维脉病证主要表现外感病和腰痛、精神状态方面。《难经》曰:"阳维维于阳,阴维维于阴,阴阳不能自相维,则怅然失志,溶溶不能自收持。阳维为病苦寒热,阴维为病苦心痛。"《临证指南医案》说:"右后肋痛连腰胯,发必恶寒逆冷,暖护良久乃温,此脉络中气血不行,遂至凝塞为痛,乃脉络之痹症,从阳维阴维论病。"

(一)病理特点

1. **营卫不和** 外感邪气,邪气壅滞维脉;或情志内伤,气机逆乱;或跌仆损伤维脉;或大病久病,藏腑经络失调,气机紊乱;或痰瘀内生,痰窜入维,瘀血阻滞,皆可导致维脉失调,营卫不和。常见症状有恶寒热,腰脊胁肋疼痛。阳盛者,恶寒轻发热重、目赤、头痛、眩晕;阴盛实者,恶寒重发热轻、心腹疼痛、胸胁支满,女子阴中痛。

2. **维脉不用** 劳累过度,耗伤气血;或情志内伤,耗伤气血;或大病久病,藏腑虚弱,气血不足,皆可导致维脉失充,气血虚弱,维系无力。常风症状有健忘恍惚、身不自主、神疲乏力、腰胁酸痛,阳偏虚者形寒肢冷、腰腹冷痛、精神不振、自汗出;阴偏虚者,潮热、盗汗、心烦不安。

(二)常见证候

1. **热灼维脉** 外感温热火毒之邪,邪客维脉;或嗜食烟酒辛燥之品,积热生火,或七情妄动,五志化火,火热内盛,燎原入维,从而形成热灼维脉病证。症见腰腿疼痛、肢体痉挛抽搐、躁动不安,甚或狂乱、痉、厥,伴寒战高热、头痛、面红目赤、目痛、眵多。治宜泻火养阴,药用羚羊角、钩藤、牛黄、胆南星、天竺黄、黄连、山栀、玄参、地龙,方用羚羊角钩藤汤;针刺取阳池、照海、昆仑、绝骨、申脉,泻法。

2. **寒湿凝维** 外感寒湿之邪,或寒湿内盛,寒湿凝滞维脉经气,从而形成寒湿阻维证。症见心痛惊悸、恶寒重发热轻、四肢不温、麻木痉挛,多眠,伴神倦、尿清长。治宜温维散寒、除湿通络,药用附子、干姜、杜仲、肉桂、半夏、石菖蒲、木瓜、陈皮、茯苓、当归,方用当归四逆汤加味;针刺取照海、申脉、阳陵泉、绝骨、昆仑、曲池,温针。

3. **维脉瘀滞** 跌仆闪扭损伤维脉,或病久入络,或七情内郁,气机不畅,维脉受累,从而形成维脉瘀滞证。症见寒热往来、肢体疼痛麻木、屈伸不利,甚或瘫痪、痿废不用。治宜活血通络,药用地龙、蜈蚣、当归、川芎、木瓜、苏木、牛膝、穿山甲、白花蛇、乌梢蛇,方用身痛逐瘀汤。

4. **营卫不和** 大病久病,七情内郁,经气不利,可导致阴阳维脉调,营卫不和。临床表现为恶风恶寒、发热、自汗、心烦、四肢肌张力平衡失调。治宜交通阴阳,方用桂枝汤。针灸取风府、风池、天髎、大横,平补平泻。

5. **阴盛阳虚**　禀赋不足,体质偏阳虚,或大病久病,阳气虚衰,维脉失于温煦,从而形成阴盛阳虚证。症见心痛惊悸、手足不温,畏寒肢冷,神疲乏力、懒言。治宜温补维脉,常用药物有黄芪、附子、肉桂、人参、党参、鹿茸,方用人参鹿茸丸化裁;针刺取申脉、照海、足三里、水沟、阳陵泉,温针。

6. **阴虚阳亢**　禀赋不足,体质偏阴虚,或大病久病,阴血虚衰,维脉失于润养,从而形成阴虚阳亢证。症见心悸,失眠,目赤,肌肉消瘦,骨蒸潮热,腰脊酸软,盗汗,手足心热。治宜滋养跷脉,常用药物有黄精、何首乌、木瓜、龟甲、鳖甲,方用左归丸化裁;针刺取申脉、照海、足三里、水沟、阳陵泉,平补平泻。

7. **维脉虚衰**　先天禀赋不足,后天调摄养失当,大病久病,气血虚衰,以致维脉失于充养,从而形成维脉虚衰证。症见手足挛急或痿废不用,神废乏力,少气懒言,汗出、喜卧多寐。治宜滋补维脉,药用枸杞、鹿茸、鳖甲、龟甲、狗骨代虎骨、木瓜、人参、阿胶、鸡血藤、熟地、山萸肉,方用虎潜丸或十全大补汤、人参养荣丸化裁。针刺取照海、申脉、阳陵泉、足三里、三阴交、昆仑,补法。

第四节　常见疾病证治

奇腑、奇经疾病众多,涉及临床各科,有些疾病古今有详细论述。在这里,着重探讨一些既往认识不足的疾病。

脑　温

脑温是指因感受温热疫毒之邪,损伤脑髓所致的,以发热、头痛、意识障碍、惊厥或抽搐为主要特征的一种温热病。

【病因病机】

古无“脑温”病,但认为“温邪上受”。脑位处人体最高处,上受则犯脑,《素问·刺热》认为“热病始于头首”。故为发展中医学术,提出“脑温”。本病起病急骤、传变迅速、死亡和致残率高。由于小儿体质娇嫩,不耐邪气,故多发生于小儿。

脑位处最高,温热疫毒之邪侵袭人体,从口鼻、皮肤而入,循经脉上犯脑部,从而发病。若邪气微,正能胜邪则邪气内伏而过时发病,即使即时发病也病情较轻,多具卫、气、营、血的病理传变过程。督脉统诸阳而护卫肌表,维脉维系一身内外阴阳。故初起邪在卫分,多有督、维脉经气不利的外感症状,表现为恶寒、发热、头痛、颈项强直。

脑温在病理演变过程中,邪热扰动血海,灼伤血脉,表现为营血证候,表现为高热、斑疹。热毒与血液搏结,熬血炼聚津,导致痰瘀内生,血不利则为水,还可导致脑水肿。痰瘀毒热互结、瘀水毒互结,闭阻脑窍,表现为高热、谵语或昏迷、惊厥。脑络壅滞,督、跷痹阻,瘀热痰热搏结生风动痉,表现为颈项强直、手足抽搐、肢体运动障碍。《难经》云:"督脉为病,脊强而厥""阴跷为病,阳缓而阴急;阳跷为病,阴缓而阳急"。邪毒壅盛,骤损气血则导致脱证,表现为神昏、呼吸微弱、脉微欲竭、四肢厥冷。邪毒壅盛直中则即时发病,病情较重,常卫气同病和气血或营血两燔,常见高热,较早出现脑神障碍和督、跷失调症状。

本病常累及诸藏腑,变证丛生,表现出心悸、呼吸喘促、大便秘结、呕吐等。恢复期虚实夹杂,髓海不足而痰瘀不散,脉络痹阻,多见肢体痿废、智力与言语障碍,留有后遗症。

【分类】

春温型　发于春季,常骤然高热、头痛、项强、呕吐,发斑、烦躁、神昏、惊厥。

冬温型　发于冬季,初起恶寒,继而高热、头痛项强、呕吐,发斑、烦躁、神昏、惊厥。

暑温型　发于暑季,常夹湿为患,常骤然高热、头痛项强、呕吐,甚则神昏、抽搐。

风温型　一年四季可发病,以冬春多见。初起发热、头痛、痰核、项强、肢体酸痛、咽痛、鼻塞流涕、咳嗽、恶心呕吐,继而高热、头痛、颈强、呕吐,甚或昏妄、惊厥、昏迷。

湿温型　多发于夏秋雨季和潮湿地区,以发热、头痛、呕吐、腹痛腹泻、咳嗽、颈强、惊厥、神昏为主要表现。

【病类】

流行性乙型脑炎、流行性脑髓膜炎、森林脑炎(蜱传脑炎)和其他脑膜炎与脑炎、颅内感染等,按本病辨证施治。

【治疗思路】

本病的治疗贵在清热解毒、救阴护脑。初起辛凉透邪,用葛根、淡竹叶、柴胡、金银花、连翘、大青叶、薄荷、牛蒡子。极期清热解毒、化痰降浊、开窍醒神、息风止痉,清热解毒用黄芩、牛黄、羚羊角、栀子、丹皮、赤芍、板蓝根,化痰降浊用石菖蒲、瓜蒌、竹茹、半夏、南星、泽泻、大黄,息风止痉用钩藤、僵蚕、蝉蜕、地龙,开窍用石菖蒲、郁金、麝香、冰片。后期益奇补髓、通经活络,补益用鳖甲、鹿角胶、熟地黄、益智仁、何首乌、枸杞子、紫河车、黄芪、当归,通络用蜈蚣、水蛭、地龙、全蝎。后遗症多见呆证、痿证,以扶正益髓、开窍启智、益气活血、通络起痿为法。

【辨证论治】

1. 早期

邪气束奇　症见恶寒轻、发热重、头痛、咽痛、鼻塞流涕、目赤畏光、全身肌肉关节疼痛、神疲、呕吐、颈项强直;夹湿者嗜睡、腹泻,扰动冲脉则皮肤斑疹,舌红、苔薄黄,脉浮数。治宜辛凉透表、清热解毒,用银翘散(金银花、连翘、豆豉、牛蒡子、薄荷、荆芥、桔梗、竹叶、白茅根、甘草)加葛根、板蓝根、柴胡,高热加黄芩、栀子,夹湿加香薷、藿香、佩兰、苍术、石菖蒲、厚朴、草果。

毒热蕴奇　症见高热、体温可达40℃以上、战栗、头痛、口燥唇干、汗出、皮肤灼热、颈项强直、呕吐、口渴、心烦、面赤气粗,扰动血脉则皮肤瘀点或瘀斑,舌红苔黄燥,脉洪数或洪大。治宜辛凉泄热、清热解毒,用清瘟败毒饮(生石膏、生地黄、水牛角、黄连、栀子、桔梗、黄芩、知母、赤芍、玄参、连翘、丹皮、鲜竹叶、甘草)加减。谵语、神昏、四肢抽搐或痉挛、角弓反张,用羚角钩藤汤(羚羊角、钩藤、霜桑叶、川贝母、鲜生地黄、鲜竹茹、菊花、茯神、白芍、甘草)加地龙、僵蚕,送服安宫牛黄丸。神昏、皮肤瘀点、瘀斑,用清宫汤(玄参、莲子心、竹叶卷心、连翘、水牛角、麦冬)加大黄、丹皮、赤芍、板蓝根、钩藤、虎杖、蒲公英、生地黄、羚羊角。

邪毒闭奇　症见高热、头痛、恶心呕吐、颈项强直、惊厥、肢体抽搐、言语障碍、吞咽困难、谵妄或神昏,四肢尤其是上肢痿软瘫痪,舌红、苔黄腻,脉数。治宜清热解毒、开窍,用黄连解毒汤(黄连、黄芩、黄柏、栀子)加石菖蒲、郁金、竹沥、钩藤、水牛角,神昏送服至宝丹或安宫牛黄丸。

2. 极期

邪陷冲督　症见高热、寒战,头痛,恶心、呕吐,皮肤瘀斑或瘀点,烦躁不安,关节疼痛,舌红、苔黄,脉数。治宜清热透邪、解毒凉血,用黄连解毒汤或柴葛解肌汤(柴胡、白芍、葛根、白芷、桔梗、黄芩、羌活、生姜、大枣、甘草)加金银花、连翘、大青叶、石膏、野菊花、板蓝根。

痰浊闭奇　症见发热、神昏、咳嗽、喉中痰鸣,口角流涎,头痛头晕,颈项强直,恶心呕吐,胸闷,四肢困重或抽搐或痉挛,舌红、苔厚腻,脉弦数。治宜清热解毒、化痰开窍,用菖蒲郁金汤(石菖蒲、郁金、山栀子、连翘、菊花、滑石、竹叶、丹皮、牛蒡子、竹沥、姜汁、玉枢丹)加葛根、羚羊角、钩藤、胆南星,送服苏合香丸;高热加金银花、板蓝根,送服至宝丹。

瘀热水结　症见高热、神昏、颈项强直、全身抽搐、惊厥,呼吸不规则、喉间痰鸣,二便潴留,瞳仁固定或扩大,舌红、苔黄,脉细缓或濡数。治宜清热解毒、化瘀降浊、开窍醒神,用清营汤(水牛角代犀角、生地黄、玄参、竹叶心、麦冬、丹参、黄连、金银花、连翘)加丹皮、赤芍、石菖蒲、胆南星、竹茹、泽泻、白茅根、大黄,送服安宫牛黄丸或至宝丹。

瘀热互结　症见高热,头痛如劈,颈项强直,烦躁不安、谵妄、衄血、皮肤斑疹,惊厥,舌红绛、苔黄,脉数。治宜清热凉血、解毒化斑,方用清营汤加板蓝根、葛根、大青叶、黄芩、丹皮、赤芍;呕吐频繁、两眼凝视、瞳仁固定或散大、呼吸微弱不规则,脉细弱缓慢不整,加泽泻、石菖蒲、车前仁、白茅根、栀子、大黄,或用清瘟败毒饮加味。高热神昏送服安宫牛黄丸。

痰瘀阻络　症见神情呆钝、肢体麻痹或瘫痪、吞咽困难或喉间痰鸣、神疲气短、神识异常、失语,舌淡或紫暗,脉细涩。治宜化痰通络,方用温胆汤(制半夏、厚朴、茯苓、陈皮、竹茹、枳实、生姜、大枣)加石菖蒲、郁金、赤芍、地龙、川芎、僵蚕、牛膝。

内闭外脱　症见高热、神昏,四肢抽搐或痉挛、颈项强直、角弓反张,身出冷汗,呼吸微弱,脉微欲绝或脉细数。治宜开窍固脱,方用生脉散(人参、麦冬、五味子)加赤芍、丹皮、黄芩、麝香、冰片、川芎、丹参、牛膝、龙骨、牡蛎,送服安宫牛黄丸。

气血暴脱　症见高热骤退、四肢厥冷,面色青灰,汗出、唇绀、皮肤瘀点或瘀斑、肢端青紫,呼吸微弱,脉微细数或欲绝。治宜益气固脱、回阳救逆,方用四味回阳饮(人参、制附子、炮姜、炙甘草)加龙骨、牡蛎、丹参、川芎、茜草、仙鹤草、赤芍、丹皮。

3. 恢复期

正虚邪恋　症见低热或五心烦热、夜寐不宁、纳少,舌红少津、苔少或无苔,脉细弱或细数。治宜益气养阴、清泄余邪,方用青蒿鳖甲汤(青蒿、鳖甲、生地黄、知母、丹皮)加竹叶、黄连、石斛、麦冬、太子参。

阴虚髓亏　症见五心烦热、头晕耳鸣、腰膝酸软,手足麻痹或颤动,智力减退、口干舌燥、皮肤干燥,弄舌吐舌,舌绛少津,脉细弱。治宜滋阴填髓,方用三甲复脉汤(炙甘草、生地黄、白芍、生牡蛎、麦冬、阿胶、火麻仁、生鳖甲、生龟甲)加味。

阳虚髓寒　症见头昏头晕、神疲乏力、嗜睡、表情淡漠、面色苍白、心悸、腰膝酸软、四肢厥逆,舌淡、苔白或白腻,脉沉细。治宜益气温阳,方用右归丸(熟地黄、怀山药、山茱萸、枸杞子、杜仲、菟丝子、肉桂、当归、鹿角胶)加黄芪、川芎、附子、干姜。

气阴两虚　症见头昏头晕,神疲,心烦心悸,汗出,纳差、口苦或口渴,便溏,肌肤干燥、面色无华,舌淡少苔,脉细弱无力或细数。治宜益气养阴,方用生脉散(人参、麦冬、五味子)加黄芪、怀山药、茯苓、太子参、薏苡仁、鸡血藤、白芍。

4. 后遗症

气虚络痹　症见神情呆钝,肢体麻痹或痿躄或瘫痪,吞咽困难或喉间痰鸣,神疲气短,神识异常,失语,舌淡或紫暗,脉细涩。治宜填精益髓、化痰通络,方用补阳还五汤(当归尾、川芎、黄芪、桃仁、地龙、赤芍、红花)加石菖蒲、鳖甲、鹿角胶、龟甲、郁金、僵蚕、穿山甲、制南星、水蛭。

痰瘀阻络 症见吞咽困难、喉间痰鸣、肢体麻痹、步态不稳或瘫痪,舌苔白腻,脉滑。治宜化痰通络,方用涤痰汤(制半夏、制南星、陈皮、枳实、茯苓、人参、石菖蒲、竹茹、生姜、甘草)加丹参、地龙、路路通、木瓜、蜈蚣、赤芍。

髓海空虚 症见肢体痿弱、肌肉颤动不止或手足徐动、或肌强直、肢体拘急、呆傻健忘、反应迟钝、形体消瘦、腰膝酸软;偏阴虚者,五心烦热,口干舌燥,舌苔黄,脉细数;偏阳虚者,肢冷不温,舌淡苔白,脉沉迟。治宜益精填髓补脑,偏阴虚用左归丸(熟地黄、怀山药、山茱萸、枸杞子、菟丝子、川牛膝、龟甲胶、鹿角胶);偏阳虚用右归丸加味。

【经验选粹】

蒲辅周经验:流行性乙型脑炎多属暑温,但亦有属湿温者,以其嗜睡、身热不扬、恶心呕吐、腹胀便溏,当从湿温论治,以芳香化浊、通阳利湿为主,结合透表、解毒、通里、息风、开窍诸法,灵活应用。初起表实无汗,一般用新加香薷饮或黄连香薷饮或二加汤加减;病在气分,以清热利湿为主,湿热盛者,用杏仁滑石汤、黄芩滑石汤等;热胜于湿,用三石汤(石膏、滑石、寒水石、杏仁、竹茹、金银花、金汁、白通草)等方;湿胜于热,用三仁汤等。(《蒲辅周医疗经验》)

【医案精选】

张琪医案:陈某,女,16岁。1个月前头痛、发热、呕吐,以感冒诊治无效。1周后病情加重,高热(39℃)、神志不清、抽搐,经某院确诊为病毒性脑炎,予以抗生素、脱水及牛黄安宫丸治疗,住院1个月仍无明显改善。刻下症:神志不清、高热(39.7℃)、躁动不安、时抽搐、牙关紧闭、遗尿不知,大便2周未行。腹硬满拒按,患者以手拒按,舌红、苔黄燥,脉沉数有力。诊断:暑温,热结成实、窍闭风动。治以大承气汤通腑泄热、开窍息风。处方:生大黄25g,芒硝(冲服)15g,枳实20g,川厚朴10g,水煎,分2次,每隔6小时鼻饲。日进2剂后发热减轻,体温38℃,抽搐停止,但大便未行。原方再进2剂,下硬屎块少许,躁动减轻,体温37.5~37.8℃,神志稍好转。又进1剂,大便日数行,躁动遂止,体温正常,神志于午夜苏醒。继以养阴清热之剂调理而渐康复。

脑 蛊

脑蛊是指虫蛊侵袭脑部引起的,以头痛、神志异常为主要表现的脑病。

【病因病机】

"蛊",从虫从皿,指虫在器皿中。古人把感染虫邪所致的疾病称为"蛊"病,《肘后救卒方》载有"蛊""水蛊"。虫可损害全身藏腑经脉组织,并影响神志,致人死亡,故有"蛊惑"之说。因此,为发展中医学术,提出"脑蛊"病。

脑蛊主要是因饮食不洁或接触粪便,虫从口或皮肤而入,循脉上犯脑窍,损伤脑髓所致。初起是虫邪损伤藏腑经脉,气化失调,痰浊瘀血内生。久治不愈则痰浊瘀血夹虫循脉上犯于脑,壅塞脑络、腐蚀脑髓,导致脑络瘀滞、元神被蔽、髓海亏虚,痰浊虫毒还可流窜损伤脑髓与督脉、跷脉。临床表现头痛、头昏、眩晕、恶心呕吐、视物不清、癫痫、神志异常、感觉与运动障碍、脊强反张、四肢抽搐。痰虫流窜肌肤则为痰核。虫聚日久则化毒,痰浊蕴久则化热动风,形成恶性循环,危及生命。

【病类】

西医的脑囊虫病、脑包虫病及罗阿丝虫、盘尾丝虫、弓首蛔虫、广州管园线虫、棘鄂口线虫等移行至脑部,按本病辨证论治。

【治疗思路】

本病的治疗贵在杀虫解毒、化痰降浊、扶正护脑。解毒杀虫用矾石、雷丸、芜荑、槟榔、使君子。化痰降浊用僵蚕、地龙、白芥子、石菖蒲、半夏、竹茹、贝母、南星。扶正用黄芪、白术、党参。有癫痫者当息风止痉,用蜈蚣、水蛭、全蝎、钩藤。虫聚于脑则气血郁滞,故当佐以活血,用川芎、丹参、丹皮。

【辨证论治】

痰虫蒙窍　轻者神情呆滞、反应迟钝、表情淡漠、头昏头痛、眩晕耳鸣、恶心呕吐、神疲乏力、肢体麻木,重者言语错乱或神志昏愦、视物不清或失明、肢体瘫痪,常伴皮下痰核,舌淡白腻,脉濡或滑。治宜杀虫解毒、化痰通窍,方用涤痰汤加雷丸、白芥子、浙贝母、川芎、水蛭、矾石,神昏送服苏合香丸。

痰虫动风　轻者神情呆滞、表情淡漠、头痛眩晕、幻视、肢体瘛疭抽搐,重者突然昏仆、口吐涎沫、手足抽搐、目睛上视,舌淡苔腻,脉弦滑。治宜杀虫解毒、涤痰息风,方用定痫丸(天麻、川贝母、胆南星、姜半夏)加雷丸、僵蚕、矾石、白附子、白芥子、丹参、钩藤、郁金。

痰浊蕴火　轻者头痛眩晕、烦躁不安、肢体瘛疭抽搐,重者神志错乱、怒骂不休、毁物伤人,口苦,舌红苔黄腻,脉弦滑或滑数。治宜杀虫化痰、泻火解毒,方用黄连温胆汤(黄连、半夏、陈皮、枳实、竹茹、茯苓、大枣、甘草)加雷丸、槟榔、芜荑、百部、石菖蒲、郁金、赤芍、丹皮。

痰瘀闭阻　症见头痛眩晕、恶心呕吐、视物不清、言语不利、颈项强直、肢体抽搐或瘫痪,甚或神志昏迷,舌黯或有瘀斑、瘀点,脉细涩。治宜杀虫化痰、活血通窍,方用通窍活血汤合涤痰汤加芜荑、泽泻、白术、川牛膝。若痰瘀化热,面红目赤,甚或发热,用黄连温胆汤加丹参、丹皮、川牛膝、地龙、赤芍、桃仁、泽泻、胆南星、芜荑。

气虚血瘀　症见头痛头晕、神疲乏力、失眠、记忆力减退、肢体麻木,舌黯有瘀点、瘀斑,脉细涩。治宜益气活血,方用补阳还五汤加水蛭、川牛膝、白术、刺蒺藜、茯苓。

髓海空虚　症见头空痛,痛势隐绵,伴头晕、目眩、耳鸣、善忘、神疲、胫腿懈怠;偏阳虚者畏寒肢冷、舌淡或暗、苔白,脉沉细无力;偏阴虚者咽干、五心烦热、目赤、失眠、多梦,舌红少苔,脉细数。治宜真补精髓,偏阳虚者用右归丸(熟地黄、山药、山茱萸、枸杞子、杜仲、菟丝子、肉桂、当归、鹿角胶),偏阴虚者用左归丸(熟地黄、山药、山茱萸、枸杞子、菟丝子、川牛膝、龟甲胶、鹿角胶)。

【经验选粹】

许沛虎经验:囊壁、囊液、宿主纤维性被膜属痰湿和瘀血,治以化痰祛湿、软坚散结、活血化瘀,必将改善囊壁通透性,甚至消散或破坏囊壁,又能夺取或吸收滋养虫体的囊液,不利囊虫存活。同时,适当运用补益类中药,既能提高机体免疫力,扶正祛邪,又能有助于提高机体对攻伐药的耐受性而不致耗损正气。(《中医脑病学》)

黄柄山、牟树理经验:皮下肌肉有囊包者,治以杀虫软坚,用囊虫丸1号(雷丸150g,穿山甲、干漆炭、丹参各50g,雄黄25g)。伴有癫痫者,治以涤痰息风法,用地龙、钩藤、郁金、白蒺藜、蝉蜕、珍珠母、生龙骨等加味;伴有颅内压增高者,治以涤痰利湿法,用胆南星、竹茹、陈皮、半夏、泽泻、白术、茯苓等加减治疗;伴有精神症状者治以涤痰泻火开窍法,用菖蒲、郁金、清半夏、陈皮、香附、黄连等加减治疗。〔辽宁中医杂志,1982,6(6)〕

【医案精选】

费容华医案:赵某,男,4岁,1994年12月7日初诊。患儿2岁时抽风1次,2个月前又抽风1次。第1次伴有发热(38℃左右),第2次无发热,均神志不清、肢体抽搐、面色发青、口吐白沫、流涎、痰多,每次约10分钟,醒后如常人。患儿为第二胎足月顺产,无窒息史,母乳喂养,家中无癫痫患者。平素喜肉食,有食不熟肉食史。1994年10月11日CT检查:右额顶叶内片状低密度影。1994年10月13日MRI(磁共振成像)检查:右额小圆形稍低信号,其内可见灰色结节影,周围水肿明显,脑中线结构居中,脑室系统对称,脑沟裂不清,意见:脑囊虫病。刻下症:发育中等,面黄肌瘦,神志清楚,眼神反应活,肢体活动正常,舌苔白腻、舌质正常,脉缓滑。西医诊断为脑囊虫病(癫痫型)。中医诊断为癫痫、绦虫症。治宜软坚消痰、息风定痛、毒杀囊虫。方药用自拟囊虫消汤:穿山甲、海藻、昆布、生牡蛎各15g,胆南星5g,蛇蜕、橘红、雷丸、茯苓、僵蚕各10g,川贝母8g,半夏、全蝎各6g,蜈蚣1条。1994年12月22日复诊:服药8剂,药后未再出现抽风,精神、食欲、二便正常,原方加榧子8g,槟榔15g,继服30剂。1995年4月19日第10次复诊:未出现任何异常反应,未排虫,亦未抽风。用囊虫消汤加苦楝皮10g,干漆3g。1995年6月21日第15次复诊:每两天服药1剂,服药74剂。患儿无症状,未发现有虫排出。1995年6月22日头颅MRI复查:脑灰白质结构清晰,未见异常信号,脑室系统形态未见异常,中线结构正常,无偏移。对照1994年10月13日颅脑MRI,脑内异常信号消失,头部MRI未见异常。本例患儿因饮食不洁,常食不热肉食,吞食虫卵引起本病。中医认为由绦虫居于肠中,虫吸营养,扰乱胃肠功能,日久引起脾胃功能失调,气血来源不足,形成虫疳之症。脾为生痰之源,脾气不升,则停湿成痰,痰浊日久,壅闭经络,气血郁滞不行,痰夹瘀血,遂成集囊。痰气上逆,闭于心窍而神昏窍闭,肝气被郁而抽搐,发而成痫。针对病因病机,治疗上应软坚消痰、息风定痛、毒杀囊虫为治则。以穿山甲、牡蛎、川贝母、橘红、半夏、茯苓等软坚化痰;穿山甲可除痰治小儿惊邪,并可祛癖散结、通窍,专能行散,通经络,可望该药达病所消虫囊。僵蚕、全蝎息风止痉,蛇蜕通络定惊。雷丸、榧子、槟榔、苦楝根皮杀虫。干漆祛瘀杀虫,因该药有毒,量不可大,小儿一日量不超过4g。

头　痛

头痛既是一种独立疾病,又是脑病的一种常见临床症状。

【病因病机】

头痛的病因不外乎外感、内伤,基本病机是脑络郁滞和髓海空虚。

脑络郁滞　六淫外袭,壅滞经脉;或情志内伤,气机郁滞;或饮食劳倦损伤,藏腑失调,痰湿内生,流窜脑络;或跌打坠仆,脑络受损;或久病体虚,脉络失充纤曲,皆可导致脑络郁滞,不通则痛。《医宗必读》云:"头为天象,六腑清阳之气,五脏精华之血,皆会于此。故天气六淫之邪,人气五贼之变,皆能相害,或蔽覆其清明,或瘀塞其经络,与气相搏,郁而成热,脉满而通。若邪气稽留,脉满而气血乱,则痛乃甚,此实痛也。寒湿所侵,真气虚弱,虽不相搏成热,然邪客于脉外,则血泣脉寒,卷缩紧急,外引小络而痛,得温则痛止,此虚痛也。"脑络郁滞则神机不畅,故常伴失眠、多梦、心烦。

髓海不足　脑为髓之海,若先天禀赋不足,或饮食失调,生化乏源;或思虑过度、大病久病,暗耗气血;或年老气血衰弱,导致经脉空虚,上输不足,髓海空虚,脉络纤曲,发为头痛。髓海不足则神气怯弱,故常伴神疲、健忘。

脑络郁滞则影响头部气血供应,导致脑失充养,不耐风寒、思虑、劳作,故常因遇风、劳累、情志过度等加重。髓海不足,元神失倚,则对藏腑经脉气血的调节失常,导致气血逆乱,脑络郁滞。因此,头痛是虚实夹杂之证。

【分类】

风头痛　又称首风、脑风,是邪气从风府而入,循督脉上犯头脑所致。《素问·风论》云:"风气循风府而上,则为脑风""首风之状,头面多汗恶风,当先风一日则病甚,头痛不可以出内"。临床表现为头痛时发时止、遇风和天气变化则加重。头痛偏于一侧者称偏头风、偏正头风。

厥头痛 又称厥逆痛,是情志失调,或过食肥甘厚味、辛燥香炙、烟酒之品,损伤藏腑经脉气机,经气逆乱,痰湿瘀浊内生,壅滞于脑络所致。《素问·藏气法时论》云:"气逆则头痛。"《医碥》云:"头为清阳之分……内而六府经脉之邪气上逆,皆能乱其清气,相搏击致痛。"临床表现为头涨痛、钝痛、刺痛,痛处固定。太阳头痛是后头部疼痛,阳明头痛是前额、眉梢处疼痛兼面颊齿痛,少阳头痛是头两侧及耳前头痛兼颔锐眦痛,厥阴头痛是巅顶疼痛兼目痛,督脉头痛以枕区头痛为主,维脉头痛是面部疼痛,跷脉头痛是额痛及眼,冲脉、任脉头痛是满头痛。

齿颊痛 又称面颊痛、颔痛,是体虚感受风寒之邪,或藏腑失调,痰瘀湿浊内生,阻于头面经络所致。临床表现为头面掣痛连齿,痛处固定在阳经循行部位。《素问·奇病论》云:"当有所犯大寒,内至骨髓,髓者,以脑为主,脑逆,故冷头痛,齿亦痛,病名厥逆。"

真头痛 主要是脑髓病变引发的疼痛,由邪气内伏,闭阻脑络所致。临床以脑剧烈疼痛、手足厥冷为主要特征。《灵枢·厥病》云:"真头痛,头痛甚,脑尽痛,手足寒至节,死不治。"《难经》云:"手三阳之脉,受风寒,伏而不去者,则名厥头痛;入连在脑者,名真头痛。"张介宾《类经》云:"盖头为诸阳之会,四肢为诸阳之本,若头痛甚而遍尽于脑,手足寒至节者,以元阳败竭,阴邪直中髓海,故最为凶兆"。

【病类】

西医的各种头痛、三叉神经痛按本病辨治。

【治疗思路】

对于头痛的治疗,总以通络止痛为大法,但应辨外感与内伤、虚与实。突然头痛多属外感,反复头痛多属内伤。隐痛、空痛、绵绵痛多属虚证,刺痛、钝痛、剧痛多属实证。外感当散邪通络;内伤当调阴阳气血,佐以通络。通络止痛用川芎、丹参、赤芍、当归、地龙、白芷、延胡索。脑位处最高,唯风药能到,风药升清荡浊,故可适当使用防风、白芷、葛根、蔓荆子。并要使用引经药,太阳、督脉头痛用羌活、川芎、葛根,少阳头痛用柴胡、黄芩,阳明头痛用黄芩、白芷、升麻、葛根,太阴头痛用苍术、半夏、南星,少阴头痛用细辛、附子,厥阴、冲脉头痛用吴茱萸、藁本,维脉头痛用防风、桂枝,跷脉头痛用白芍,任脉头痛用当归。

【辨证论治】

外感头痛 症见头走窜性作痛,目睛畏光、迎风流泪。风寒者头掣痛或紧痛或冷痛连及颈项,项背强、肢凉;风湿者头昏蒙重痛、身重酸楚、胸闷脘痞,舌淡苔白腻,脉濡缓或浮缓;风热者头涨灼痛或如裂,发热、面红,目赤流泪,舌红苔黄,脉浮数。治宜疏风散邪、通络止痛。风寒用川芎茶调散(川芎、荆芥、薄荷、细辛、白芷、防风、甘草、茶)加葛根、吴茱萸、蔓荆子、当归；风湿用羌活胜湿汤(羌活、独活、川芎、蔓荆子、防风、藁本、甘草)加葛根、石菖蒲、白芷；风热用芎芷石膏汤(川芎、白芷、石膏、菊花、藁本、羌活)加葛根、黄芩、栀子。

络郁头痛　症见头闷胀痛，颈项不适或酸胀疼痛，每因情志不遂发作或加重，心烦多梦，失眠，舌苔白或淡黄，脉弦。治宜理气散滞、通络止痛，方用柴胡疏肝散(柴胡、枳壳、芍药、川芎、香附、甘草)加葛根、郁金、郁李仁、丹参、薄荷、赤芍。气郁化火，则伴心烦易怒、耳鸣耳聋、口干口苦，舌红苔黄，脉弦数，宜解郁清火、平冲降逆、通络止痛，方用丹栀逍遥散(丹皮、栀子、当归、白术、柴胡、生姜、薄荷、茯苓、甘草)加葛根、黄芩、蔓荆子。

火热头痛　症见头涨痛如裂、面红、目赤流泪、头晕耳鸣、鼻内血痂、口渴口苦、便秘、发热、汗出，舌红、苔黄，脉数。《灵枢·热病》云："热病头痛，颞颥，目瘈，脉痛，善衄，厥热病也。"治宜清热降火、通络止痛，方用清空膏(川芎、羌活、防风、柴胡、黄芩、黄连、甘草)加栀子、白芷、菊花、丹皮、蔓荆子。

痰湿头痛　症见头痛昏重、头晕耳鸣、胸闷脘痞、恶心呕吐，或肢麻或瘫痪，阴雨天加重，舌胖嫩、苔白腻，脉滑或缓。《诸病源候论》云："痰水结聚不散，而阴气逆上，上与风痰相结，上冲于头，即令头痛，或数岁不已，久连脑痛。"《张氏医通》曰："有痰湿头痛，其人呕吐痰多，复作无时，停痰上攻所致，导痰汤加减，或合芎辛汤尤妙。"治宜化痰活血、通络止痛，方用半夏白术天麻汤(半夏、白术、天麻、橘红、茯苓、甘草、生姜、大枣)加白蒺藜、石菖蒲、蔓荆子、葛根、丹参、防风、郁李仁、川芎。

瘀血头痛　症见头部久痛不愈或刺痛，痛有定处，舌黯或有瘀点，脉弦或细数。治宜活血化瘀、通络止痛，方用通窍活血汤加三七、全蝎、蜈蚣、地龙、冰片。

气虚头痛　症见头痛隐隐绵绵，头部畏寒，过劳易犯，伴头晕、神疲乏力、心悸、肢体痿软或瘫痪，舌淡苔白，脉细弱。治宜益气升清、通络止痛，方用顺气和中汤(黄芪、人参、白术、白芍、当归、陈皮、柴胡、升麻、蔓荆子、川芎、细辛、甘草)加葛根、白芍、灵芝、刺五加。

血虚头痛　症见头痛隐隐、头晕、耳鸣、面色、爪甲不华、心悸、心烦，舌淡苔白，脉细弱。治宜养血补血、通络止痛，方用加味四物汤(生地黄、当归、川芎、白芍、黄芩、蔓荆子、菊花、炙甘草)去黄芩，加鸡血藤、葛根。

阳虚髓寒　症见脑冷痛、遇寒则重，形寒肢冷，舌淡苔白，脉沉紧。治宜温髓散寒、通络止痛，方用麻黄附子细辛汤(麻黄、附子、细辛)加川芎、吴茱萸、蜈蚣、葛根。夹痰湿者，伴头晕、耳鸣，舌苔白腻，用真武汤(附子、干姜、白术、茯苓、白芍)加吴茱萸、细辛、石菖蒲。

阴虚髓热　症见头痛隐隐，伴头晕目眩、耳鸣、咽干、五心烦热、目赤、失眠多梦,舌红少苔,脉细数。治宜滋阴潜阳、通络止痛,方用杞菊地黄丸(枸杞子、菊花、熟地黄、山萸肉、山药、茯苓、泽泻、丹皮)加鸡血藤、益母草、赤芍、葛根、黄精、首乌藤、酸枣仁。

脑髓空虚 症见头部空痛隐绵,伴头晕目眩、耳鸣、善忘、神疲懈怠;偏阳虚者,肢冷,嗜睡、舌淡或暗、苔白、脉沉细无力;偏阴虚者,咽干,多梦,舌红少苔,脉细数。治宜填补精髓,偏阳虚者用右归丸,偏阴虚者用左归丸。

【经验选粹】

朱良春经验:偏头痛多表现为血瘀络痹之征,而风阳上扰亦为其病机,治疗既要搜逐血络、开瘀宣痹,又要滋益肝肾、潜阳风,以全蝎、天麻、紫河车、地龙、川芎为基本方。(《当代名医证治汇粹》)

颜德馨经验:头痛病机是气血不和、脉络瘀滞,治以调和气血、通络止痛为法,以羌活、当归、白芍、桃仁、红花各9g,川芎30g,生地黄12g,蜈蚣粉15g,全蝎1g为基本方。头痛游走、每日数发者,加石楠叶、露蜂房各9g;目赤头涨、口苦咽燥者,加望江南、蔓荆子各9g,苦丁茶15g;烦热作呕者,加左金丸3g,旋覆花9g;神疲纳呆、舌苔白腻者,加苍术、法半夏各9g。〔新中医,2002(1)〕

【医案精选】

管遵惠医案:关某,女,39岁,患者于4年前因子宫肌瘤术后出现前额头痛并牵及项后痛,有恶心感,不呕吐,眩晕头痛,生活难以自理,腰膝酸痛,额及枕部阵发性刺痛,面色晦暗而黄,舌淡白,少苔,脉沉细。任、督、冲,一源三歧,手术、麻醉易损脉气,术后又失于调养,血气更虚,穷必归肾,肾精不涵,精亏髓少,髓海失养,故头目眩晕。督脉通于脑,督脉空虚、脉络失调,故腰膝酸软而头痛。久病宜通任督,乃灸气海、关元;针长强、风府、百会,行疾徐、捻转补法。针灸1次后,头痛即感轻,后本"任脉温灸、督脉针调"的方法,随症加减穴位,针治12次后,症状明显好转,共针灸38次,4年余之瘤疾,竟获痊愈。〔云南中医中药杂志,2005(2)〕

刘绪银医案:刘某,女,45岁,2000年2月3日诊。于1997年冬感冒后引起头痛,经某医院诊断为神经血管性头痛,给予中西药治疗,但时发时止、时轻时重。刻下症:头部沉重冷痛,右侧为甚,遇风寒加重,痛时太阳穴处血管有跳动感,有颈椎骨质增生史。伴头晕、神疲、手足麻木、口淡乏味、大便时溏、四肢不温,舌淡、苔白润,脉弦细。患者因冬季感受风寒,失治迁延,风寒入督脉、髓海、脉络瘀滞所致。治以温阳散寒、疏通督脉为法。方药:黄芪18g,当归12g,肉桂6g,附片(先煎)、鸡血藤、葛根各15g,羌活、川芎、地龙、丹参、天麻10g,细辛3g。服3剂后,头部冷痛好转,继服5剂,头痛止,仍头晕、神疲,舌淡、脉弦,乃气血未复,药用黄芪、党参、葛根、鸡血藤、茯苓各15g,白术、川芎、熟地黄、当归各10g,陈皮6g,炙甘草5g,连服10剂而获痊愈。

苏凤哲医案:姚某,女,46岁,于2012年4月25日初诊。自诉:左侧头痛,目胀,呈掣痛,剧痛时坐立不安,影响睡眠,为时3年,久治不效。查体:体瘦,面潮红,纳差,时有呻吟,舌苔黄,舌质偏红,脉细弦。诊断为偏头痛,证属胃火上炎,阴阳维脉失衡,虚阳上扰。治以疏利经络,降火平胃,调节阴阳。针取本神、阳白、太阳,承灵透角孙,风池、外关、合谷、内庭、太冲,补泻兼施,留针半小时,每10分钟行针1次。针2次痛势减轻,再针3次疼痛消失。后经追访,病未再发。

脑　络　痹

脑络痹是指脑络痹阻,以头痛、头晕、情志改变或肢体麻痹、震颤等为主的脑病。

【病因病机】

《灵枢·厥病》云:"头痛不可刺者,大痹为恶,日作者,可令少愈,不可已……风痹淫砾,病不可已者,足如履冰,时如入汤中,股胫淫砾,烦心头痛,时呕时悗,眩已汗出,久则目眩,悲以喜恐,短气,不乐,不出三年死也。"《素问·平人气象论》云:"脉涩曰痹。"故为发展中医药学,将脑部脉涩之痹称为脑络痹。

本病发病与饮食、劳倦、情志等因素和督脉、冲脉、任脉功能失调相关。督脉属脑,统诸阳,主温煦,血得温而行;冲为血海,转输血液上奉于脑;任脉涵溢阴精以养脑,督、冲、任脉气机郁滞则脑络郁滞,督、冲、任脉亏虚则脑络失温煦充养,纡曲不畅。

饮食因素　过食肥甘厚味、烟酒、辛燥,壅积日久则痰浊、火热内生,循脉上壅,则壅滞脑络。咸能入脉,过食咸味,则血液黏滞、脉络纡曲,导致脑脉不畅。过食寒凉,凝滞血脉,损伤督阳、冲阳,则脑脉失温而凝涩。

情志因素　情志不舒,气机郁滞,血脉失和,则脉络纡曲,瘀血内生,壅滞脑络。五志过极生火,耗阴熬血则血液黏滞,血瘀内生,脑络痹阻。七情内伤,藏腑失调,清气不升,浊气不降,一则则脑气亏虚而血滞,二则浊滞脑脉。

劳倦损伤　长期劳累或用脑过度,一则损伤脑络脑神,导致气机逆乱,脉络纡曲郁滞;二则耗伤气血,脉络失充而纡曲,血行瘀滞。房劳过度,耗伤阳气,则脑脉失于温煦,血脉凝滞。

病变过程中,痰、瘀、虚、寒、火常相互影响,痰滞脉络则血瘀,血瘀则津停成痰,痰瘀久蕴化热生火,火热炼津成痰、熬血成瘀,寒则脑失温煦而血脉凝滞,气血虚则脉虚纡曲。痰瘀火互结可化风,发为中风。

【分型】

头痛型　主要是痰浊郁滞脑络,表现为头痛,常伴脑胀、失眠、颈项酸痛、肢体麻木。

眩晕型 主要是浊气不降而壅滞脑络,清气不升而脑失充养。临床表现为头目昏眩,常伴头重、脑鸣、耳鸣、视物模糊。

【病类】

西医脑动脉硬化症、颈椎病椎动脉型、颈动脉狭窄、头臂型大动脉炎等可按脑络痹论治。

【治疗思路】

对于本病的治疗,关键在于升清降浊、宣通血脉、调和气血。升清降浊常用葛根、柴胡、泽泻、茯苓、山楂,调畅血脉常用川芎、丹参、丹皮、鸡血藤、牛膝和虫类药。头痛型以活血降浊、通络止痛为主,常用川芎、丹参、白芷、延胡索、葛根、细辛、全蝎、僵蚕、地龙、川牛膝。眩晕型以升清降浊、息风止眩为主,常用泽泻、黄芪、天麻、川牛膝、钩藤、白术、防风。若痰瘀火互结动风而昏仆、偏瘫,则应按中风处理。

【辨证论治】

阴虚脉痹 症见头部胀痛或跳痛,头晕目眩,耳鸣,心烦少寐,多梦,肢体麻木,震颤,腰膝酸软,咽干,舌红少津,脉弦细数。治宜滋阴通络,头痛为主用杞菊地黄汤加白芷、葛根、川牛膝、川芎、丹皮、丹参、山楂,眩晕为主用镇肝熄风汤(怀牛膝、龙骨、生白芍、天冬、麦芽、代赭石、牡蛎、玄参、川楝子、茵陈蒿、龟甲、甘草)加天麻、川芎、钩藤、葛根、益母草、白菊花。

痰浊壅阻 症见头痛头晕、头重如裹、目眩、耳鸣、耳聋、胸闷泛恶,表情淡漠,痴呆,健忘,沉默寡言,舌淡暗苔白腻,脉弦滑。治宜化痰通络,头痛为主用涤痰汤加丹参、僵蚕、川芎、地龙、郁金、山楂。眩晕为主用半夏白术天麻汤加泽泻、石菖蒲、南星。若痰浊化热,口苦、便秘、苔黄腻、脉滑数,宜清热化痰通络,用黄连温胆汤加赤芍、丹皮、丹参、僵蚕、地龙。

气滞脉绌 症见头晕或头痛,头昏脑涨,心烦失眠,情绪波动则加重,舌苔白,脉弦。治宜理气活血、解郁散滞,方用达郁汤(升麻、柴胡、川芎、香附、桑白皮、白蒺藜)加茯神、合欢皮、郁金、当归、赤芍、丹参、葛根,头痛加白芷、蔓荆子、川牛膝,眩晕加天麻、钩藤、白术。

瘀血闭阻 症见头痛头晕,痛处固定不移,痛如针刺,肢体麻木,震颤,舌紫暗有瘀斑,脉涩。治宜化瘀通脉,方用通窍活血汤加穿山甲。头痛加葛根、细辛、全蝎,眩晕加天麻、钩藤、防风。

气虚脉闭 症见头部空痛,痛势隐隐,头晕目眩,健忘心悸,体虚乏力,少气懒言,沉默寡言,舌质淡,脉细涩。治宜益气养血通脉,方用补阳还五汤。头痛加山楂、川芎、葛根、丹参,眩晕加天麻、白术、茯苓。

阳虚脉闭 症见头痛头晕,畏寒怕冷,健忘痴呆,神疲懒言,舌淡胖,苔白脉沉迟。治宜温阳活血,方用地黄饮子(干地黄、巴戟天、山茱萸、石斛、肉苁蓉、五味子、肉桂、茯苓、麦冬、附子、菖蒲、远志)加丹参、葛根、川芎、山楂、当归。头痛加吴茱萸、细辛,眩晕加刺五加、天麻、钩藤、白术、泽泻。

【经验选粹】

张学文经验:脑动脉硬化主要是阴阳失调、气血不足、因虚致瘀、气滞血瘀、痰浊壅滞,治疗以益气补虚、理气散滞、化痰活血为主。肝热血瘀用清脑通络汤(菊花、葛根、草决明、川芎、地龙、赤芍、胆南星、山楂、磁石、鸡血藤、丹参、川牛膝、豨莶草、水蛭),气虚血瘀用通脉舒络汤(黄芪、红花、川芎、地龙、川牛膝、丹参、桂枝、山楂),肾虚血瘀用桃仁四物汤加鹿角胶、鹿衔草、桑寄生、川牛膝、肉苁蓉、丹参、黄芪。(《张学文医学求索集》)

李辅仁经验:脑动脉硬化所致椎-基底动脉供血不足主要是肝肾、脾胃虚弱。治应滋补肝肾,不忘其虚,平肝息风,兼顾其实,用自拟方(天麻、钩藤、牛膝、枸杞子、菊花、山茱萸、生地黄、女贞子、丹皮、茯苓、川芎、赤芍、白芍、泽泻)加减。若年老体弱,命门火衰,不能温煦中焦脾土,或久病劳倦,损伤脾胃,致运化失职,升降失常,则气血生化乏源,不能上达;水谷不化精微,反生痰浊,阻滞脉络,蒙蔽清气,致清不能升,浊不能降;中焦虚弱,气血不足,不能充养肾精,又致下元亏虚,髓海不足,诸症更剧。治疗当重补气养血、升清降浊,用自拟方(黄芪、白术、茯苓、升麻、熟地黄、白芍、木香、枸杞子、当归、天麻、陈皮、厚朴、甘草)加减。〔中医杂志,1999,40(1)〕

【医案精选】

张学文医案:梁某某,女,35岁,1981年2月初诊。3年前因过度生气,精神创伤,遂觉心跳而痛。1997年底病情加重,自觉心胸拘缩,全身挛搐,伴多汗,四肢无力、渐至卧床不起,时有昏厥、发则牙关紧急、面色㿠白、四肢发凉、呼之不应。西医检查后诊断为"脑动脉供血不良",怀疑"冠心病"。月经量多、色黑有块、面色青晦、毛发枯燥,舌黯淡、苔白腻,脉沉细而涩。辨证:宗气不足,心血亏少,气郁不舒,瘀阻痰凝。治法:益气养血,养心安神,理气开郁,活血化痰。方药:炙甘草、白术、川芎、薤白、降香各10g,淮小麦、黄芪、丹参各30g,茯苓、瓜蒌各15g,三七3g(冲服),大枣5枚,每日1剂,水煎2次,和匀,早晚分服。服40余剂后心胸拘缩、心悸消失,不再昏厥,面色红润,饮食增加,月经调和,心电图正常,舌淡红,脉沉细,以益气养心、滋肾扶阳、活血化瘀之剂巩固疗效。(《张学文医学求索集》)

中风

中风,又名"卒中",是指以猝然昏仆、口眼㖞斜、半身不遂、肢体麻木,舌謇言语不清或不语为主要表现的疾病,死亡率、致残率较高。

【病因病机】

盖脑为气街,为元神之府,司运动、知觉,督脉统阳气而属脑,任脉主阴、冲脉为血海、跻脉调阴阳,督、冲、任、跻入脑,共同协助脑之阴阳气血平衡。因此,中风病位在脑和奇经,发病与情志失调、饮食不节、恣酒嗜肥甘、劳累过度等相关。《景岳全书》云:"本皆内伤积损颓败而然,原非外感风寒所致。""凡此病者,多以素不能慎,或七情内伤,酒色过度,先伤五脏之真阴。"张山雷《中风斠诠》云:"肥甘太过,酿痰蕴湿,积热生风,致为暴仆偏枯,猝然而发。"病理主要是脑脉闭阻、血溢脑中、瘀水互结。

脑脉痹阻　过食肥甘醇酒,藏腑受损,痰湿瘀浊内生,循脉上窜于脑,留于脑内,壅塞脑脉。素体虚弱,劳倦耗伤,气血不足,脑络失充而绌,导致脑脉痹阻,气街不通,元神失用,督、跻痹阻而动气不布,从而昏仆、半身不遂、肢体麻木、舌謇、言语不清。《诸病源候论》云:"气血凝涩,不能润养,久不瘥,真气去,邪气独留,则成偏枯。"

血溢脑中　七情内伤,五志过极则化火;或痰湿内蕴化热;或操劳过度,阴血暗耗,阳亢化火,导致阴阳气血失调,气血逆乱、痰、火上扰,壅滞脑络,导致脑部血液妄行,血溢脉外,留于脑中,闭阻脑窍,蒙蔽元神,督跻闭阻而动气不布,从而昏仆、半身不遂、肢体麻木、舌謇、言语不清。

瘀水互结　津血相关,津液入于脉中为血液组成部分,血溢脉外则为津为水。脑脉痹阻、血溢脑中则影响脑部津液代谢,导致津液停滞脑部为痰、为水,瘀水痰互结则病情进一步加重,表现出呕吐痰涎、昏迷加重。

脑为藏腑之主宰,脑脉痹阻、血溢脑中,则诸藏腑经脉受累而功能异常,及心则心悸怔忡,及肺则呼吸急促,及胃则呕吐痰涎,及肠与膀胱则便秘或二便失禁等。

本病常因情志妄动、劳累过度、气候骤变等原因诱发。大多数发病前有头痛、头晕、情志不舒、心烦急躁、神疲乏力、肢体麻木等前驱症状。血脉痹阻即是瘀,血溢脉外而不去即是瘀;水血相关,血瘀则津停为痰。因此,在病理演变过程中,始终贯穿瘀、痰。

本病发病在3周以内为急性期,以实为主,主要是脑络闭阻、血溢脑中、瘀水互结。4周到半年为恢复期,主要是正虚痰瘀留滞。半年以上为后遗症期,主要是髓亏痰瘀夹杂。

【分型】

缺血性中风　主要是气血虚弱、痰浊壅滞,脑脉闭阻,临床多见中经络证候。王清任《医林改错》云:"半身不遂,亏损元气,是其本源……夫元气藏于气管之内,分布周身,左右各得其半,人行坐动转,全仗元气……若元气一亏,经络自然空虚……无气则不能动,不能动名曰半身不遂。"血得温而行,秋冬气候寒冷和夜间气温较低,故多发生于秋冬和安静睡觉之时。

出血性中风 主要是气血阴阳失调,痰火壅滞,气血妄行,血溢脑中,临床多见中藏腑证候。春多风邪,风性发散;夏季多火热,火性炎上,风、热、火常扰动血脉;白天气温较高则血易行,劳作不仅可以使气血运行加快,而且可以耗散气血;情绪激动则气机逆乱,气血弛张,涌动妄行。故多发生于春夏和白天劳作之时及情绪激动之后。

【病类】

西医的短暂脑缺血发作、动脉硬化性脑梗死、腔隙性脑梗死、脑栓塞、高血压性脑出血、蛛网膜下腔出血等急性脑血管病按本病辨证论治。

【治疗思路】

对于中风的治疗,以涤痰化瘀为原则,但应辨别出血与否、闭与脱、中经络与中藏腑。中经络当涤痰化瘀通络,中藏腑当涤痰化瘀、开窍醒神。闭证宜涤痰化瘀、醒脑开闭,脱证当益气养阴固脱。缺血性中风急性期涤痰化瘀、通络息风,在辨证论治基础上选用石菖蒲、瓜蒌、天南星、陈皮、丹参、僵蚕、川芎、赤芍、三棱、莪术、水蛭、桃仁、黄芪、地龙、冰片、牛膝等。出血性中风急性期清热化痰,佐以活化瘀止血、利水,在辨证施治的基础上选用生地、参三七、仙鹤草、牛膝、泽泻、车前子、木通、大黄之类。恢复期和后遗症以益气化痰、活血通络为主,在辨证论治的基础上选用蜈蚣、黄芪、当归、地龙、牛膝、全蝎、鸡血藤、川芎、赤芍、冰片、桑椹、何首乌、桑寄生。

【辨证论治】

痰火扰动 轻者中经络而半身不遂、口舌㖞斜、言语謇涩或不语,感觉减退或消失;重者中藏腑而神识不清、鼻鼾痰鸣、肢体强痉拘急、抽搐,便秘;平素常见头晕目眩、心烦易怒、舌红苔黄腻,脉弦滑或滑数。治宜泻火涤痰,中经络者佐以通络,方用镇肝熄风汤加钩藤、菊花、僵蚕、丹参、鸡血藤;中藏腑者佐以通腑,方用星蒌承气汤(胆南星、全瓜蒌、生大黄、芒硝)加石菖蒲、竹茹,并急以至宝丹灌服或鼻饲。

痰湿瘀阻 轻者中经络而半身不遂、口舌㖞斜、言语謇涩或不语、口角流涎、肢体麻木、头晕目眩;重者中藏腑则神识不清、喉间痰鸣、面色唇黯、四肢不温、二便失禁,舌紫暗、苔白腻,脉沉滑或缓。治宜涤痰化瘀,方用涤痰汤加味。中经络加丹参、红花、赤芍、地龙、僵蚕;中藏腑先以苏合香丸开窍,神醒后用涤痰汤加减。

毒热内蕴 轻者中经络而半身不遂、口舌㖞斜、言语謇涩或不语;重者中藏腑而神识不清、颈项强急、便秘、牙关紧闭、口禁不开、两手握固、面目红赤、发热,舌红绛、苔黄少津,脉弦数。治宜清热解毒,方用验方清脑饮(夏枯草、黄芩、黄连、薄荷、防风、菊花、钩藤、地龙、丹皮、赤芍、红花、鸡血藤、水牛角)加减,中藏腑者送服安宫牛黄丸。

瘀水互结　症见神昏,半身不遂,项肢体强直,呕吐,目珠呆滞,心烦,口干便秘,舌下脉络纡曲,苔腻。治宜化瘀利水,用通窍活血汤加牛膝、白茅根、竹茹、茯苓、泽泻、大黄。化热者,症见发热、舌红苔黄、脉数,加丹皮、黄芩、黄连、夏枯草、栀子。

脑气衰败　症见昏仆,不省人事,目合口张、鼻鼾息微、手撒肢冷、汗多、二便自遗、肢体瘫痪、舌痿,脉微欲绝。治宜益气固脱,方用参附汤鼻饲或灌胃,用人参注射液、参附注射液静滴。

阴虚风动　症见半身不遂、口舌㖞斜、言语謇涩或不语、肢体麻木、眩晕耳鸣、手足心热、咽干口燥,舌红少津少苔,脉弦细数。治宜阴潜阳、养阴息风,方用镇肝熄风汤加当归、生地黄、川芎、鸡血藤、丹参。

气虚血瘀　症见半身不遂、口舌㖞斜、言语謇涩或不语、肢体麻木、手足肿胀、心悸、气短乏力,舌黯苔白,脉沉细。治宜益气通络,方用补阳还五汤加葛根、冰片、郁金、水蛭、蜈蚣。

髓海亏虚　症见音哑或不能出声、舌体痿软、肢体瘫软、腰膝酸软、神情若痴、眩晕、耳鸣或耳失聪、心悸气短,舌黯,脉细数;偏阴虚者,五心烦热,舌红少津少苔,脉细数;偏阳虚者,四肢不温、二便自遗,脉沉细迟。治宜益精填髓,偏阴虚者用左归丸加赤芍、何首乌、白芍、鳖甲、丹皮、鸡血藤,偏阳虚者用右归丸加味。言语不利、口角流涎加南星、白芥子、僵蚕、竹茹、石菖蒲,肢体瘫痪者加地龙、川芎、水蛭、蜈蚣、僵蚕、牛膝,头晕者加葛根、川芎、钩藤、天麻、刺蒺藜,痴呆者加刺五加、益智仁、石菖蒲、冰片、川芎、刺蒺藜。

【经验选粹】

张学文经验:中风先兆的病机是肝热血瘀,中风的病因主要是情志过激、饮食所伤、劳累过度、气候骤变,因虚致瘀、瘀阻脑络是中风发病之根本,瘀阻脑络、外有所激,才能中风,颅脑水瘀是中风的重要证候。概括为肝热血瘀、气虚血瘀、痰瘀阻窍、瘀热腑实、颅脑水瘀、肾虚血瘀六大证候和先兆期、急性发作期、恢复期、后遗症期四个阶段。肝热血瘀用清脑通络汤(菊花、葛根、草决明、川芎、地龙、赤芍、胆南星、山楂、磁石、鸡血藤、丹参、川牛膝、稀莶草、水蛭),气虚血瘀用通脉舒络汤(黄芪、红花、川芎、地龙、川牛膝、丹参、桂枝、山楂),瘀热腑实用生大黄、枳实、玄明粉、丹参、川牛膝、桃仁、菖蒲、胆南星,痰瘀阻窍用蒲金丹(菖蒲、郁金、丹参等),颅脑水瘀用通窍活血利水汤(丹参、桃仁、红花、茯苓、川牛膝、白茅根、川芎、赤芍、水蛭、麝香、黄酒),肾虚血瘀用桃仁四物汤加鹿角胶、鹿衔草、桑寄生、川牛膝、肉苁蓉、丹参、黄芪)。(《张学文医学求索集》)

任继学经验:中风病机是邪气上犯脑髓经络,血脉中伤,下侵藏腑,经络受损,引起脑髓神机与藏腑五神功能失调,阴阳气血偏盛偏衰所致。轻者经络受损,血脉不利,络脉细急,血液壅滞转为瘀,瘀塞血脉,营津不行,外渗为痰为津;重者邪盛正衰,脏气不平,腑气不通,经络不用,胀极则络破血溢,窍络窒塞。急性期以通为主,破血化瘀、泻热醒神、豁痰开窍,用宣窍醒神汤(水牛角、羚羊角、玳瑁、石菖蒲、郁金、细芽茶、白薇、栀子、清半夏)。肢体拘急、疼痛、肿胀,常用天仙藤、络石藤、海风藤、五味子藤进行药浴。

董安经验:脑梗死以肾虚为本,痰瘀阻滞脑络为标,与督、任、冲脉密切相关。脑为髓之海、诸阳之首,肾为精气之所聚,肾之真阳真阴必借任、督二脉而充养脑府。督、任脉起自胞中而上通于脑,阴升阳降,循环灌注,是谓水火既济、阴阳平衡,脑府元神得以充养。如果肾精不足或痰湿瘀血阻塞任、督,则循环受阻、脑络瘀塞,脑神失养而成此病。冲脉与任脉相连,亦为肾气所主,隶属阳明胃腑,为血海,与肝关系密切。肾虚之人,冲气多不能收敛而有上冲之弊,冲气必挟肝火、胃气上逆,导致气血上逆,挟痰火横窜脑络,使神明受扰而失灵。治宜补益肾精、疏通任、督,脑络通畅,肾中精气自会上入于脑,使元神得养。阳气易郁滞督脉,痰湿瘀血易瘀阻任脉,督脉宜宣通阳气,任脉宜豁痰祛湿活血,冲脉上冲者宜镇肝、降胃、敛冲,自创健脑消栓散,药用鹿角胶、龟甲胶各80g,杜仲、赤参各60g,巴戟天、枸杞各50g,天麻、石决明各35g,牡蛎、水蛭、三七、白花蛇头、川牛膝、天竺黄、胆星、炙马前各30g,全蝎、酒大黄、川芎、葛根各25g,甲珠、菖蒲各20g,苏合香10g,共为细末,每服3~6g,每日3次。气虚血瘀用补阳还五汤送服,肝阳上亢、脉络瘀阻用天麻钩藤饮加减送服,半身不遂者用丝瓜络、橘络、松节煎汤送服,舌强不语用菖蒲、郁金、木香、僵蚕煎汤送服。

【医案精选】

张学文医案:岳某,男,40岁,1985年11月28日初诊。于1周前过量饮酒后于次日晨起感右侧肢体麻木、口角流涎、言语不利,即送咸阳某医院,以"脑血栓形成"收入住院治疗。2天后病情加重,头痛剧烈、呕吐、神志昏蒙、右侧肢体偏瘫、项强,即转西安某院。CT检查后诊为"脑出血"(左侧外囊出血),经抢救治疗后神志清醒,建议手术治疗。因患者及家属畏惧手术而转求中医诊治,诊见神志基本清楚、语言謇塞、口舌歪斜、右侧鼻唇沟消失,伸舌偏右,右上下肢偏瘫,颈有抵抗感,血压19.95/13.3kPa,舌质黯红、苔黄稍腻,脉弦硬。辨证为络破血溢、水瘀阻窍,宜通窍活血、化瘀利水,方用通窍活血汤加白茅根30g、丹参15g、川牛膝15g、豨莶草30g,并用丹参注射液肌注(2次/日,每次4ml)。10天后,右上肢能抬高至头,手指稍可摄物,右下肢能活动,上方加天麻、菊花、茯苓,去麝香。后复诊两次,上方加露蜂房、水蛭、胆南星等调治2个多月,诸症均愈,复

查CT见血肿消失。(《张学文中医世家经验辑要》)

董安医案：王某，女，45岁，1997年3月20日初诊。于2月前突然昏倒，经急救苏醒，右半身瘫痪。CT检查示脑基底部梗死灶、左侧脑多发性梗死。住院治疗1个多月，疗效不显。症见右半身肢体完全瘫痪、口角㖞斜、言语不清、小便失禁、面色少华，舌质淡紫、舌苔薄白腻，脉沉弦细，血压12.1/7.5kpa。辨证：气虚血瘀，肾精亏损，痰瘀阻络，上蒙清窍，任、督阻滞。治以大补元气，补肾填精，化瘀豁痰开窍，疏通任、督脉。用补阳还五汤加减：黄芪150g，鸡血藤、丹参各30g，赤芍20g，川芎、地龙、菖蒲、当归、郁金、半夏、淫羊藿各15g，煎汤，送服健脑消栓散6g，每日3次，并配合针灸。10天后，言语开始清晰、口角转正、下肢能在床上伸缩活动，减菖蒲、郁金、半夏，加蜈蚣2条、枸杞20g、桑枝15g。又服药12天，上、下肢功能逐渐恢复。1个疗程后可下床扶杖行走，休息5天后进行下个疗程，用黄芪100g，当归20g，煎汤送服健脑消栓散，共2个疗程，肢体基本恢复正常，生活自理。〔内蒙古中医药，2002(1)〕

刘绪银医案：张某，男，55岁，2004年5月18日初诊。4月7日劳累后突然头痛、昏迷、左半身瘫痪，经某院CT检查后诊断为脑出血，予以住院，行穿刺抽血和药物治疗，病情好转。刻下症：左上肢不能上举与握拳，左下肢不能伸屈、行走，口角歪斜、言语謇涩、面色少华，舌质淡紫、舌苔薄白腻，脉沉弦细，血压140/90mmHg。诊断：出血性中风，证属气虚血瘀，痰瘀阻络，督、跷废用。治以益气活血、豁痰通络，方用补阳还五汤加减：黄芪50g，葛根、白芍、鸡血藤、丹参各20g，赤芍、川芎、地龙、石菖蒲、刺五加、白蒺藜、当归、郁金、半夏各10g，蜈蚣2条，全蝎3g(研末冲服)，煎服。针刺取地仓、颊车、大椎、身柱、神道、筋缩、肩髃、曲池、合谷、脊中、环跳、阳陵泉、解溪、昆仑、照海和头皮右侧运动区、语言区，平补平泻，先健侧后患侧，配合患侧按摩。于卧室中设计带滑轮的锻炼装置，将患侧绑于装置的一端，以健侧之手牵拉装置，被动锻炼患侧。治疗10天后，言语较前清晰、下肢能伸屈缩，继续按原方案治疗20天，言语清晰、口角歪斜纠正，上、下肢功能明显好转，可扶杖行走100米。继续按原方案治疗2个月，肢体基本恢复正常，生活自理。

苏凤哲医案：王某，男，64岁，2015年3月9日初诊。自诉：于3个月前患中风，经住院康复治疗后略有好转，现左侧肢体活动不利，故来门诊针灸治疗。查体：左半身不遂，面色无华，左下肢发凉，伴中度足内翻，舌淡，苔白，脉沉弱。诊断为中风后足内翻，证属气虚血瘀，阴跷脉寒。治以益气活血，温脉散寒。取穴：在中风病常规取穴基础上，加交信穴温针灸。次日患者复诊时诉针灸后左腿感觉温暖舒服，保持了3个小时，左腿走路也较前"踩正"。复查左足内翻情况有改善。配合行走锻炼，针灸治疗20次后，足内翻消失。

脑　　水

脑水是因各种原因导致津液停聚化为水,壅滞于脑,引起颅内积水或脑髓水肿,以头脑胀痛或头顶隆凸畸形、呕吐、知觉运动和精神异常为主要特征的脑部疾病。

【病因病机】

古无"脑水"病名,但有水病的认识。中医认为津血同源,并行脉中,若气化失常,脉络瘀滞则津液运行障碍,停而为水。因此,为发展中医药学术,将水停聚于脑的病证称为"脑水"。脑水多见于儿童,发病与先天、后天因素相关,主要是脉络瘀阻、津液停聚。

先天因素　妊娠期间,母亲患病或误食药物,导致气血受损,胎儿髓腔、脉络发育畸形,脉络瘀阻,津停为水,留滞脑内。分娩时受伤,导致气血运行不畅,津血停聚为水,留积于颅内。

后天因素　外感邪气,导致脑部气血津液代谢失常,津停为水。或气血生化不足,脑失温煦充养,血脉不利,津停为水。或跌仆损伤脑脉,或脑部患病,脉络不和,血脉瘀滞,津液渗出脉外,留于脑内。或藏腑失调,痰湿水浊内生,上壅颅内。

水积脑中则头涨痛、头颅畸形,小儿则颅缝开解而称解颅。蒙蔽元神则精神、知觉障碍;脑窍壅痹,动气不布则运动障碍。水积久则蕴热、变痰、生瘀,产生癫痫、癫狂等变证,甚至危及生命。

【病类】

西医的脑积水、良性颅内高压按本病辨证论治。

【治疗思路】

对于脑水的治疗,以活血利水通窍为总则,活血用川芎、地龙、水蛭、穿山甲、丹参、丹皮、川牛膝,利水用白茅根、茯苓、泽泻、猪苓、木通、车前子。但应辨寒热虚实,寒则温利,热则清利,虚则益气利水,实则泻浊利水。

【辨证论治】

阳气亏虚　症见头昏胀痛或头颅隆凸畸形,神疲体倦、步履艰难不稳、腰膝酸软,伴少气懒言、畏寒肢冷、手足发凉,目眩或视物不清,大便溏,舌淡胖、边有齿痕,苔白腻,脉沉细无力。治宜益气温阳、利水通窍,方用肾气丸(附子、肉桂、地黄、山药、泽泻、山茱萸、茯苓、丹皮、白术)加猪苓、牛膝、石菖蒲、车前子、白茅根、川芎、丹参,或用真武汤加味。

气血亏虚　症见头晕胀痛或头颅隆凸畸形,神疲懒言,呕吐,肢麻或震颤,步履艰难不稳,视物模糊或黑蒙,心悸,失眠,耳鸣,肌肤干燥形体消瘦,面色少华,健忘,小儿智力低下,发育障碍,舌淡苔白,脉细弱。治宜益气补血、利水通窍,方用归脾汤(党参、黄芪、白术、茯神、酸枣仁、龙眼肉、木香、当归、远志、生姜、大枣)加猪苓、车前子、泽泻、白茅根、牛膝。

瘀水互结　症见头刺痛,脑胀,头颅隆凸畸形,人迎脉怒张,颈项强直,恶心呕吐,呕吐状如喷射,目呆视,嗜睡或神识昏蒙,手足抽搐,面色晦暗,舌黯紫或有瘀斑、瘀点,脉弦涩。治宜活血化瘀、利水通窍,方用通窍活血汤加白术、泽泻、白茅根、车前仁、石菖蒲、萹蓄、大黄、路路通,神昏送服苏合香丸。

痰湿阻滞　症见头晕胀痛,或头颅隆凸畸形,人迎脉怒张,恶心呕吐,目眩或复视,视物不清,耳鸣或耳闭,一身困重,肢体麻木,步履艰难,或肢体偏瘫,纳呆,胸脘痞闷,甚或癫痫发作,舌淡胖、边有齿痕,苔厚腻,脉弦滑。治宜豁痰降浊、利水通窍,用涤痰汤加白茅根、石菖蒲、莱菔子、天麻、钩藤、川芎、地龙、僵蚕、牛膝,神昏者加服至宝丹。

湿浊热结　症见头涨痛或隆凸畸形,发热,烦躁,视力、听力下降,或目呆视、耳鸣胀痛,目胀痛,神昏谵妄,颈项强直,手足抽搐,大便干结,尿失禁,舌红苔黄腻,脉弦数。治宜清热利湿、降浊通窍,方用黄连温胆汤加白茅根、车前子、泽泻、石菖蒲、郁金、瓜蒌、生大黄,神昏者急服安宫牛黄丸。

【其他疗法】

1. **外治法**　常用麝香、大戟、芫花、商陆、冰片、牛膝等外敷。

2. **西医疗法**　适当使用脱水利尿剂,具有手术指证时予以脑脊液分流手术治疗,颅内有占位性病变者手术治疗。

【经验选粹】

张学文经验:颅脑水瘀、脑络壅塞是脑积水、颅内高压症的病机关键,化瘀利水、祛邪通窍是治疗的关键,以王清任通窍活血汤加活血利水之品,制定了通窍活血利水汤:丹参、白茅根30各g,桃仁、红花、川芎、赤芍各10g,茯苓20g,川牛膝15g,水蛭6g,麝香0.1g,黄酒30~90g,葱白3寸。小儿脑积水多系先天禀赋不足,水瘀互阻脑窍,宜加鹿角胶、桂枝、石菖蒲、琥珀、淡黄酒为引。气虚血弱者加黄芪、鸡血藤、地龙,日久而髓亏加鹿角胶、桑寄生、山萸肉、鹿衔草,血瘀和颅内高压症加三七粉、水蛭粉冲服。(《张学文医学求索集》)

宋祚民经验:小儿脑积水是因先天肾气不足,后天脾湿不运,水液代谢障碍,滞阻或潴留于头颅清窍中;或时邪夹湿上冲脑窍,致水湿蓄积颅内。脾肾不足用熟地黄、生黄芪、山药、山茱萸、补骨脂、茯苓、泽泻、车前子、桑寄生、枸杞子、女贞子、狗脊、川续断、明矾,水湿阻络用穿山甲、路路通、泽泻、车前子、菖蒲、郁金、防风、白芷、煅牡蛎、鳖甲、白矾、女贞子、大茴香、水红花子。〔中级医刊,1996,31(4)〕

【医案精选】

张学文医案:陈某,男,1岁10个月。1987年7月13日初诊。头颅膨大,头皮肿亮,青筋暴露,未长头发1年余。右眼流泪、口角流涎,语迟,1岁4个月时才会说个别单字。患儿顺产,产后3个月头颅逐渐增大,帽子1周得放大1次,1个月之内增大很明显,以后逐渐稳定。曾在西安某医院诊断为"脑积水",未予治疗。诊时患儿头大光亮、青筋暴露、未长头发、神情呆滞,头围53cm、囟门缝隙至额上,舌体紫黯略胖,指纹青紫。证属颅脑水瘀,脑络瘀阻。治法:活血利水、祛瘀通窍,方用通窍活血利水汤:丹参、川芎、赤芍各5g,川牛膝、车前子各6g,白茅根10g,葱白2寸(6cm),生姜2片,大枣3枚,水煎,黄酒15g送服,麝香0.1g(冲服),每日1剂;丹参注射液4ml,肌内注射,1次/日,共10日。服药20余剂,右眼流泪、口角流涎减轻,说话较前清楚,头围52cm,原方加减服用20余剂。1988年2月18日三诊:头未再大,囟门合至上星穴,头围48cm,走路平稳,可跑,身高长了5cm,智力与同龄儿相同。但仍胆小,纹淡,舌质、舌苔正常,身上发痒,用初诊方将原方药量5g改6g,3g改5g,加桑寄生、泽泻、地肤子、白蒺藜各6g。服药15剂,基本正常。1989年5月1日随访,语言、表情、活动、饮食、二便均正常,惟囟门约有指甲大小未长合,脉沉,舌正常,身略痒,拟补益气血、益肾利水之剂善后,培肾固本。(《张学文医学求索集》)

李仲愚医案:曹某某,男,59岁,某学校职工,1993年3月15日诊。半年前始现头晕头痛,持续不止,因病情不重,未予治疗。3个月前突然昏仆、不省人事,四肢抽搐,吐白沫,约5分钟。醒后精神疲惫、四肢倦怠、头晕头痛加重。经当地医科大学附属医院CT检查,诊断为右颞叶硬腭下积液(约6mm×6mm)、第3~5颈椎骨质增生,予以苯妥英钠0.1g,早、晚各服1次。服药后仍每周有三、四次癫痫发作,每次3~5分钟,并伴头晕头痛、恶心呕吐、失眠烦躁、记忆力减退。饮食尚可,二便调,舌质红、苔白,脉沉。诊断为癫痫,由痰饮上逆所致。先攻逐痰饮,用甘遂半夏汤:甘遂(另包煎,兑服)3g、法半夏20g、白芍10g、炙甘草6g,水煎,蜂蜜兑入药汁服,2日1剂。3月22日复诊:服上方后稍感脘腹不适,时有腹痛,每日泻下稀水2~5次,头晕头痛减轻,癫痫未发作,时有呕恶,失眠心烦。改化痰利湿之品,以图缓治,用二陈汤加减:茺蔚子、车前子、茯苓、枳实各15g,薏苡仁30g,萆薢、茵陈、法半夏各20g,白芥子、甘草各10g,水煎服。3月29日复诊:未发癫痫,时有头晕头痛,睡眠较好,二便调,饮食好,舌红苔白,脉沉。以上述二法交替使用,连续治疗2个月,癫痫一直未发作,精神好,余正常。〔成都中医药大学学报,1997(1)〕

脑　萎

脑萎是指脑髓萎缩、功能障碍,临床以肢体痿软无力,或瘫痪,或拘急强直、神志异常、惊厥、震颤、动作不协调为主要特征的脑病。

【病因病机】

萎,与痿通,有萎缩、软弱、废用、不足之义。古虽无"脑萎"病名,但有"髓海不足"的认识。《黄帝内经》指出:"诸痿喘呕,皆属于上"(《素问·至真要大论》)。"髓海不足则脑转耳鸣、胫酸眩冒、目无所见、懈怠安卧"(《灵枢·海论》)。"上"包括脑,"髓海不足"有脑萎缩、功能废用的内涵,故为发展中医药学术,提出"脑萎"病。

脑萎主要是气血亏虚、脉络闭阻,导致脑髓失养、髓海亏虚。发病有先天和后天两方面的原因,与督脉、冲脉、任脉失调相关。脑髓由肝肾精血所生,督、冲、任脉联络肝肾,精血通过督、冲、任上输于脑,督、冲、任亏虚或瘀滞,则上输不足,脑髓失养,从而髓海空虚,发为脑萎。

先天因素　禀赋不足,或妊娠期间母亲调摄失当,营养不良,生化不足;或妊娠时母亲患病,气血阴精耗伤,经脉亏虚,以致胎儿脑髓化源不足;或妊娠期间母亲感染邪毒,邪气内陷损伤胎儿脑髓,影响脑髓发育,导致脑萎缩。

产中因素　分娩时产伤、窒息等可损伤气血、脉络、脑髓,导致脉络瘀滞,上气不足,脑髓失于充养,发育异常而萎缩。

后天因素　《灵枢·口问》曰:"上气不足,脑为之不满。"后天调摄失当,气血生化不足,导致督、冲、任脉空虚,上输不足,脑髓失充养;或邪毒、跌仆等损伤气血和督、冲、任脉,脉络瘀滞,上输不足,脑髓失养;或七情内伤、饮食失节、劳倦过度,损伤藏腑,暗耗气血,脑髓失养;或因邪毒、七情、劳倦等损伤藏腑,痰浊内生,壅滞督、冲、任,上输不足,脑髓失养。

脑髓萎缩则记忆力、智力减退;脑气不足,脑络虚滞,督跷失调或瘀滞,清阳不实四肢,则感觉与运动障碍。本病多见于小儿及老年人,小儿主要是先天因素和产中因素所致,表现为智力、情感、感觉与运动等发育明显低于同龄儿童。老年人常由后天因素所致,表现为记忆力、智力减退,情感、感觉与运动障碍。

【分型】

筋痿型　多见于幼儿,病机关键是髓海不足、督跷不振。临床表现为肢体痿弱无力或瘫痪,坐、立、行走、拿物等运动发展延缓和不能抬头。

震颤型　多见于老年人,病机关键是痰瘀阻滞、督跷失调。临床表现为肢体震颤、手足不自主和手足徐动及自发动作。

神懦型　病机关键是痰瘀阻滞、脑气郁滞。临床表现为性格行为改变,情绪低落,不喜交往,情感障碍,或刻板怪异,或性情急躁,多疑自私等。

痉型　病机关键是督跷失调、经气不利。临床表现为肌肉拘急强直,关节痉挛畸形,甚或角弓反张。

痴呆型　病机关键是髓海不足,临床表现以智能障碍、记忆障碍,犹如痴呆为主要特征。

混合型　多继发于脑病之后，以痿型、震颤型合并存在最为常见，常伴智力低下。

【病类】

西医的脑萎缩、小儿脑瘫、Creutzfeldt-Jakob病等，按本病辨证论治。

【治疗思路】

对于脑萎的治疗，贵在补益气血、益精填髓、活血通络。益气血用黄芪、人参、白术、当归、鸡血藤，填精髓用鹿角胶、阿胶、龟甲、鳖甲、枸杞子、何首乌、熟地黄、山萸肉、紫河车，活血通络用川芎、丹皮、丹参、赤芍、牛膝、丝瓜络、地龙、水蛭。夹痰佐以化痰，用石菖蒲、南星。震颤佐以息风止痉，用水蛭、地龙、钩藤、全蝎；气滞佐以理气解郁，用柴胡、郁金、香附。神识模糊、痴呆者佐以开窍醒神、益智，用冰片、郁金、益智仁、刺五加。肢体痿弱佐以壮筋骨，用杜仲、牛膝、木瓜。神慑佐以安神养神，用酸枣仁、柏子仁、五味子、龙齿。

【辨证论治】

阴虚髓热　症见四肢肌肉痉挛拘急、肌张力增高，或肢体瘫痪，或角弓反张，烦躁失眠，五心烦热，盗汗，眩晕耳鸣，舌红干，少苔或苔黄，脉弦。治宜养阴荣脑、通络止痉，方用羚角钩藤汤加何首乌、鳖甲、龟甲、龙骨、牡蛎。

气滞痰阻　症见肌肉持续不自主收缩抽搐，手足徐动，胸胁满闷，头晕，言语不利、心烦失眠，情绪波动或主动运动时徐动加剧，神情安静或睡眠时消失，舌淡红苔腻，脉弦滑。治宜化痰息风通络，方用十味温胆汤（人参、陈皮、茯苓、熟地黄、半夏、酸枣仁、远志、枳实、五味子、甘草）加郁金、丹参、石菖蒲、天麻、僵蚕。

痰热扰动　症见肌肉拘急痉挛，剧烈手足徐动、震颤，或角弓反张，神呆懒动，心烦失眠，心烦或主动运动时徐动加剧，胸脘痞闷，头晕目眩，眼球震颤，言语断续，口干，便干，尿赤，舌红苔黄腻，脉弦滑数。治宜清热息风、化痰活络，方用导痰汤（半夏、制南星、陈皮、枳实、茯苓、甘草）加黄连、栀子、钩藤、石菖蒲、僵蚕、地龙。

脑络郁滞　症见动作不协调，步态蹒跚不稳，姿态异常，言语断续，眼球和肌肉震颤，心烦失眠，头晕胀痛，耳鸣耳胀，眼胀，胸胁胀满，脘痞，心烦或主动运动时加剧，舌淡红，脉弦。治宜理气通络，用柴胡疏肝散（柴胡、枳壳、白芍、川芎、香附、陈皮、甘草）加龙骨、牡蛎、郁金、白蒺藜、鸡血藤、丹参、赤芍、天麻、合欢皮、首乌藤。

气虚血瘀　症见肌肉拘急痉挛、肢体萎弱无力、震颤，面色萎黄，头昏痛，反应迟钝、智力低，舌黯有瘀斑，苔白，脉细涩或虚弱。治宜益气活血通络，方用补阳还五汤加水蛭、僵蚕、全蝎、牛膝、续断。

风痰阻滞　症见肌肉拘急痉挛,手足徐动,肢体痿软无力,甚或角弓反张,或动作不协调,可伴头晕目眩、眼球震颤、智力低下,口角流涎,言语不利,舌苔厚腻,脉弦滑。治宜祛风化痰、理气通络,方用涤痰汤加郁金、僵蚕、蜈蚣、地龙、鸡血藤、川芎、刺蒺藜、丹参、天麻、钩藤。

气血亏虚　症见肢体痿软无力,行走困难,或动作不协调,步态蹒跚不稳,头晕目眩,耳鸣,健忘,反应迟钝,智力低下,神情呆滞,面色少华,神疲短气,舌黯淡、苔白,脉细弱。治宜益气养血活络,方用归脾汤加益母草、钩藤、天麻、鸡血藤、枸杞子、丹参。

髓海空虚　症见肢体痿弱,肌肉颤动或手足徐动,或肌肉强直,肢体拘急,或呆傻健忘,智力低下,反应迟钝,常伴头晕耳鸣,形体消瘦,腰膝酸软;偏阴虚者手足徐动明显,五心烦热,口干舌燥,舌苔黄,脉细数;偏阳虚者畏冷肢冷,四肢不温,舌淡苔白,脉沉迟细弱。治宜益精填髓补脑,偏阴虚用左归丸加味,偏阳虚用右归丸或地黄饮子加味。

【经验选粹】

张学文经验:西医脑萎缩属中医"健忘""头痛""痴呆"等范畴,主要是年老体虚,或夹瘀血、痰凝阻滞脑络,清窍失养,神明失常。早期预防、早期治疗,效果较好,常用活血化瘀、通络化痰、补益气血、滋肾开窍等法。肾阴虚血瘀者用杞菊地黄丸加丹参、山楂、赤芍、桃仁、胡桃肉,阴虚动风者用滋水清肝饮加天麻、僵蚕、钩藤、龟甲、丹参、石决明,气虚血瘀者用补阳还五汤加桂枝、路路通、丹参、三七、鸡血藤、人参。(《国医大师张学文临床经验传承集》)

刘祖贻经验:脑萎缩以肝肾亏虚为本,多夹瘀血。风阳阻络用白芍、天麻、钩藤、珍珠母、石决明、丹参、蒲黄、益母草、地龙、全蝎、山楂,瘀阻脑络用黄芪、丹参、蒲黄、川芎、益母草、全蝎、钩藤、山楂,阴虚血瘀用生地黄、枸杞子、女贞子、丹参、蒲黄、当归、山楂,阳虚血瘀用黄芪、淫羊藿、巴戟、鹿角霜、丹参、蒲黄、川芎、山楂。〔江西中医药,1993(2):12〕

【医案精选】

张学文医案:魏某某,女,60岁,1992年4月26日初诊。近1年来记忆力减退、反应迟钝,头顶抽痛、有沉重压迫感,针刺治疗后症状有所减轻。近来头顶抽痛、重物压迫感加重,纳可、多梦、二便自调,舌黯红、苔灰白而腐、舌下脉络曲张,脉象沉弦。辨证为肝热血瘀、脑脉不利。治以清肝活血化瘀,兼以平肝通络为法,用清脑通络汤化裁:天麻、地龙、菊花、栀子各10g,钩藤、川芎各12g,川牛膝、豨莶草、丹参、炒麦芽各15g,草决明、磁石(先煎)各30g,生甘草6g,6剂。

1992年5月3日二诊:头顶仍有重物压迫感、记忆力减退明显、反应迟钝,有时恶心与欲吐,舌红、苔白腻,脉沉弦。上方去栀子、生甘草,加夏枯草、山楂、僵蚕、半夏,6剂。1992年5月11日三诊:头顶仍沉重疼痛,舌胖暗红、苔灰白而腐、舌下脉络纡曲怒张,脉沉细。方药:枸杞子、菊花、熟地、山萸肉、泽泻、五味子各10g,当归、茯苓各12g,川芎、山药、生山楂15g,磁石(先煎)30g,6剂。1992年5月18日四诊:头顶抽痛减轻,睡眠好转,无恶心欲呕,自觉脑子清醒,仍上方化裁,嘱常服杞菊地黄丸,由于痰湿较重,用陈皮泡水冲服成药。半年后随访,诸症减轻,头不痛,记忆力、反应明显好转。(《张学文医学求索集》)

李昌源医案:刘某某,男,77岁,1992年7月1日初诊。有高血压史10年,数次出现卒中先兆。1个月前感冒后出现神志不清、二便失禁、肢末不温等,经某院ＣＴ检查,提示"脑萎缩"。刻诊:神情呆滞、双目无神,问之不对,头晕、乏力、手足不温,炎炎夏日竟着毛衣戴帽,二便失禁,舌淡体胖大、苔白腻,双关脉弦、尺弱。诊断为痴呆,证属肾阴亏虚、命门火衰、髓海空虚。治当温肾扶阳,方用金匮肾气丸加减:熟地黄、怀山药、枸杞子、丹参、益智仁、菟丝子各20g,茯苓、山萸肉、郁金、淫羊藿各10g,附片(先煎)、丹皮各6g,肉桂3g,水煎服,每日1剂。二诊时附片20g、肉桂6g,并枸杞子蒸羊脑顿服,鹿角胶(烊化)20g。尔后加减变化,增损覆盆子、桑螵蛸、太子参、炙甘草、薏苡仁、巴戟天、远志、石菖蒲等,调治近2个月,二便正常,手足不冷,饮食、睡眠均正常,神志清楚,对答如流,脑ＣＴ复查已正常。〔新中医,1994(8)〕

痴　呆

痴呆是以智能低下,思维迟钝,记忆、理解、判断力明显减退,精神呆滞,反应迟钝,寡言善忘,甚至生活不能自理等为主要表现的脑病。

【病因病机】

痴呆发病与督脉、冲脉、任脉失调引起的气血阴精上输不足密切相关。病机主要是气血不足,髓海亏虚、神机废用。

髓海亏虚　《医学衷中参西录》云:"脑为髓海,实由肾中真阴真阳之气酝酿化合而成,缘督脉上升而灌注于脑。"父母体虚,或妊娠期间母亲调摄失当,导致气血阴精亏虚,以致脑髓发育不足。后天饮食失节,七情、劳倦损伤,大病久病,导致气血不足,督脉、冲脉、任脉空虚,上输不足,脑失充养,髓海亏虚。《医林改错》云:"小儿无记性者,脑髓未满,高年无记性者,脑髓渐空。"髓海亏虚则神之根基虚弱,元神不足,记忆、思维、知觉障碍。

神机废用　妊娠期间母亲感染邪毒、惊恐过度、跌仆损伤、用药不当,分娩时产伤等,导致脑髓受损,神机失用。后天饮食失节、情志内伤、跌仆损伤、感染邪毒等,导致痰浊瘀血内生,蒙蔽元神,神机失用,反应迟钝。

【分型】

天痴　多由先天因素引起,主要是禀赋不足,元神亏虚。临床表现为智力发育迟于同龄人,伴发育畸形、发育障碍。

文痴　多发生于中老年,主要是髓海不足、元神失养,神气不足。临床以神情淡漠,少言寡语,善忘,反应迟钝,或终日不语、闭门独居为特征。

武痴　多发生于中老年,主要是痰浊瘀内生,上壅清窍,蒙蔽神机所致。临床以智能低下,喃喃自语,或言语错乱、举动无常、哭笑无常为主要特征。

【病类】

西医的痴呆综合征、老年性和早老性痴呆、脑动脉硬化性痴呆、外伤后痴呆、智能发育迟缓症、反应性假性痴呆、儿童痴呆症等,按本病辨证论治。

【治疗思路】

对于痴呆的治疗,总以养神益智开窍为法。益脑养神用益智仁、刺五加、何首乌、枸杞子、黄精、鹿茸、鳖甲、龟甲。开窍常用石菖蒲、郁金、川芎。

【辨证论治】

上气不足　症见表情呆滞,沉默缄言,记忆力、计算能力减退,反应迟钝,言语含糊,神倦,嗜睡懒言,心悸,肌肉痿软,面色少华,舌淡、苔白,脉细弱。治宜益气补血、益智养神,方用七福饮加(人参、熟地黄、当归、白术、酸枣仁、远志)加益智仁、何首乌、刺蒺藜、刺五加。

痰浊阻窍　症见表情呆钝,智力低下,或哭笑无常,自语或终日无语,倦怠嗜卧,流涎,头重如裹,舌淡苔白腻,脉滑。治宜涤痰开窍,方用洗心汤(人参、半夏、陈皮、石菖蒲、茯神、酸枣仁、神曲、附子、甘草)加益智仁、南星。痰浊化热,心烦躁动,舌红苔黄腻,脉滑数,用黄连温胆汤加味。

瘀血闭阻　症见神情呆滞,智力低下,头痛如刺,头晕,肢体乏力或酸胀麻木,活动不利,肌肤干燥,面色黯滞,舌黯淡或有瘀斑,脉弦涩。治宜化瘀通络、开窍醒神,方通窍活血汤加石菖蒲、郁金、益智仁、刺五加、水蛭。

髓海空虚　症见神情呆滞,反应迟钝;少儿智力低于同龄人,伴发育迟缓、囟门迟闭,骨软痿弱而步履艰难,发齿稀少;成年人智能减退,健忘,理解计算力差,头晕目眩耳鸣,齿枯发焦,腰腿酸软,步行艰难;舌淡、苔白,脉细弱。治宜益精填髓、益智养神,方用验方补髓汤(熟地黄、何首乌、黄精、紫河车、鹿茸、益智仁、山茱萸、灵芝、枸杞子、石菖蒲、川芎、鸡血藤、茯神、黄芪、当归、白术、刺蒺藜、刺五加、甘草)加减。

【经验选粹】

颜德馨经验:老年性痴呆虚证主要是气血不足、精虚髓亏,气血不足以益气聪明汤、清暑益气汤加减,药用黄芪、党参、苍术、白术、麦冬、五味子、葛根、蔓荆子、泽泻、赤芍、丹参、炙甘草等,辅以羌活、独活、细辛、白芷引气血上行于脑;精虚髓亏以孔圣枕中丹、还少丹、定志丸化裁补肾益精、益髓荣脑,药用熟地黄、山茱萸、山药、龟甲、龙骨、何首乌、枸杞子、巴戟天、肉苁蓉、石菖蒲、远志等;虚证但无气血不滞者,常加川芎、红花、赤芍、桃仁,神萎嗜睡者加黄芪、丹参,神志恍惚者加茯神、沉香,二便失禁者加山药、益智仁、桑螵蛸。实证多瘀血和痰火,活血化瘀以癫狂梦醒汤、通窍活血汤加减,常加水蛭、通天草;痰浊以温胆汤加减。血管性痴呆的主要病机是瘀血,活血化瘀是治疗大法,一般用癫狂梦醒汤、通窍活血汤加减,气虚血瘀用益气聪明汤或补阳还五汤合桃红四物汤,痰瘀互结用黄连温胆汤合桃红四物汤。〔中国医药学报,1997(2)〕

张学文经验:痴呆是中风的重要后遗症,病机主要本虚标实,虚实夹杂,本虚是精髓亏虚,脑神失养;标实是痰浊、瘀血、水液留滞脑窍,使清窍被蒙,神明失用。治疗当"间者并行,甚者独行"。精髓不足用熟地黄、山萸肉、鹿角胶、鹿衔草、肉苁蓉、杜仲、桑寄生、升麻、葛根、菊花、路路通,痰瘀蒙窍用蒲金丹(石菖蒲、郁金、丹参等),颅脑水瘀用通窍活血利水汤。(《国医大师张学文临床经验传承集》)

王新陆经验:老年痴呆的病因病机可概括为"紊、浊、瘀、痿"。紊即脑神紊乱、逆乱,浊即脑浊不清,瘀即脑瘀阻滞,痿即脑痿髓空。脑神逆乱用宁脑安神汤合逍遥散加减,药用珍珠母、酸枣仁、合欢皮、郁金、益智仁、淫羊藿、生龙骨、琥珀、柴胡、赤芍、茯苓、白术、当归。脑浊不清用化浊清脑汤合温胆汤加减,药用石菖蒲、远志、柴胡、栀子、茵陈蒿、龙齿、茯苓、陈皮、白矾、黄芩、半夏、枳实、竹茹、苍耳子。脑瘀阻滞用通脑活络汤合血府逐瘀汤加减,药用黄芪、石菖蒲、天麻、全蝎、蜈蚣、水蛭、地龙、当归、川芎、桃仁、红花、郁金、柴胡。脑痿髓空用益脑填精汤合七福饮加减,药用何首乌、草决明、桑寄生、海马、淫羊藿、鹿角胶、龟甲胶、紫河车、阿胶、熟地黄、当归、人参、白术、远志、杏仁。〔中医药信息,2003,(5)〕

曾芳经验:督脉是藏腑精微上输于脑的重要通路,脑髓虽然依赖藏腑精气充养方能亏而复盈,而脑与藏腑的联系更多地依赖督脉经气之转输与灌注。督脉阳气充足则脑功能活跃,神思敏捷。督脉阳气亏虚则一身阳气皆不足,不仅使藏腑功能活动低下,气血津液生化不足,而且输送乏力,气血津液难以上奉脑窍;督脉瘀阻则藏腑精微不能上输以养脑益髓,清阳之气不能上升以供神明之用;阳失温运则气血不畅,水湿停聚,痰浊瘀血闭阻经络,这都会导致脑窍空虚,神失所养。因此,通调督脉可以振奋阳气、升举清阳、醒神开窍,为老年痴呆的重要治法。〔四川中医,2004(9)〕

【医案精选】

张绚邦医案:陈某某,男,67岁。神疲乏力、表情呆板、言语低微、发音不清、步履迟缓不稳、近记忆力消失、纳呆腹胀、小便失禁,舌淡、苔白腻。此乃脾胃运化失司,滋生痰湿,上蒙清窍。治以通督益肾、祛痰通窍,佐以活血。处方:鹿角霜、淫羊藿、桃仁、胆南星、天竺黄、远志各9g,丹参、葛根、草决明、石决明各15g,郁金、地龙各10g,桑寄生12g,珍珠母30g。服14剂后意识转清,纳食增加,痰化湿去,口微渴、自汗,舌淡红、苔薄黄,原方加重滋肾之品,处方: 鹿角霜、远志、桑螵蛸各9g,熟地、麦冬、钩藤、草决明、石决明各12g,五味子、石菖蒲各4.5g,珍珠母30g,丹参、葛根各15g。继服60剂,病情明显改善,步履迟缓但稳,近记忆力有所恢复,可阅读报纸标题,书写简单文字。

痫　病

痫病是一种发作性神志异常的疾病,临床以发作时神情恍惚,甚则昏仆、口吐涎沫、两目上视、四肢抽搐,或口中有声如猪羊叫,移时苏醒,醒后如常人为特征。

【病因病机】

痫病,古又称"羊癫风",《黄帝内经》常称"巅疾",说明病位在脑。《脉经》云: 督脉为病,"大人癫痫,小儿风痫";阳跷为病,"动,苦腰背痛,又癫痫僵仆羊鸣";阴跷为病,"动,苦癫痫"。本病主要是因先天因素和后天原因导致神怯气乱,脑、督脉、跷脉失调所致。神怯气乱则易于意识障碍、昏仆,督、跷失调则肢体抽搐、强直、痉挛。

先天因素 《素问·奇病论》云:"人生而有病癫疾者,病名曰何? 安所得之? 岐伯曰: 病名为胎病,此得之在母腹中时,其母有所大惊,气上而不下,精气并居,故令子发为癫疾也。"《活幼新书》云:"母伤胎气,儿气不聚,藏腑不充,而发痫证"。因先天因素发病者,以儿童多见,多是母病传于子;或胎产之前母亲失于调摄,体虚、惊恐、患病等导致胎儿脑髓发育异常,髓海元神亏缺,督跷失调;或分娩时产伤、窒息等损伤脑髓、督脉、跷脉。

后天因素 《素问·脉要精微论》云:"厥成巅疾",王冰注曰:"气逆上而不已,则变为上巅之疾"。《素问识》引吴昆语云:"巅,癫同,古通用。气逆而上,则上实而下虚,故令忽然癫仆,今世所谓五痫是也。"《丹溪心法》云:"痫证有五,无非痰涎壅塞,迷闷孔窍"。《仁斋小儿方论》云:"大概血滞心窍,邪气在心,积惊成痫"。后天调摄失当,饮食失节,营养不良,生化不足,则督脉、跷脉空虚,上气不足,脑髓失养,元神不足,神气怯弱。七情内郁,劳累过度,或邪毒、药毒、跌仆等损伤脑髓、督脉、跷脉,导致神机紊乱,督脉、跷脉失调。久病、饮食、劳倦等导致气血耗伤,或藏腑失调,气血生化不足,督脉、跷脉虚弱、脑髓元神失养;或痰浊内生,闭阻督脉、跷脉、脑窍,导致元神、督脉、跷脉失用。

本病发作以神怯气乱、督跷失调为本,神怯气乱、督跷失调则不耐刺激,若境遇不佳,猝受惊恐、劳倦、饮食等刺激,则气机逆乱而发病。

【分型】

胎痫 由先天因素所致,常在婴幼儿时期即出现。《活幼心书·痫证》云:"胎痫者,因未产前,腹中被惊……致伤胎气。"《扁鹊心书》云:"有胎痫者,在母腹中,母受惊,惊气冲胎,故生子成疾,发则仆倒,口吐涎沫。"

子痫　在妇女妊娠期间发生,主要是由于妊娠期间气血重新分配,奇经失调,脑失充养所致,轻者产后可逐渐恢复,重者迁延日久不愈。

阴痫　主要是因脑髓元神失养或痰浊蒙蔽脑窍所致。发作者常神思迟钝、精神不振、面色变白、双目无神、肌肉弛软,可无叫声或音低微,痰稀、气弱。

阳痫　主要是情志失调、痰浊犯脑所致。发作前举止异常、躁动、神识混乱、面色红赤或青紫,发作时叫声尖大、躯干强直痉挛反张、肌肉震颤、痰多质黏、气促、脉数。

【病类】

西医的癫痫与本病相一致,当按本病辨证论治。

【治疗思路】

癫痫发作无常,以抽搐为主,属风证。中医认为血行风自灭,痫病为脑病,脑为气血之总汇,因此,治疗上主要是活血通络、息风止痉。活血化瘀药可改善脑血液循环,使皮层运动区停滞性病理性兴奋灶逐步消除。发作时邪实为主,以治标为主,重在豁痰顺气、开窍定痫、调理跷脉,常用柴胡、半夏、龙骨、牡蛎、胆南星、丹皮、川芎、琥珀、竹茹、僵蚕、蜈蚣、石菖蒲。平时以治本为重,攻补同施、调理藏腑、养脑荣奇,常用酸枣仁、当归、熟地黄、鸡血藤、何首乌、茯神、龟甲、枸杞子、龙骨、牡蛎、石菖蒲、僵蚕。本病难以治愈,必须长期调治。同时要积极予以心理治疗,避免精神刺激,常听轻音乐。

【辨证论治】

痰浊阻奇　症见精神恍惚或猝然昏仆、目睛上视、口吐白沫、手足抽搐、喉间痰鸣,伴胸闷、眩晕,舌淡红、苔白腻,脉弦滑。治宜豁痰定痫,方用定痫丸(天麻、川贝母、胆南星、半夏、陈皮、茯苓、茯神、丹参、麦冬、石菖蒲、远志、全蝎、僵蚕、琥珀、辰砂、竹沥汁、姜汁、甘草)加减。

痰热扰奇　症见平素情绪急躁、心烦失眠、口苦而干,发作时猝然昏仆、四肢强痉拘挛、有声如羊鸣、吐痰涎、息粗、喉间痰鸣,舌红苔黄腻,脉滑数。治宜泻火豁痰,方用清热镇惊汤(柴胡、薄荷、麦冬、栀子、黄连、龙胆草、茯神、钩藤、木通、淡竹叶、灯心草、朱砂、甘草)加生铁落、半夏、胆南星、竹茹、石菖蒲。

瘀血阻奇　症见平素头痛,发则猝然昏仆、手足抽搐,或仅口角、眼角、肢体抽搐,颜面口唇青紫,舌黯红,脉涩。治化瘀通络,方用通窍活血汤加石菖蒲、僵蚕、蜈蚣。

气血亏虚　症见平素失眠、多梦、心悸气短、头晕健忘,发则精神恍惚,或突然从工作或睡眠状态中站起或徘徊或出走,舌淡、苔白,脉细。治宜益气补血、荣脑安神,方用平补镇心丹(龙齿、远志、人参、茯神、酸枣仁、当归身、柏子仁、石菖蒲、生地黄、肉桂、山药、五味子、麦冬、朱砂)加紫河车、胡麻仁、何首乌、龙骨、牡蛎。

脑髓不足 症见痫病频发,神志恍惚,头晕目眩,面色晦暗,健忘、失眠,神疲乏力、腰膝酸软、脊背疼痛。治宜益髓补脑,方用河车大造丸(紫河车、熟地黄、杜仲、天冬、麦冬、龟甲、黄柏、牛膝)加茯神、酸枣仁、枸杞子、白芍、龙骨、牡蛎。

气机郁滞 症见平素情绪不畅、烦躁不安,发作前情绪明显异常,发则神情恍惚或突然昏仆、肢体抽搐,舌淡,脉弦。治宜理气开郁,方用柴胡龙骨牡蛎汤(柴胡、黄芩、人参、半夏、大枣、生姜、龙骨、牡蛎)加石菖蒲、乌药。

【经验选粹】

李海滨经验:督脉在肾精与脑髓之间起着纽带的作用,一方面起着输送精血的作用,成为精髓与阳气升降出入于脑的通路;另一方面监督其余诸经接受脑的支配和调节全身的功能活动。先天肾精不足,精亏髓少,髓海空虚,脑失其养,为邪气侵袭创造了条件;后天脾胃亏虚,肝气不舒,则水湿不化,宿痰内伏,一遇诱因,气机升降失常,致使督脉气血逆乱,此时风、痰、火、瘀等致病因素形成,进一步沿督脉上行进入脑髓,蒙蔽清窍,引起元神失控,则发为癫痫。治疗应补肾调督,使肾精充足,脑髓得养,智能恢复;调理气血,使督脉气行血畅,络通瘀消;升清降浊,化痰降逆,使中焦气机条畅。自创调督抗痫胶囊,以紫河车、桑寄生补肾生精,川芎、当归理气活血,白花蛇、全蝎息风散结、通络止惊,制南星消痰散结,桂枝温通经络,荷叶升清,泽泻降浊,冰片开窍醒神、引药入脑。〔河北职工医学院学报,2005(6)〕

【医案精选】

施奠邦医案:赵某某,女,33岁,1994年12月1日初诊。6年前分娩时因精神紧张,产后出现抽搐、吐涎沫,经某院诊断为癫痫,服苯妥英钠后5年未发作。2个月前因情志不遂出现神志不清、抽搐、口吐涎沫,每月发作4~5次。刻下症:烦躁、眠差、口苦口干、眩晕、便秘,舌红、苔黄腻,脉弦滑。证属火热内盛、风邪内动,治以清热化痰、重镇息风。方用风引汤:生大黄、桂枝、干姜、煅龙骨、牡蛎各80g,甘草40g,寒水石、石膏、赤石脂、白石脂、紫石英各120g,滑石100g,共研细末,每次15g冲服,每日2次。用药后抽搐减为每月1次,继服上药月余,随访半年未作。〔山西中医,1999(5)〕

苏凤哲医案:成某,男,34岁,2009年10月20日就诊。2年前因脑部外伤,外伤痊愈后,间断性出现昏仆不省人事、四肢抽搐、口中呕吐涎沫、喉中痰鸣,长期服用丙戊酸钠,癫痫发作可控制在两周一发。近半年来,无明显诱因症状突然加重,癫痫发作次数增加为每天发作一次,夜间为主,丙戊酸钠加量后亦未能控制症状,导致患者无法正常生活。中医诊断:癫痫,辨证:风痰瘀阻、上扰清窍、脑神失养。治疗方法:取督脉为主,佐以豁痰开窍。取穴大椎、百会、水沟、命门、鸠尾、腰奇、间使。留针20分钟,期间行针2次,每日1次或隔日1次,7次为1个疗程。四周后发作次数明显减少,一周发作3次,治疗方案改为每周针灸1~2次作为治疗维持量,随访1年病情稳定,工作生活未受影响。

癫　狂

癫狂是以神志异常改变,表现为精神抑郁、表情淡漠、沉默痴呆,或精神亢奋、躁扰喧狂不宁、毁物打骂、盲目奔走、不避水火、不辨亲疏、语无伦次为特征的脑神疾病。

【病因病机】

癫,与巅通,《黄帝内经》常与其他脑病合称为巅疾。《素问》云:"衣被不敛,言语善恶不避亲疏者,此神明之乱也……厥成为巅疾……来疾去徐,上实下虚,为厥巅疾"(《脉要精微论》);"阴不胜其阳,则脉流薄疾,并乃狂"(《生气通天论》);"阳气在上,而阴气从下,下虚上实,故狂癫疾也"(《脉解》)。本病病机主要是内有脑髓亏缺、神机紊乱,外有诱因激荡。

先天因素　父母有类似病史,通过生殖之精(元精)遗传给后代。妊娠期间母亲体虚、调摄失当、营养不良、受惊、内生痰浊、瘀血等因素,导致脑髓发育亏缺。分娩时产伤、窒息等亦可损伤脑髓。脑髓受损则神机紊乱,神用无方,从而神志错乱。

后天因素　外感邪毒、跌仆等损伤脑髓元神;或大惊卒恐、情志不畅等,导致藏腑阴阳失调,痰火瘀血内生,上蒙脑神,从神明错乱。《类证活人书》云:"发狂有二证,阳毒发狂,蓄血如狂,其外证与脉皆不同。病患烦躁,狂走妄言,面赤咽痛,脉实潮热,独语如见鬼状,此阳毒也。病患无表证,不发寒热,唇燥但欲漱水,不欲入咽,其脉微而沉,小腹硬满,小便反利,大便必黑,身黄发狂,此血证谛也。"《医林改错》云:"癫狂一症,哭笑不休,詈骂歌唱,不避亲疏,许多恶态,乃气血凝滞脑气,与藏腑气不相接,如同作梦一样。"

【分型】

癫　主要是气血不和,痰气郁滞,蒙蔽脑神。临床以精神抑郁,表情淡漠,沉默痴呆,语无伦次,静而少动为特征。

狂　主要是气血不和,痰气郁滞化火,扰动脑神。临床以精神亢奋,躁扰喧狂不宁,毁物打骂,动而多怒为特征。

癫与狂日久可相互转化,癫病痰气郁久可化火,火扰脑神则神志妄动发为狂。狂病日久,灼伤督脉、脑络、脑神,导致脑气郁滞、神气不足则发为癫。

【病类】

西医的精神分裂症、躁狂抑郁症、癔症情感爆发、分裂情感性精神病、周期性精神病、反应性兴奋性精神病等可按本病辨证论治。

【治疗思路】

对于癫狂的治疗,以化痰开窍、安神醒神为原则,注意调和气血,所谓"血脉和利,精神乃居"(《素问·八正神明论》)。同时,必须予以心理治疗。狂证以化痰降火、镇静安神为主,用龙骨、牡蛎、龙齿、竹茹、竹沥、胆南星、生铁落。癫证以化痰醒神、养神定志为主,用石菖蒲、半夏、僵蚕、柏子仁、茯神。调和气血用赤芍、丹皮、柴胡、川芎、当归、郁金、木香、香附。

【辨证论治】

痰气郁闭 症见精神抑郁,神志呆痴,语无伦次,或喃喃自语,喜怒无常,忧虑多疑,不思饮食,胸闷或恶吐痰涎,舌苔白腻,脉弦滑。治宜理气开郁、化痰开窍,方用验方顺气豁痰汤(半夏、陈皮、茯苓、生姜、胆南星、枳实、木香、香附、甘草)加柴胡、郁金、石菖蒲。

痰火上扰 症见惑乱无知,怒骂叫号,毁物伤人,狂乱奔走,发作之前常见性情急躁,头痛失眠,两目怒视,伴面红目赤,舌红绛,苔黄腻,脉弦滑数。治宜泻火涤痰安神,方用生铁落饮(天冬、麦冬、贝母、胆南星、橘红、远志、石菖蒲、连翘、茯苓、茯神、玄参、钩藤、丹参、辰砂、生铁落)加栀子、礞石、黄芩。

脑络瘀阻 症见少寐易惊,疑虑丛生,妄问妄见,言语错乱,头痛,面色晦暗,舌黯或青紫或有瘀斑、瘀点,苔薄,脉涩。治宜化瘀通络,方用癫狂梦醒汤(桃仁、柴胡、香附、木通、赤芍、半夏、大腹皮、青皮、陈皮、桑白皮、苏子、甘草)加红花、牛膝。

气血亏虚 症见神情淡漠,善悲善哭,妄见妄闻,多梦,目瞪如愚,或傻笑自语,不思饮食,面色萎黄,舌淡,苔薄白,脉细弱。治宜益气补血、荣脑安神,方用养心汤(黄芪、茯苓、茯神、当归、川芎、炙甘草、半夏曲、柏子仁、酸枣仁、远志、五味子、人参、肉桂)加石菖蒲、郁金。

阴虚火旺 症见妄言、妄语、妄见,心烦焦躁,面红目赤,口干便难,舌红少苔少津,脉细数。治宜滋阴降火、安神定志,方用琥珀养心丹(琥珀、黄连、朱砂、生地黄、当归、牛黄、龙齿、远志、茯神、石菖蒲、人参、酸枣仁、柏子仁、猪心血)加黄芩、阿胶、鸡子黄、赤芍。

【经验选粹】

朱良春经验:癫病主要是气郁痰迷所致,治疗以理气、解郁、化痰为主,仿"顺气导痰汤"拟定"加减顺气导痰汤",药用制半夏、陈皮、茯苓、白矾、郁金、石菖蒲、陈胆南星、制香附、炒枳壳。〔辽宁中医杂志,2004(4)〕

冯秀杰经验:精神分裂症属中医癫病,是脑神疾病,分8个证型论治。痰火内结、上扰脑神,以豁痰泻火、清脑安神为法,药用生石膏120g,陈皮、竹茹、黄芩各15g,礞石60g,栀子、枳实、酒制大黄、佩兰各10g,炒枣仁80g。肝火内炽、灼及脑神,治以镇肝泻火、清脑宁神法,药用生石决明、生龙齿各60g,龙胆草、黄芩、枳壳各15g,栀子、车前子、酒制大黄各10g。肝郁痰结、上及脑神,治以解郁化痰、育脑安神法,药用佛手、远志各10g,郁金、白芍各20g,香附12g,柴胡6g。肝郁脾虚、上不荣脑,以舒肝健脾、养脑安神为法,药用柴胡6g,郁金、山萸肉各20g,白芍、百合、炒麦芽各30g,香附、炒白术各12g,茯苓60g,炒枣仁80g,党参15g。脾肾两虚、上不益脑,以培土固肾、养脑安神为法,药用党参、枸杞子各15g,茯苓、菟丝子各60g,炒白术10g,女贞子40g。肝肾两虚、上不益脑,以补益肝肾、荣脑养神为法,药用当归、枸杞子各15g,白芍、女贞子、菟丝子各40g,杜仲、何首乌、炒麦芽各30g,炒枣仁60g。心脾两虚、上不荣脑,以益心健脾、荣养脑神为法,药用党参、生黄芪、山萸肉、大枣各15g,炒枣仁60g,茯苓、当归各20g,远志10g,木香、甘草各6g。气虚血瘀、脑神失调,以益气养血、调养脑神为法,药用生黄芪、茯苓、百合各60g,党参、红花、当归各15g,山药、赤芍、怀牛膝、麦冬各30g,枸杞子20g。〔中医杂志,1996(1)〕

【医案精选】

刘绪银医案:唐某,男,19岁,1993年9月初诊。其父代诉:时常发狂,历时2年。发作时骂人不分亲疏,乱窜,偶尔毁物。患者足月顺产,无脑炎、结核、外伤、肝病、寄生虫病史。首次发作起于夜间行走于山路中闻异常声音之后,是夜于睡梦中惊醒而大叫,自称有人持刀追砍,双手紧抱于胸前,全身颤抖,下床乱窜,每月发作1~3次。经某医院诊断为精神分裂症,予以西药和中药治疗,病情有好转,间隙半年未发。后因见他人争斗而再次发作,症状如前,再予以中西药治疗,亦有所好转,间隙2~3个月发作1次。刻下症:面色红,舌淡,苔白,舌下脉络紫黯纤曲,脉弦细。此乃因惊恐而起,惊则气乱而狂,恐则气下而胆怯,但内有神气不足之本,神气不足则不耐惊恐,故遇惊险凶猛之事则发。病久则入络,故舌下脉络紫黯纤曲。治宜壮胆安神镇静,佐以通络,以养心汤合桂枝龙骨牡蛎汤化裁:黄芪、茯苓、茯神各15g,当归、川芎、半夏、柏子仁、酸枣仁、五味子各12g,石菖蒲、郁金、僵蚕、柴胡各10g,龙骨、牡蛎各30g,甘草5g。守方加减调治3个月,未见复发。继而将药物研末制成散剂,6g/次,3次/日。调治6个月,未见复发。2009年,其邻居因病来诊,询之,其至今未复发。

颤　病

颤病是以头部或肢体摇动、颤抖甚或抽搐为主要特征的疾病,多发生于老年人。

【病因病机】

颤,又称颤振、振掉、震颤。王肯堂《证治准绳·杂病》云:"颤,摇也,振动也。筋脉约束不住而莫能任持,风之象也。"盖脑司运动,督脉、跻脉参与运动,因此,本病是脑病,与奇经失调相关,病机主要是虚、痰、瘀。

奇虚髓亏　平素体弱，藏腑虚弱，气血阴液不足；或饮食劳倦，损伤气血；或大病久病，气血阴液被耗，以致脑与督、跷失养，神气不足，筋失神之制而妄动；或阴虚生内热，火热上扰，扰动脑神和督跷二脉，神用妄动，从而抽搐颤抖，即所谓"虚风内动"。《医宗汇编》云："大抵气血虚不能荣养筋骨，故为之振摇，而不能主持也。"《证治准绳·颤振》曰："此病壮年鲜有，中年以后乃有之，老年尤多。夫老年阴血不足，少水不能制盛火，极为难治。"

　　痰瘀阻滞　七情、饮食、劳倦损伤，或大病久病，藏腑失调，阴阳失和，痰瘀内生，壅滞脑窍、督、跷，蒙蔽元神，神用无方，经气不利，督跷失调，气机逆乱动风，导致运动异常。《医学纲目》云："此证多由风热相合……亦有风夹湿痰者。"

【病类】

　　西医的震颤性麻痹、小舞蹈病(Sydenham舞蹈病)、手足徐动症、抽动-秽语综合征(慢性多发性抽动)等可按本病辨治。

【治疗思路】

　　震颤属"风证""痉证"，治疗贵在养脑荣奇、化痰息风、镇颤止痉，佐以活血化瘀、疏通督跷，所谓"治风先治血，血行风自灭"。息风定颤常用天麻、钩藤、羚羊角、僵蚕、水蛭、地龙、全蝎、蜈蚣、龙骨、牡蛎、龙齿，活血常用丹参、川芎、当归，养脑荣奇用龟甲、鳖甲、茯神、鹿角胶、枸杞子、鸡血藤、何首乌，化痰用石菖蒲、僵蚕、胆南星。

【辨证论治】

　　阴虚髓亏　症见颤振，筋脉拘紧，肢体麻木，头晕目眩，耳鸣，失眠多梦，健忘呆傻，动作笨拙，腰腿酸软，急躁易怒，舌黯红少苔，脉弦细或弦细数。治宜养阴补脑、安奇定颤，方用大定风珠(生白芍、阿胶、生龟甲、干地黄、火麻仁、五味子、生牡蛎、麦冬、炙甘草、鸡子黄、生鳖甲)加减。若阴虚生热，兼见五心烦热、口干、大便干结或便秘，宜加知母、黄柏、玄参。

　　气血亏虚　症见颤振，神疲乏力，面色无华，头晕目眩，少气懒言，自汗，舌体胖、边有齿痕，舌质暗或有瘀点，脉细弱。治宜益气养血、养脑荣奇、息风定颤，方用定振丸(天麻、秦艽、全蝎、细辛、生地黄、熟地黄、当归、川芎、白芍、防风、荆芥、白术、黄芪、威灵仙)去荆芥、威灵仙，加龟甲、枸杞子、鳖甲。

　　痰湿壅滞　症见颤振，颈项拘急，动作迟缓，屈伸不利，胸闷脘痞，流痰涎，舌胖、苔腻，脉弦滑。治宜豁痰通络、息风定颤，方用导痰汤加竹沥、天麻、钩藤、地龙、丹皮、赤芍。若痰湿化热，胸闷烦热、舌红苔黄腻、脉滑数，宜清热化痰、息风通络，方用黄连温胆汤加钩藤、天麻。

　　气滞血瘀　症见颤振，强直，头痛，肢体疼痛，屈伸不利，动作缓慢，舌质紫暗，舌下脉络纤曲青紫，脉细涩。治宜行气活血、通络息风，方用通窍活血汤加钩藤、全蝎、僵蚕、丹参、鸡血藤。

【经验选粹】

路志正经验：震颤麻痹与脑、心、肾相关，多为邪热久羁，阴津被劫，或精血两亏，肝肾不足所致。以地黄饮子加减，用虫类搜风镇痉、清心化痰治其标，常用熟地黄、山萸肉、何首乌、枸杞子、女贞子、菟丝子、麦冬、五味子、龙骨、牡蛎、石菖蒲、远志、山药、香橼皮、全蝎、蜈蚣、僵蚕、地龙、蝉蜕。

郑绍周经验：震颤麻痹以肝肾不足、气血亏虚、脑髓和筋脉失养为本，痰浊阻络、内风动摇为标，治以培补肝肾、补益气血、化痰通络为基本法则。颤甚而风象为著者，治标为主；轻者补虚为要。滋肝肾、息风以大定风珠加减，药用天麻、钩藤、全蝎、蜈蚣、生地黄、麦冬、白芍、阿胶、鸡子黄、生牡蛎、生龟甲、生鳖甲、羚羊角。补益气血用十全大补汤加减，药用人参、黄芪、茯苓、当归、白芍、熟地、白术、桂心、炙甘草、天麻、钩藤、全蝎、羚羊角、丹参、鸡血藤。化痰通络用导痰汤加减，药用半夏、天南星、枳实、茯苓、橘红、竹沥、天麻、钩藤、丹参、赤芍、郁金、甘草。〔中国医药学报，2003，（4）〕

赵永生经验：老年性震颤是由内伤或其他慢性病证导致脑髓、肾、脾、肝发生病变引起。督脉统一身之阳气，络一身之阴气，其行于背，与手足三阳经相交会，沿脊里而行，入络脑，联络于肾，与肝经交于巅顶，故治疗当重视疏通督脉。并以养血除风之定振丸加减，制定通督除颤汤：黄芪60g，珍珠母、白芍、钩藤各30g，熟地黄、生地黄、天麻、淫羊藿、威灵仙各15g，秦艽、全蝎、白术、乌梢蛇各12g，川芎、鹿角各10g。〔安徽中医临床杂志，2000，12（1）〕

【医案精选】

蒲辅周医案：李某，男，85岁。震颤，四肢失灵活，右侧重，形体胖，痰甚，颜面青黄微浮，饮食可，二便调和。壮年饮酒过多，湿盛生痰，隧道寒凝，痹阻不通，筋失濡养，以致震颤，手足运动失灵。六脉皆沉，是为六阴之脉，俗谓寒湿之体。舌质淡而不红，苔白而滑腻，也属痰湿之征。治宜温运中州，化痰柔筋，用导痰汤化裁。秋季之后合苓桂术甘汤、四斤丸加减，使痰消筋柔、隧道畅通、营卫调和，震颤之患可能减轻。处方：茯苓、法半夏、炒白芥子、明天麻、钩藤各6g，化橘红、姜南星各4.5g，远志3g，生姜3片。丸药：明天麻、淡苁蓉、香木瓜、川牛膝各120g，用米醋半斤浸一宿，晾干；法半夏、云茯苓各60g，化橘红、白芥子（炒香，研细）、姜南星、桂枝（去皮）、生白术各30g，熟附子、虎胫骨（现已禁用）、沉香（另细末，勿用火烘）、甘草各15g，共研为细末，炼蜜为丸，每丸重6g，早晚各服1丸，细嚼，白汤下。（《蒲辅周医疗经验》）

周仲瑛医案：张某，男，73岁，1991年6月15日诊。右手震颤2年余，伴反应迟钝半年。患者手足不停震颤，如搓丸数票。平时不能持筷拿物，经常打碎碗碟，步态不稳，起步艰难，逐渐加重。精神不振，反应迟钝，近事过目即忘。腰酸足麻，小便淋漓，夜尿频多，面色暗红而枯槁。舌质暗红、苔薄黄，脉细滑。

此乃高年体虚,多病交织,肝肾亏虚为本,风痰阻络为标。治疗当息风潜阳、化痰祛瘀,兼补肝肾。处方:炙鳖甲15g(先煎),生石决明30g(先煎),牡蛎25g(先煎),炮山甲(先煎)、炙僵蚕、广地龙、川石斛各10g,赤芍、白芍、制首乌、大生地、制黄精、淮牛膝各12g,水蛭5g。服7剂有效,服2个月再诊,原方去炮山甲,加枸杞10g,加重培本之效。服药4个月来精神良好,反应灵敏,舌色改善,面容稍丰泽,震颤明显减轻,生活亦自理,下肢仍时有麻木,二便正常,舌淡红,脉细滑。原法有效,因风象大减,转以培补肝肾为主,药用大生地、制首乌、黄芪、炙鳖甲(先煎)各15g,赤芍、白芍、丹参各12g,制黄精、枸杞、沙苑子、刺蒺藜、川芎、制南星各10g,石决明(先煎)30g,水蛭5g。再服2个月,震颤基本消失,惟激动和紧张时仍抖,以本方稍加减,予以巩固。连续服药近5年,震颤已完全不发,其他症状消失。〔中医杂志,1996,(11)〕

多　寐

多寐指不分昼夜难以控制入睡,时时欲睡、呼之能醒、醒后复睡为特征的脑神疾病。

【病因病机】

多寐,又称嗜卧、多卧、嗜睡、善眠。《灵枢·口问》云;"阳气尽,阴气盛,则目瞑。"多寐病位在脑,病机主要是髓海不足、跷脉失调,阴盛阳虚、神气不足、元神被蒙。

跷脉失调　《灵枢·大惑论》云:"卫气留于阴,不得行于阳,留于阴则阴气盛,阴气盛则阴跷满,不得入于阳则阳气虚,故目闭也。"跷脉调阴阳、司睡痦,若因各种原因导致跷脉损伤,经气不利,阴盛阳虚,功能失调,神机不畅,阳气不宣,从而多寐。

元神被蒙　《素问·诊要经终论》云:"凡此阳明司天之政……初之气……其病中热胀,面目浮肿,善眠。"初之气即湿气,久处卑湿之地或涉水冒雨,感受湿邪;或过食生冷肥甘,痰湿内生;或跌仆损伤,七情内伤,气机郁滞,血脉不利,瘀血内生,痰瘀湿浊壅滞跷脉,上塞脑窍,元神被蒙,神机不畅,阳气不宣,故嗜睡。

神气不足　思虑劳倦,饮食不节,损伤藏腑,耗伤气血;或年老体衰,大病久病,气血耗伤,阴寒内生,以致跷脉空虚,阳气不足,脑髓失阳,神气不足,从而多寐。《灵枢·海论》曰:"髓海不足……目无所见、懈怠安卧。"

【分型】

嗜睡型　多因痰湿、瘀血闭阻跷脉、脑窍,元神被蒙所致。临床表现为难以控制睡意,困倦欲睡。大多数可在发作前有睡意,极少数可在单调刺激如车轮声的情况下出现,典型者可以在谈话、走路、工作、进餐时便能入睡,每次发作时间数分钟至数小时。

昏睡型　多因神气不足、跻脉虚弱所致,常因过劳和强制激诱发。发作时突然全身肌肉软弱无力、眼睑下垂、颈软低垂,不能举臂或站立,不能说话,继而仆倒入睡,每次持续时间数秒至数十分钟,昼夜发作次数可高达20次以上。

【病类】

西医发作性睡病、原发性睡眠增多症和以嗜睡为主症的神经官能症按本病辨证施治。

【治疗思路】

本病的治疗以通阳调神为原则。血气者,神之本,故要调理气血、疏通跻脉。虚者宜补益气血、养神壮神,用黄芪、人参、枸杞、刺五加、白术、川芎;实者宜祛邪开窍醒神,用苍术、石菖蒲、郁金、竹茹。风药升清醒神,芳香药醒神开窍,故临床可适当使用,常用蒺藜、防风、葛根、冰片、薄荷。

【辨证论治】

寒湿困奇　症见头蒙如裹,昏昏嗜睡,或猝倒昏睡,肢体沉重乏力,胸脘痞闷,纳少,舌淡苔白腻,脉濡缓。治宜祛湿化浊、开窍醒神,方用太无神术散(苍术、陈皮、藿香、厚朴、石菖蒲、生姜、大枣)加羌活、川芎、麻黄、草豆蔻、佩兰。

湿热困奇　症见头蒙如裹,终日昏昏欲睡,睡中梦呓,口黏而苦,尿黄,舌苔黄腻,脉濡数或滑数。治宜清热利湿、化浊醒神,用三仁汤(杏仁、滑石、通草、蔻仁、竹叶、厚朴、生薏苡仁、半夏)加茵陈、薄荷、黄芩、车前草、石菖蒲、郁金。

痰浊痹奇　症见精神萎靡,昼夜嗜睡或昏睡,发作频繁,头晕沉重,胸脘胀闷,形体肥胖,舌体胖、边有齿痕,苔厚腻,脉滑。治宜化痰开痹、开窍醒神,方用温胆汤(竹茹、枳实、半夏、橘红、茯苓、甘草)加石菖蒲、郁金、川芎、山楂、木香、白术。痰浊化热,口苦咽干,舌苔黄腻,加黄连、天竺黄、胆南星。

瘀血阻奇　症见头昏沉、头痛,精神萎靡,昏盹欲眠,健忘,思维反应迟钝,舌紫暗或瘀斑,脉涩。治宜活血化瘀、通窍醒神,用通窍活血汤加郁金、葛根、石菖蒲、冰片。

气血不足　症见昏昏欲睡,嗜睡多卧,多梦,胆怯易惊,或突然猝仆昏睡,神疲乏力,汗出,健忘,舌淡苔白,脉细弱。治宜益气补血养神,方用人参养荣汤(白芍、当归、陈皮、黄芪、桂心、人参、白术、熟地黄、五味子、茯苓、远志、生姜、大枣、甘草)加葛根、石菖蒲、白蒺藜、防风、刺五加。

跻阳虚衰　症见精神疲惫,嗜睡懒言,或猝然仆侧入睡,畏寒肢冷,四肢软弱无力,手足不温,汗出,面色苍白,舌淡苔白,脉沉细无力。治宜温阳益气,养神壮神,方用右归饮加白蒺藜、刺五加。

髓海不足　症见素体头晕目眩,精神萎靡,嗜睡懒言,腰膝酸软,四肢懈怠乏力,突然仆倒入睡,易惊易怒,心悸,健忘,反应迟钝,耳鸣或耳聋,男子阳痿、遗精,女子经少、经闭,舌淡苔少,脉细弱。治宜益精填髓、荣脑养神,方用补天大造丸(人参、白术、当归、黄芪、酸枣仁、远志、白芍、山药、茯苓、枸杞子、紫河车、龟甲、鹿角、熟地黄)加石菖蒲、白蒺藜、刺五加。

【经验选粹】

路志正经验:发作性睡病属中医多寐,发病与痰湿相关,主要是心、脾、肾虚弱,痰湿内生,上蒙清窍,或气血亏虚,髓海不足所致。临床多见湿困脾阳、心脾两虚、肾阳虚衰、肾精不足证候,治以温阳、健脾、祛湿、化痰为法。

张洪斌经验:治疗发作性睡病,当辨虚实。其实者,多系痰、瘀为患,涤痰、化浊用半夏白术天麻汤、涤痰汤、太无神术散等;活血化瘀、通脉利窍用通窍活血汤、补阳还五汤。正虚者,当调和藏腑,健脾补肾为根本,脾肾阳虚用右归饮、金匮肾气丸加减;肾精不足用六味地黄丸、左归饮加减;气血不足用归脾汤、养心汤、人参养荣汤加减。遣药要善开脑窍,常用石菖蒲、川芎、细辛、佩兰。〔中国医药学报,1995,10(6):35〕

李建权经验:治疗发作性睡病当补阳跷脉交会穴申脉以申其经气,泻阴跷脉照海以去其有余之脉气。〔中医杂志,1984(10)〕

【医案精选】

王俊华医案:张某某,男,40岁,拖拉机手。头痛头昏、记忆力差、精神萎靡、嗜睡8年,近来加重,工作时亦入睡,每日1~2次,每次约半小时,曾开拖拉机时发病睡着,烧火做饭时于灶口发病酣睡。经某院诊断为"发作性睡病""猝倒症",服苯丙胺、咖啡因无效。刻下症:嗜睡、头痛、腰痛、畏寒(伏天亦然),有遗精史,舌苔薄,脉沉细。用温肾壮阳药合桂枝汤加龙牡:附块60g,枸杞、益智仁、淫羊藿、仙茅各10g,熟地、桂枝、山药各15g,白芍、鹿角霜、杜仲、云茯苓各12g,龙骨、牡蛎各30g,甘草6g。以此方加减,服药20余剂,诸症悉除,恢复工作,并能值夜班,随访半年无复发。(《疑难奇症案汇》)

管遵惠医案:乔某,男,48岁,因车祸致脑震荡,常感昏昏欲睡,渐至嗜睡日益加重,半月后,每日睡18~20小时,仍感疲乏欲眠。此为阴跷脉盛,阳跷脉虚,阴盛而阳微所致,乃宗泻阴跷脉、补阳跷脉、调和阴阳方法,取穴以照海(泻)、申脉(补),睛明(平针法)为主。针治7次后,每日睡眠减至10~12小时,可阅览文件、书报。针治21次,每日睡眠8小时左右,头脑清醒,恢复工作。

苏凤哲医案:赵某,女,61岁,2015年4月6日初诊。自诉:多寐1年余,原因不明而出现嗜睡症,在看电视、看书报等情况下容易睡着,此后发展为稍静息即睡。查体:形体适中,面有倦容,面色偏暗,精神不足,舌淡红,苔薄白,脉沉弱。诊为嗜睡,证为肾气不足,寤寐失调。治以补脑醒神、调节寤寐。取穴:照海。待患者出现嗜睡表现时,医生即用拇指用力抠按患者的照海穴,至患者疼醒为止,若再嗜睡则再抠按至疼醒为止。如此治疗,两次即愈。

失　　眠

失眠指以经常不能获得正常睡眠,难以入睡、睡后易醒、夜寐不安、睡得不深为主要特征的脑神疾病。

【病因病机】

失眠,又称"不寐""不得瞑""目不瞑""不夜瞑"。睡眠由脑神所主,是阴阳之气自然而转化的规律。《景岳全书》云:"盖寐本乎阴,神其主也;神安则寐,神不安则不寐。"《类证治裁》曰:"阳气自动而之静,则寐;阴气自静而之动,则寤。"本病病位在脑,病机主要是跷脉失调、阴虚阳亢、脑神被扰。

跷脉失调　《灵枢·大惑论》云:"卫气不得入于阴,常留于阳,留于阳则阳气满,阳气满则阳跷盛,不得入于阴则阴气虚,故目不瞑矣。"跷脉调阴阳,司睡寤,若因各种原因导致跷脉损伤,阴虚阳亢,扰动脑神,从而不寐。

脑神被扰　外感火热之邪,或情志失调,藏腑不和,痰热内生,流窜跷脉,阴阳失和,激荡脑神,神气不安,以致失眠。

脑神失守　劳倦、饮食损伤,或大病久病及误用与过度汗、吐、下,导致气血耗伤,跷脉虚弱,脑神失养,神不守舍,以致不寐。《景岳全书》云:"无邪而不寐者,必营血之不足也。营主血,血虚则无以养心,心虚则神不守舍。"

【病类】

西医以失眠为主要表现的神经官能症可按本病辨证施治。

【治疗思路】

本病的治疗以安神为法则,但应"补其不足,泻其有余,调其虚实以通其道而去其邪"(《灵枢·邪客》)。虚证宜扶正安神,常用酸枣仁、茯神、合欢皮、首乌藤、柏子仁。实证宜重镇安神,常用龙齿、龙骨、牡蛎、磁石。并应注意调和气血。

【辨证论治】

阴阳不交　症见夜寐不安,头晕耳鸣,烦热盗汗,口舌生疮,口干腰酸,男子遗精、滑精,女子月经不调,舌尖红、苔少,脉细数。治宜交通阴阳、安神定志,方用交泰丸(黄连、肉桂)加首乌藤、半夏、秫米、生酸枣仁、合欢皮、茯神。

痰热扰奇　症见烦躁不安,入睡难,多梦,头昏胀痛。白天困倦思睡,夜间精神兴奋,胸闷,口苦,舌红、苔黄腻,脉滑数。治宜清热化痰、安神定志,方用清火涤痰汤(丹参、橘红、胆南星、僵蚕、菊花、杏仁、麦冬、茯神、柏子仁、贝母、竹沥、姜汁)或黄连温胆汤加生酸枣仁、生铁落。

瘀血阻奇　症见入睡困难,易醒,噩梦纷纷,或彻夜不寐,久治不愈,或头痛,有外伤史,肌肤甲错,舌紫暗,脉涩。治宜活血化瘀、安神定志,方用通窍活血汤加磁石、朱砂、牛膝、首乌藤、生铁落、郁金。

气郁血虚 症见平素多疑善虑,多愁善感,烦躁易怒,入睡困难,睡中多梦易惊醒,胸胁胀满,喜叹息,舌红苔白或黄,脉弦。治宜理气开郁、补血安神,方用逍遥散(柴胡、白术、白芍、当归、茯苓、炙甘草、薄荷、煨姜)加酸枣仁、川芎、首乌藤、柏子仁。

气虚神怯 症见虚烦不得眠,易惊易醒,胆怯善恐,心悸,气短,自汗,脉弦细。治宜益气安神、镇惊定志,方用安神定志丸(人参、茯苓、茯神、远志、石菖蒲、龙齿)加酸枣仁、首乌藤、龙骨、牡蛎。

浊气上扰 症见失眠,尤以多食之后为甚,伴脘腹胀满,或腹痛,恶心欲呕,嗳腐吞酸,大便异常或便秘,舌苔浊腻,脉弦滑或滑数。治宜降浊安神,方用保和丸(茯苓、茯神、山楂、半夏、陈皮、连翘、莱菔子)或越鞠丸(川芎、苍术、香附、栀子、神曲)加枳实、竹茹、石菖蒲。

【经验选粹】

宋媛经验:督脉联系心、脑、肾,调和营卫,平衡阴阳,其内涵精髓、阳气、神气,是卫气营血的集聚之处。督脉不通,精气、神气、阳气或盛或衰,导致阴阳失衡,营卫不和,则目不瞑。督脉得通,元气始生,精气始用,神气始充,阴平阳秘,营卫和谐,目始得瞑。督脉在失眠症的发生发展过程中具有重要的地位,在临床上应注重调理督脉来治疗失眠症。〔四川中医,2005(12)〕

胡玲香经验:治疗失眠通过调跷脉来调节自主神经,使神经恢复正常兴奋与抑制生理功能。采用针刺跗阳、仆参、申脉、照海、交信、然谷、睛明,阴日用阴经交会穴,阳日用阳经交会穴,重者两组穴位并用。〔张春霞等.针灸临床杂志,2006(12)〕

【医案精选】

叶天士医案:田,脏液内耗,心腹热灼,阳气不交于阴,阳跷穴空,令人寤不成寐。《灵枢》有半夏秫米法。但此病乃损及肝肾,欲求阳和,须介属之咸,佐以酸收甘缓,庶几近理。龟胶、淡菜、熟地、黄柏、茯苓、山萸肉、五味子、远志。又,咸苦酸收已效,下焦液枯,须填实肝肾。龟鹿胶、熟地、苁蓉、天冬、山萸肉、五味子、茯苓、羊内肾。(《临证指南医案》)

朱祥麟医案:谢某某,男,45岁,1995年9月20日诊。失眠反复发作1年,经西医诊断为脑神经衰弱,初服神衰果素片有效,数日后无效,彻夜不寐。又服谷维素、舒乐安定等,可以入睡,不服则不能入睡,服之次日头脑昏沉、身软乏力。近两周来非但整晚不能合眼,简直怕入床,白日头昏脑涨、恶心、纳食乏味、右胁肋作胀。有肝炎病史,体质清癯,舌黯红、苔薄白,脉缓大。证属肝气失调、阳跷脉旺、卫不入阴。治宜调肝气,养阴以纳阳跷。处方:炒枣仁30g,丹参15g,柏子仁、朱茯神、知母、香附、川芎各10g,首乌藤20g,甘草3g。服3剂,入睡已香,口稍干,胁肋仍胀,脉大稍减,舌如前。原方知母改15g,间日服1剂。又

服5剂后睡寐正常,精神亦佳。数月后因事操劳过度,曾有小发,服原方仍效。〔中医杂志,1996(9)〕

宋媛医案:吴某某,女,43岁,教师,2005年3月25日诊。失眠1年余,近1个月加剧。半年前出现入睡困难,多梦易醒,每夜入睡仅2~3小时,甚至彻夜不眠,次日感头晕、头痛、健忘、倦怠乏力,神情恍惚,胃纳较差,消瘦,面色不华,舌淡苔白腻,脉细弱。匹兹堡睡眠质量指数(PEI)评分为17分。曾服安定、谷维素、中药治疗,效果欠佳。脉证合参,责之心脾两虚、神气不足、督脉失调,治当健脾益心益气、调理督脉、通髓达脑。取心俞、三阴交、神庭、上星、百会、大椎、陶道、至阳等穴,电针治疗,连续波,频率为15Hz,电压3V,每次30分钟。当夜不服药物,即能入睡5~6小时。每日1次,10次后,自诉无头晕、乏力感。继续巩固治疗,后期当补肾壮阳、调和阴阳,在原穴基础上加以腰阳关、腰俞、命门,10次为1个疗程,疗程间休息2天,3个疗程后每夜睡眠时间5~6小时,梦少入睡易,头昏痛消失,胃纳渐佳,体重增加,面色红润,舌红苔白,脉沉。匹兹堡睡眠质量指数(PSQI)降为10分。

范庆花医案:韩某,女,40岁,1995年6月10日诊。因情志刺激致失眠1年,曾服中西药物及行针灸治疗,效果不佳。每晚入睡2~3小时,有时彻夜难眠。平素性情急躁易怒,大便干,舌质红、苔薄,脉细数,辨证为阳盛阴虚。针刺取八脉交会穴申脉、照海及厥阴经太冲、内关。照海用补法,余穴用泻法,留针30分钟,每日1次,治疗1周后症状明显改善,每晚睡眠可达5小时,共治疗10次。随访半年精神良好,每晚睡眠在6小时左右。

苏凤哲医案:闫某,女,46岁,2012年5月25日来诊。主诉:失眠2年,加重1个月。2年前因受到惊吓导致出现入睡困难,多梦易醒,每夜入睡仅1~2小时,甚至彻夜不眠,次日自觉头晕目眩、纳差、记忆力减退。症见:怕冷、面色晦暗、神情恍惚、乏力倦怠、体形消瘦,舌淡有齿痕、苔白,脉细。曾服安定、佐匹克隆、谷维素、中药治疗,效果不理想。中医诊断:不寐。辨证:阳气亏虚、督脉失调、脾肾两虚。治疗方法:选取心俞、神庭、上星、百会、大椎、神道、至阳穴,平补平泻,针刺当夜不服任何药物,即能入睡4个小时。每日针刺1次,针刺1周后,自诉无不适感。继续巩固治疗,在原有治疗上酌加腰阳关、腰俞、命门以补肾固摄,因针刺治疗时间长,所以在患者连续针刺2周的过程中,可以休息2~3天,4周后患者平均每夜睡眠时间5~6小时,无入睡困难,头晕目眩等症状好转,面色红润,食欲良好,精神状态佳。

苏凤哲医案:李某,女,62岁,于2014年12月15日初诊。自诉:入睡困难,反复发作1年余。现症见纳呆,腹胀满不适,尤以饮食后加重,周身乏力,便秘,两日一行,失眠,夜寐4~5小时。查体:形体适中,面带倦容,舌淡,苔白腻,脉滑数。诊为不寐,证属食滞脾胃,跷脉失衡。治以消食化积,调理跷脉。取穴:安眠、中脘、天枢、足三里、丰隆、申脉、跗阳,均用直刺,申脉、跗阳和丰隆三穴施以泻法,余穴平补平泻。留针30分钟,每日针刺1次,10次为1个疗程。治疗3次后,夜寐好转。

眩　晕

眩晕是以头晕目旋、视物旋转为主症的病证,轻者闭目可止;重者如坐舟船,旋转不定,不能站立,可伴恶心呕吐,严重者可突然昏仆。

【病因病机】

眩晕,又称"眩冒""眩""头眩""眩运",病位在脑,主要是髓海不足、脑神被扰。

髓海不足　七情、劳倦过度,大病久病,耗伤气血;或饮食所伤,年老体衰,气血生化不足;以致气血亏虚,奇经亏虚,上输不足,髓海失充,产生眩晕。《灵枢·经脉》曰:"督脉之别……虚则头重,高摇之。"《灵枢·海论》云:"上气不足,脑为之不满,耳为之苦鸣,头为之苦倾,目为之眩。""髓海不足,则脑转耳鸣,胫酸眩冒"。《灵枢·经脉》曰:"五阴气俱绝,则目系转,转则目运。"

元神被扰　外感邪气,邪气客脑;或过度运动、劳倦、跌仆损伤、七情妄动,激荡元神;或藏腑失调,痰浊、瘀血、火热内生,扰动奇经,督、任、冲气上逆,髓海被扰,产生眩晕。《灵枢》云:"清浊相干……乱于头则为厥逆,头重眩仆"(《五乱》)。"邪中于项,因逢其身之虚,其入深,则随眼系以入于脑,入于脑则脑转,脑转则引目系急,目系急则目眩以转矣"(《大惑论》)。

本病以脑失充养、髓海不足为基础,邪气、情志、痰浊、瘀血、劳倦等是诱发因素。发作之前常有头昏头晕、胸闷、耳鸣、耳闭等症状,主要是上输不足。发作时眩晕、呕吐,主要是诱因激荡,髓海被扰,冲气逆乱引动胃气上逆。发作之后常神疲乏力,主要是气血虚弱、髓海不足。

【病类】

西医的内耳眩晕(梅尼埃病)、晕动病、位置性眩晕和前庭神经元炎、迷路神炎等以眩晕为主要表现的疾病按本病辨证论治。

【治疗思路】

眩晕是风之象,呕吐属气逆之症,故治疗贵在息风止眩、镇静平冲、升清降逆,"血行风自灭",故当佐活血通络。发作时邪实为主,重在镇静息风、升清平冲降逆,镇静平冲用龙骨、龙齿、牡蛎、代赭石,息风用天麻、钩藤、牡蛎、白芍,升清用葛根、菊花、蒺藜、防风,降浊用泽泻、竹茹、半夏、茯苓,活血用川芎、牛膝、丹皮、丹参、当归。缓解期以虚为主,重在调和气血、益精填髓、益奇养脑,用黄芪、当归、刺五加、白术、鸡血藤、枸杞子、何首乌、龟甲、鳖甲、鹿角胶。

【辨证论治】

风邪扰奇 症见眩晕,恶心呕吐,头痛,恶寒发热,鼻塞流涕,耳鸣,耳胀。风热者,发热重,恶寒轻,耳痛、口渴,汗出,尿黄,苔薄黄,脉浮数;风寒者,发热轻,恶寒甚,颈项强直,苔薄白,脉浮紧;风湿者,头身困重如裹,胸脘闷满,恶心呕吐严重,苔腻,脉濡。《证治汇补·眩晕》曰:"外邪所感者,风则项强自汗,寒则拘挛挚痛,暑则烦热口渴,湿则重着吐逆,此四气乘虚而眩晕也。"治宜疏风散邪,风寒者用川芎茶调散,风热者用银翘散,风湿者用羌活胜湿汤,临证均可加白术、半夏、泽泻、葛根。

火热扰奇 症见眩晕,口苦咽干,头、耳胀痛,目赤,舌红苔黄,脉数。治宜清热息风,方用天麻钩藤饮(天麻、钩藤、石决明、山栀、黄芩、川牛膝、杜仲、益母草、桑寄生、夜交藤、朱茯神)加赤芍、丹皮、葛根、竹茹、泽泻、菊花。

痰浊阻奇 症见眩晕,恶心呕吐,耳鸣,耳闭重听,头昏沉,胸脘痞闷,舌苔腻,脉滑或弦滑、濡数。治宜化痰降浊、息风止眩,方用半夏白术天麻汤重用茯苓,加泽泻、旋覆花、磁石、代赭石、竹茹、菊花、石菖蒲。若痰浊蕴久化热,舌红苔黄腻,则用温胆汤加黄连、葛根、牡丹皮、丹参、黄芩、天竺黄。

奇经空虚 症见头晕目眩,劳累过度和位置改变则发作或加重,伴神疲懒言,气短声低,汗出,面色苍白,恶心呕吐,心悸,纳少体倦,舌淡苔白,脉细数。《症因脉治》云:"其人面色白,身无热,神识清爽,言语轻微,二便清利,时或虚阳上浮,头面得火,眩晕不止,或手按之则运乃定,此气虚眩晕之症也"。治宜益气补血、荣神止眩,方用人参养荣汤加鸡血藤、黄精、何首乌、川芎、丹参、葛根。

奇经瘀滞 症见眩晕时作、久治不愈,伴眼球震颤、头痛、痛有定处,或颈项疼痛连头,或颈项强直,恶心呕吐,善忘,夜寐不安,心悸,肌肤甲错,舌有瘀斑、瘀点,舌下脉络紫黯纡曲,脉弦涩或细涩。治宜活血通络、祛瘀生新,方用通窍活血汤或补阳还五汤加葛根、天麻、钩藤。

髓海不足 症见眩晕,精神萎靡,体倦乏力,失眠,多梦,腰膝酸软,耳鸣或听力下降、耳聋,脉沉细弱。治宜填精补髓、荣脑养神,方用补天大造丸加葛根、鸡血藤、天麻、龙骨、牡蛎。

【针灸疗法】

风邪上扰取风池、外关、风门、风府,泻法。火热内扰取悬钟、丘墟、太阳、曲池、合谷、大椎、风池、太溪,泻法。痰浊内阻取内关、脾俞、章门、丰隆、解溪,泻法或平补平泻。气血亏虚取百会、中脘、气海、内关、脾俞、膈俞、三阴交,补法或灸。瘀血内阻取合谷、归来、天枢、血海,平补平泻。髓海不足取百会、神门、合谷、曲池、三阴交、中枢、关元、命门,平补平泻。

【经验选粹】

路志正经验: 治疗眩晕,总以升清降浊为主,但有虚、实之别。实证多见于梅尼埃病、颈椎病、高血压等病中,主要责之湿浊、痰浊阻滞、清阳不升用半夏白术天麻汤加葛根、竹茹、僵蚕、天竺黄、蔓荆子、泽泻、鲜竹沥、柴胡、荆芥穗、蝉蜕,痰浊化热用黄连温胆汤加减、湿热中阻、上蒙清窍用甘露消毒丹、三仁汤加减、胆胃不和、浊气上逆用小柴胡汤、温胆汤、柴胡疏肝散加减,肝脾不和、肝阳上亢用天麻钩藤饮、逍遥散加减。虚证多见于低血压、贫血、神经衰弱、脑供血不足等病中,主要责之脾虚,脾虚湿盛、清窍失养用益气聪明汤、补中益气汤加减,脾阳不足、寒饮上泛用苓桂术甘汤、泽术汤加减。〔中医药学刊,2005(12)〕

【医案精选】

朱祥麟医案: 陈某,女,1991年8月13日诊。头昏,行动如醉酒状已近1年,经省医院诊断为神经功能紊乱、梅尼埃病,服中西药未效,近月加重。刻下症:头昏重,自觉摇晃不稳,稍不注意即跌倒,跌倒后心慌、胸闷,睡眠、饮食可,月经1~2个月一行,舌质暗、苔白厚,脉沉,脑血流图大致正常,血压94/62mmHg。诊为眩晕,证属髓海失充,痰瘀阻络,督脉失统摄之权。治宜益精充髓、和络祛痰、通补督脉,处方: 鹿角霜、党参、云茯苓、远志、陈皮各10g,龟甲、法半夏、丹参各15g,菟丝子12g,每日1剂,煎服,服15剂而愈。〔中医杂志,1996(9)〕

刘绪银医案: 何某,女,37岁,1994年5月6日诊。头晕25天,发作时视物旋转,恶心、呕吐,每日3~5次,每次5~10分钟,伴神疲乏力、腰酸软,动则尤甚。曾经某院检查,发现颈椎骨质增生、椎-基底动脉供血不足,服半夏白术天麻汤、补中益气汤、补阳还五汤及西药未见明显疗效。面色苍白,四肢不温,舌淡、苔白腻,脉迟细弱。诊为眩晕,证属痰浊内生,阻滞督脉,清阳不升,脑失所养之眩晕;浊气不降,阻滞冲脉,冲胃气逆,故呕吐。治以升清降浊、温通督脉为法,方药用葛根汤合半夏白术天麻汤化裁:葛根、鸡血藤、黄芪、枸杞子各30g,当归、巴戟天、肉苁蓉、茯苓、丹参、白术各15g,天麻、川芎、半夏、地龙、桂枝各10g,甘草5g。服5剂后,症状减轻,每日发作1~2次,每次2~4分钟。续服5剂,未再发作,但头昏、神疲,舌淡红、苔白,脉细缓。原方去半夏,加白蒺藜、刺五加各15g,连服7剂,诸症平复。

脑　　鸣

脑鸣是自觉脑中有声音鸣响的脑神病证,既是一种独立病证,又可是其他疾病的一种症状。

【病因病机】

脑鸣,《奇症汇》引《杨氏医方》说:"有人患头内有声,如虫蛀响,名天白蚁""有人患鸟鹊生于头上或臂上,外有皮一层包之,或如瘤状,或不似瘤,而皮肤高起一块,内作鸟鹊之声,逢天明则啼,逢阴雨则叫,临饥寒则痛"。叶天士《临证指南医案》认为"头中鸣"是"肝胆内风自动"。《证治要诀》认为是"头脑挟风所为"。《名医类案》认为是"气挟肝火"所致。脑鸣发病与外感、情志相关,主要是髓海亏虚和元神被扰。

髓海亏虚　脑为髓海,由精生,诸藏腑气血皆上会于脑,为元神之府,司知觉。若先天禀赋不足,或后天失调,藏腑亏虚,气血精不足,则髓海失充,奇经空虚,虚风内动,神失所倚,知觉异常,自觉脑中鸣响。

元神被扰　七情妄动,饮食失节,劳累过度,损伤藏腑,气机郁滞,痰浊、火热、瘀血内生,上扰脑窍;或外感六淫邪气,跌仆损伤,扰动脑窍,则元神被扰,神气激荡,风从内生,知觉妄动。《奇症汇》引《杨氏医方》云:"有人患头内有声,如虫蛀响,名天白蚁,此肝火为患。"

本病发病以髓海亏虚为本,情志、劳累、邪气为诱发因素,髓海不足、神失所倚,则不耐刺激,一遇情志、劳累、邪气则神气激荡,风从内动,知觉妄动,从而可闻及脑鸣。

【病类】
西医以自觉脑鸣为主要表现的神经官能症可按本病辨证论治。

【治疗思路】
对于脑鸣的治疗,以安神止鸣为基本原则,但应辨其虚实。虚则补益气血、益精填髓、安神止鸣,常用地黄、枸杞子、何首乌、黄精、酸枣仁、柏子仁、远志;实则泻之,祛邪降浊止鸣,常用石菖蒲、竹茹、泽泻、半夏。由于脑为气血之总汇,故必须注意调理气血,常用柴胡、川芎。又声从风生,故可适当佐以镇静息风之品,常用龙骨、牡蛎、天麻、钩藤。

【辨证论治】
风邪袭奇　症见卒然脑鸣,恶风发热,伴头痛头晕、失眠、耳闭、骨节酸楚,舌淡红、苔薄白或薄黄,脉浮。治宜疏风散邪、安神止鸣,方用清神散(甘菊花、羌活、防风、荆芥、石菖蒲、木香、木通、川芎、僵蚕、甘草)加蔓荆子、薄荷、葛根、钩藤、天麻。若发热甚、咽喉头痛,加金银花、板蓝根、连翘、牛蒡子。

火热扰奇　症见卒然脑鸣,伴头痛、目赤、烦躁易怒、失眠,口苦咽干,舌红、苔黄,脉数。治宜清热泻火安神,方用清空汤(防风、荆芥、薄荷、葛根、赤芍、丹皮、柴胡、泽泻、木通、黄芩、当归、生地黄、龙胆草)加减。

气滞血瘀　症见脑鸣,头涨痛有定处,伴耳闭、失眠,舌黯,脉弦或涩。治宜理气活血、通窍止鸣,方用通窍活血汤加柴胡、郁金、贝母、桔梗、葛根。

痰浊蒙奇　症见脑鸣,头昏如蒙,伴眩晕、耳鸣或耳闭、神疲困倦、胸腹痞满,舌淡、苔白腻,脉缓或滑。治宜化痰开窍,方用二陈汤加葛根、防风、石菖蒲、白蒺藜、贝母、川芎、地龙、丹参、僵蚕、天麻。若痰浊化热,用黄连温胆汤加地龙、赤芍、丹皮、石菖蒲、柴胡、钩藤。

奇经郁滞 症见脑鸣,心情抑郁,心烦不安,失眠多梦,眩晕、耳鸣或耳闭,神疲困倦、胸腹痞满,舌淡、苔白,脉弦。治宜理气解郁、安神止鸣,方用柴胡疏肝散加龙骨、牡蛎、天麻、钩藤、首乌藤、酸枣仁。如气郁化火,烦热、口苦、舌苔黄,用丹栀逍遥散加减。

奇经不振 症见脑鸣,伴头昏头晕、神疲乏力、心悸、失眠、纳差,舌淡、苔薄白,脉细。治宜益气升清、养神安神,方用益气聪明汤(黄芪、人参、升麻、葛根、蔓荆子、芍药、黄柏、炙甘草)加天麻、酸枣仁、川芎、当归、白蒺藜、刺五加、熟地黄、杜仲。

髓海不足 症见脑鸣,伴头昏、眩晕、耳鸣或耳聋、腰膝酸软、神疲身困、健忘,偏阴虚者舌红、少苔或苔黄、脉细数,偏阳虚者舌淡、苔白、脉沉细。治宜益精填髓、养神安神,偏阴虚者用左归丸加减,偏阳虚者用右归丸加减。

【经验选粹】

路志正经验:脑鸣分虚实。虚者多肾精不充、髓海空虚,肝肾不足、虚阳上亢,心脾两虚、气血不能上荣。实者因肝郁气滞、升降失司、清窍不利,湿热内蕴、心肝火旺、上壅头部,痰瘀互结、阻滞经络、酿成肿物所致。治宜明标本,辨虚实,扶正祛邪,各有所主。

黄炳山经验:脑鸣有虚实,病因病机是肾精不足、脑髓空虚,心脾两虚、清窍失养,湿痰上扰、脑失清宁,肝郁气滞、清窍不利。治疗宜滋阴补肾、补益心脾、化痰通络、疏肝解郁。(《龙江医话医论集》)

【医案精选】

叶天士医案:吉(三五),心悸荡漾,头中鸣,七八年中频发不止,起居饮食如常。此肝胆内风自动,宜镇静之品,佐以辛泄之味,如枕中丹。

翟文炳医案:治陆母,年七十,头响耳鸣,项疼目眩,面麻腮肿,齿苏唇燥,口苦舌强,咽肿气促,心惊胆怯,胸满痰滞,胁痛腰痛,足软膝疼,已二年矣。复又不得卧,惟人扶而坐,稍欹卧即垂绝。翟诊视,知气挟肝火而然,先与抑青丸一服,实时睡熟,醒后诸症如失,接服补中益气汤,调理而安。(《奇症汇》)

路志正医案:程某,女,55岁,1984年11月诊。患者5年前不慎跌倒,开始出现头鸣,时轻时重,时发时止。1982年12月被自行车撞倒,头部着地,致头鸣加重,尤以夜间较甚,难以入寐,寐则多梦。曾服西药安神、镇静之品,未见缓解。现头鸣如蝉,以右侧为烈,不能歇止,夜间尤甚,夜寐难安,伴头晕、耳鸣、听力下降,易生口疮,二便尚调,舌紫黯有裂纹、苔微黄,脉滑数,右脉细数。脉症合参,证属肝肾不足,虚火上扰,加之头部两次受伤,瘀血内着,脑络阻塞,髓海失养所致。治宜活血通窍、安神止鸣,方选通窍活血汤加减:白芷、桃仁、赤芍、柴胡、黄芩、葱白各9g,生龙骨(先煎)、生牡蛎(先煎)各30g,红花3g,生姜6g,水煎服,5剂。二诊:脑鸣减轻,偶可停止,头晕、耳鸣亦减,梦少。既见效机,再以前方进退,上方加牛膝12g、蝉衣10g,继服,7剂。三诊:脑鸣已两日未作,夜寐亦佳,头晕、耳鸣消失。标证虽除,而本当固,继以益肾补髓、滋阴育神之剂善后,又调治月余,精神充沛,脑鸣若失。

刘绪银医案:李某,女,40岁,化工厂职工,2009年9月7日诊。脑鸣如蝉鸣6月,伴头隐痛、头昏、失眠多梦、神疲乏力,纳差。曾经某医院检查,发现脑动脉弹性减弱、脑供血不足,服西药未见明显效果。刻下症:舌淡,苔白稍腻,脉细弱。患者长期接触有毒化学物质,藏腑受损,导致气血不足、脑失充养,痰湿上扰、风从内生,元神妄动。治以益气补血、升清降浊为法,方用益气聪明汤加减:黄芪、葛根30g,人参5g,蔓荆子、白芍、酸枣仁、枸杞子、熟地黄各20g,白蒺藜、刺五加、杜仲、茯苓、鸡血藤各15g,天麻、升麻、石菖蒲、白芷、炙甘草、川芎、当归各10g,细辛3g,水煎服,5剂。二诊:脑鸣稍减轻,头痛已止,头昏、失眠好转,效不更方,守原方续进10剂。三诊:服药7剂后脑鸣明显减轻,但近3日感冒又见加重,且鼻塞流涕、咳嗽、骨节酸楚、恶寒、微发热,舌淡红、苔薄黄,脉细数。守方加减:黄芪、葛根30g,蔓荆子20g,白蒺藜、杜仲、茯苓、鸡血藤各15g,柴胡、天麻、升麻、石菖蒲、白芷、羌活、藁本、荆芥、防风、黄柏、川芎、当归各10g,甘草5g,3剂。四诊:感冒已愈,脑鸣减轻,夜寐佳,纳食正常,舌淡红、苔薄白,继续以益气聪明汤加减:黄芪、葛根30g,蔓荆子、白芍、枸杞子、熟地黄各20g,白蒺藜、刺五加、茯苓、鸡血藤各15g,防风、白菊花、地龙、升麻、石菖蒲、白芷、炙甘草、川芎、当归各10g,5剂。五诊:脑鸣已止,夜寐正常,无头昏,但仍神疲,舌淡红、苔薄白,脉细,守方加减:黄芪、葛根30g,白芍、何首乌、黄精、枸杞子、熟地黄各20g,白蒺藜、刺五加、茯苓、鸡血藤各15g,炙甘草、川芎、当归各10g,5剂,以善后。

脑　　瘤

脑瘤是脑部赘生肿块,以头痛而部位固定,呕吐,肢体麻木或瘫痪等为主要表现的脑病,本病死亡率高。

【病因病机】

中医文献对脑瘤无系统的明确的记载,但相类似的症状认识见于"厥逆""真头痛""头风""瘤""岩""积"之中。《灵枢·刺节真邪》云:"昔瘤"是"已有所结,气归之,津液留之,邪气中之,凝结日以易甚,连以聚居。"《圣济总录·瘿瘤门》曰:"瘤之为义,留滞而不去也。气血流行不失其常,则形体和平,无或余赘,及郁结壅塞,则乘虚投隙,瘤所以生。瘤为小核,寝以长大。"脑瘤病位在脑,病理关键痰瘀毒聚结所成。

先天因素　父母体虚患瘤,瘤毒极易随气血阴精而遗传给后代;或妊娠期间感染致瘤因素,亦可导致瘤毒留滞伏于体内,渐损气血阴精而致瘤。先天禀赋不足,体质虚弱,正气不足,则抗邪能力下降,邪毒可乘虚而入,损伤脑髓组织致瘤。

　　后天因素　《灵枢》云:"四时八风之客于经络之中,为瘤病也"(《九针论》)。"积之始生,得寒乃生"(《百病始生》)。《医宗必读·积聚》云:"积之成也,正气不足,而后邪气踞之。"后天调摄失当,正气虚弱,正气不能胜邪,则致瘤之邪毒乘虚而入,损伤气血,邪毒搏结,蕴阻脑部,导致脑瘤。七情失调,饮食失节和不洁,损伤藏腑气血,痰、瘀、浊毒内生,上犯脑部,留滞不去,壅塞脑部,导致脑部气血郁滞,痰、瘀、浊毒互结,也可为脑瘤。此外,藏腑筋骨之瘤经治不愈,瘤毒随经脉上犯脑部,亦发为脑瘤。

　　脑为元神之府,司知觉运动,脑患瘤子则脑功能失调,元神失用,奇经尤其是督跷失调,从而表现出头痛、神志异常、知觉障碍、肢麻瘫痪等症状。

　　本病初起肿瘤尚小,正气不甚虚,痰瘀毒不盛,常症状不明显而易被漏诊、误诊,CT和磁共振扫描检查才能被发现。中期痰瘀毒明显,正气受伤,症状明显。晚期正虚邪盛,痰瘀毒结严重,瘤毒很深,瘤子较大,元神受损,神志异常或神昏,而且瘤毒可随经脉气血发生转移,引起其他藏腑发生肿瘤。

　　【病类】

　　西医的各种脑瘤按本病辨证论治。

　　【治疗思路】

　　对于脑瘤的治疗,要尽可能做到早期发现、早期治疗、中西结合、综合治疗,局部治疗与整体调理相结合,抗瘤与扶正相结合,以改善生存质量和延长生存期为目的,而不能片面追求肿瘤病灶的消除。中医治疗以化痰破瘀、解毒散结、扶正抗瘤为原则,但应辨标本虚实缓急。早期攻邪不忘护正,中期攻补并行,晚期扶正佐以祛邪。解毒抗瘤常用全蝎、蜈蚣、壁虎、重楼、夏枯草、山豆根、半边莲、半枝莲、龙葵子,化痰散结常用海藻、昆布、牡蛎、南星、贝母,化瘀散结常用三棱、莪术、丹参、乳香、没药、三七,扶正常用地黄、枸杞子、女贞子、淫羊藿、龟甲、鳖甲、冬虫夏草、巴戟天。

　　【辨证论治】

　　1. 早期

　　气血郁结　症见平素情绪不宁,易怒易躁,忧郁不乐,头涨头痛、口干、头晕、视物模糊,舌淡红或稍暗,脉弦。治宜活血理气、解毒散结,方用通窍活血汤加蜈蚣、三七、蚤休、贝母、莪术、牛膝、三棱、黄芪。

　　阳虚毒结　症见素体虚弱,易感冒,头痛、头昏、视物模糊、畏寒怕冷、神疲懒言、自汗,舌淡苔白,脉弦细或沉细。治宜温阳解毒、散结抗瘤,方用肾气丸加三七、贝母、白花蛇舌草、蚤休、蜈蚣、牛膝、三棱、莪术。

阴虚毒结 症见素体阴虚，口干咽燥、皮肤干燥、头痛头晕、失眠、多梦、盗汗、心烦或手足心热、大便干结、尿黄、舌红苔黄或少苔，脉弦细。治宜养阴解毒、散结抗瘤，方用杞菊地黄丸加全蝎、蜈蚣、地龙、牛膝、赤芍、土茯苓、蚤休、蒲公英、三棱、莪术。

2. 中期

气滞血瘀 症见头痛如针刺、痛处固定，呕吐、视物模糊或复视、肢体麻木、面色晦暗、舌紫暗或有瘀点、瘀斑，脉细涩。治宜化瘀散结、解毒抗瘤，方用通窍活血汤加蜈蚣、三七、冰片、全蝎、贝母、黄药子、莪术、三棱。

痰毒凝聚 症见头痛头晕、胸闷恶心或呕吐、视物模糊或复视、头身困重、倦怠、肢体麻木或瘫痪、言语謇涩，舌胖苔白腻，脉弦滑或弦涩。治宜化痰通络、解毒散结，方用涤痰汤加蜈蚣、地龙、冰片、白花蛇舌草、僵蚕、半边莲、延胡索、黄药子、贝母。

毒热凝聚 症见头痛头涨如锥裂、咽干口渴、恶心、呕吐如喷如射、面红目赤、视物不清或复视、肢体麻木、手心足心热、唇暗色紫、急躁易怒、失眠、便干燥结、尿黄，舌黯红或绛红、苔黄，脉弦数。治宜清热泻火、解毒散结，方用龙胆泻肝汤加石决明、白花蛇舌草、半边莲、半枝莲、蒲公英、蚤休、黄药子、莪术、夏枯草。

正虚毒聚 症见头涨痛、头昏头晕、健忘、失眠或嗜睡、精神不振、形疲乏力、腰膝软弱、呕吐、目眩、视物不清或复视、视力下降。偏阳虚者形寒肢冷、自汗、多尿多饮、舌苔白润、脉细弱无力，治宜温阳益气、补脑填髓、解毒散结，方用补天大造丸加三七、贝母、白花蛇舌草、蜈蚣、全蝎、延胡索、莪术。偏阴虚者口干咽燥、颧红、烦躁易怒、项强、心烦、手足心热、手足抽搐、便干燥结、尿黄赤短少、舌红少苔少津、脉弦细数，治宜养阴补髓、解毒散结，方用左归丸加地龙、蜈蚣、蚤休、半枝莲、半边莲、贝母、白英、女贞子、白芍、玄参。

3. 晚期

痰毒阻闭 症见头痛头晕、嗜睡、呕吐如喷如射、口吐涎沫、喉间痰鸣、复视或视物不清、舌强语謇或失语、肢体痿疲不用，甚或神昏、项强、手足抽搐震颤，舌黯苔厚腻，脉缓滑。治宜豁痰开窍、解毒散结，方用涤痰汤加郁金、瓜蒌、冰片、青礞石。

热毒内陷 症见神昏谵语或失语、呕吐如喷如射、面红目赤、项强、手足抽搐、大便燥结，舌黯红或绛红、苔黄，脉细数。治宜清热养阴、解毒散结、开窍，方用《通俗伤寒论》羚羊角钩藤汤（羚羊角、钩藤、桑叶、生地黄、菊花、白芍、甘草、竹茹、茯神）加蜈蚣、地龙、蚤休、半枝莲、夏枯草、水牛角、太子参。

气虚髓枯 症见精神萎靡或嗜睡难醒，或神昏，肢体痿疲不用，项强，二便失禁或尿滞留,面色灰暗或苍白,呼吸不匀、息微,汗出,舌黯或淡,脉细弱。治宜益气神髓,方用补天大造丸加味。

【经验选粹】

钱伯文经验:将本病分为5型,痰湿内阻以温胆汤、涤痰汤、指迷茯苓饮加减,肝胆湿热以龙胆泻肝汤加减,肝肾阴虚以杞菊地黄丸加减,气血郁结以血府逐瘀汤、补阳还五汤加减,肝风内动以天麻钩藤饮加减,均伍以半夏、南星、石菖蒲、当归、赤芍等组方。〔上海中医药杂志,1986,(9):6〕

张秋娟经验:对于脑垂体瘤的治疗,辨证分为肝肾阴虚、痰湿内阻、脾肾阳虚、气血亏虚,以化痰、软坚、活血、化瘀为原则,以胆南星、半夏、石见穿、僵蚕为基本方,辨证加减。〔上海中医药杂志,1993,(9)〕

郁　　病

郁病是以心情抑郁、情绪不宁、胸部满闷、胁肋胀痛,或易怒,或咽中如物梗阻等为主要特征的疾病。

【病因病机】

《黄帝内经》有木、火、金、水、土五气之郁的论述和情志致郁的病机认识。《金匮要略》有属于郁证的脏躁、梅核气。金元时期,医家开始把郁证作为独立病证来认识,朱丹溪《丹溪心法》提出了气、血、火、食、湿、痰六郁,认为"气血冲和,百病不生,一有怫郁,诸病生焉。故人身诸病,多生于郁。"虞抟《医学正传》首先把"郁证"作为病名,但所论郁证是包括情志、外邪、饮食等因素所致的广义之郁。明后医家才开始把情志所致的郁作为郁证的主要内容。《古今医统》指出:"郁为七情不舒,遂成郁结,既郁之久,变病多端。"孙一奎《赤水玄珠》认为体质素虚是发病的内在因素。《景岳全书》将情志所致的郁称为因郁而病,将五气之郁称为因病而郁。《类证治裁》分为思郁、忧郁、悲郁、怒郁、恐郁,并结合损伤藏腑而分为多种郁证。

盖脑为元神之府,总众神,因此,郁病病位在脑,病机主要是神气郁滞、神用失明,发病与体质和外界刺激、教养等因素相关,常累及藏腑经络气血。

教养认知因素　《灵枢》云:"心有所忆谓之意,意之所存谓之志,因志而存变谓之思,因思而远慕谓之虑,因虑而处物谓之智。"心理的发展与精神意识活动和平素的教养、知识与经验的积累密切相关。教养不当,知识与经验不足,势必导致对事物事件的认识和处理不当,从而情志异常。

体质因素　神由精气血化生,若先天禀赋不足或后天调摄不当,以致气血精亏,脑神发育失常,神用无方,认知失常而情志变异。

外界刺激　情志活动是元神任物和气化的反应。人生活在自然社会中,若不能正确对待外界环境刺激,当境遇不佳,或遭受突发事件,刺激剧烈,或所愿不遂时，则判断失误，从而精神紧张，神情抑郁。

本病的发生与肝胆密切相关，盖肝主疏泄，胆主决断而为中正之官，肝胆疏泄失常，胆失决断、中正，势必导致气机郁滞，神失明断、中正，从而抑郁。神由精气血化生，又能驾驭气血运行，影响气机，故郁证常导致气血不和，气化失常，进而又影响元神之用，反复发作则病情加重。

【分型】

卑愫型　主要是气血虚弱，神气不足，脑气郁滞，认知失常所致。临床以情绪低落，抑郁，意志消沉，垂头丧失，胆怯自卑，善恐，惶惶不安，悲观厌世等为主要表现。《杂病源流犀烛》云："卑愫，心血不足病也，与惊怔病一类。其症胸中痞塞，不能饮食，如痴如醉，心中常有歉，爱居暗室，或依门后，见人即惊避无地"。

脏躁型　主要是冲任气血阴阳失调所致。临床表现为精神忧郁、烦躁不宁、悲忧善哭、喜怒无常，多发于中老年，女多于男。

心郁　又称火郁、血郁，主要是思虑惊恐伤心，心气郁滞。表现为自觉心中急剧跳动、惊慌、焦虑不安、不能自主，常因情绪激动、惊恐、劳累而诱发或加重，伴头晕、乏力、汗出、失眠、胸闷不适、心前区隐痛无定处，气短，善叹息等。

脾郁　又称土郁、食郁，主要是忧思伤脾胃，运化不利。表现为情志不舒，忧虑，注意力不集中，腹胀满，不思饮食，恶心呕吐，嗳气，吞咽困难，腹鸣腹泻，便秘等。

肝郁　又称木郁、气郁、怒郁，主要是郁怒伤肝，肝失疏泄，气机郁滞。表现为精神抑郁，情绪不宁，急躁易怒，胸胁胀满而痛无定处，可伴头晕头痛，纳差腹胀，便秘等。

肺郁　又称金郁、痰郁，主要是忧思伤肺，肺宣肃失司。表现为心情抑郁，胸胀满作痛而痛无定处，咽喉如物梗阻，上下不能，嗳气太息，咳喘上气，时时欲咳吐痰涎等。

肾郁　又称水郁、恐郁，主要是惊恐伤肾，肾气郁滞，封藏失司。表现为抑郁，情绪不宁，胆怯善恐，腰酸胀痛，尿多，遗尿、遗精，阳痿，早泄，月经不调，性冷淡。

【病类】

西医的抑郁症、癔病、反应性抑郁症、更年期忧抑症、各种神经官能症等可按本病辨证论治。

【治疗思路】

对于郁病的治疗，以理气开郁、安定神志为基本法则。因气为血之帅，血为气之母，气郁则血滞，血脉不利则气机郁滞，故应佐以活血。理气用柴胡、郁金、香附、厚朴、枳实、瓜蒌、枳壳、杏仁、陈皮、青皮、木香、佛手、砂仁、川芎，安神用酸枣仁、茉莉花、合欢皮、远志、柏子仁、百合、淮小麦、炙甘草、五味子、龙齿、丹参、当归、柏子仁、龙骨、牡蛎。因神为脑所主，脑位处最高，唯风药可到，风药轻透可散郁滞，故可适当使用，如刺蒺藜、菊花、薄荷。同时，应积极进行心理疏导，鼓励患者参与社会活动，开阔胸襟，克服不良心理，保持乐观心理，配合治疗。

【辨证论治】

神郁气滞　症见精神抑郁、情绪不宁、多愁善虑，头涨，失眠多梦，胸胁胀满或胀痛、痛无定处，不思饮食，舌淡红、苔薄白，脉弦；及心则胸闷心悸、心前区疼痛；及肺则胸闷叹气、咽喉不适、咳喘上气；及肝胆则胁胀痛、性情急躁、口苦咽干；及脾胃则脘腹胀满、嗳气呃逆、腹痛、腹泻或便秘、恶心呕吐、吞咽困难；及肾则腰腹胀痛、痛无定处，男子阳痿或举而不坚，女子月经不调或痛经、经闭、经小。治宜理气解郁，方用六郁汤（陈皮、半夏、苍术、川芎、茯苓、栀子、香附、砂仁、甘草）加柴胡、郁金，或用达郁汤（升麻、柴胡、川芎、香附、桑白皮、白蒺藜）加减，及心加丹参、枳壳，及肺加杏仁、枳实、地龙，及肝胆加青皮、佛手，及脾胃加神曲、山楂、鸡内金、厚朴、白术，及肾加木瓜、杜仲、续断、牛膝，阳痿加巴戟天、菟丝子，月经不调加当归、丹参、郁金，疼痛加丹参、当归、红花、延胡索，失眠多梦加酸枣仁、远志，便秘加瓜蒌仁、麻仁。

神郁血瘀　症见精神抑郁，性情烦躁，或有自杀观念与行为，思维反应迟钝，头痛失眠，或胸胁疼痛，或身体某部有发冷或发热感，妇女闭经，男子举而不坚，面色晦暗，舌质紫暗或瘀斑、瘀点，脉弦或涩。治宜活血化瘀、理气解郁，方用血府逐瘀汤（桃仁、红花、当归、生地黄、川芎、赤芍、牛膝、桔梗、柴胡、枳壳、甘草）加郁金、延胡索；手足不温、身体发凉加葱汁、降香、乌药；手足心热、盗汗、身体发热加丹皮、鳖甲、地龙；纳差、腹胀腹痛加山楂、麦芽、鸡内金、厚朴；头痛、失眠加合欢皮、酸枣仁、首乌藤，或用四物化郁汤（生地黄、白芍、当归、川芎、桃仁、红花、香附、青黛）、血郁汤（丹皮、红曲、通草、香附、降香、苏木、山楂、麦芽、桃仁、红花、穿山甲、韭菜汁）加减。

郁火内结　症见情绪不畅，急躁易怒，头痛，耳鸣，胸胁胀满，嘈杂吞酸，嗳气呕吐，口苦口干，手足心热，盗汗，大便秘结，舌红苔黄，脉弦数。治宜理气解郁、泻火降逆，方用丹栀逍遥散（丹皮、栀子、柴胡、白芍、白术、茯苓、当归、薄荷、生姜、甘草）加味，头痛加菊花、钩藤、刺蒺藜；胸胁胀满加郁金、瓜蒌、栀子；嘈杂吞酸加吴茱萸、黄连、玄参、生地黄、麦冬；大便秘结加瓜蒌、生地黄、玄参、大黄。

痰气郁结　症见精神抑郁，闷闷不乐，呆坐懒语，胸部闷塞，胁肋胀痛，咽喉如物梗阻，吞之不下，吐之不出，失眠或嗜睡，舌淡胖或暗淡，苔腻，脉弦滑。治宜行气开郁、化痰散滞，方用半夏厚朴汤（半夏、厚朴、紫苏、茯苓、生姜）加味。咽喉如物梗阻加旋覆花、绿萼梅；痰郁化热而烦躁、舌红苔黄腻，加竹茹、胆南星、瓜蒌、黄连；胸胁刺痛、舌黯或有瘀斑、瘀点，加郁金、丹参、丹皮、姜黄；失眠加天麻、首乌藤；嗜睡加石菖蒲、郁金；胃脘痞闷加香附、苍术；纳差加山楂、神曲、鸡内金。

气虚神郁　症见情绪不畅，心情抑郁，多思善虑，头晕神疲，心悸胆怯，汗出，纳少腹胀，失眠或嗜睡，健忘，纳差，面色不华，舌淡苔白，脉细。治宜益气补虚、调气解郁，方用香砂六君子汤（木香、砂仁、陈皮、半夏、党参、白术、茯苓、甘草）加郁金、佛手、龙眼肉、酸枣仁、远志。

阳虚神郁　症见精神萎靡，情绪低落，心烦，善惊易恐，心悸失眠，面色苍白，男子阳痿、遗精，女子带下清稀、性欲降低，舌淡苔白，脉沉细。治宜温阳益气、调气解郁，方用启阳娱心丹（人参、远志、茯神、石菖蒲、橘红、砂仁、柴胡、菟丝子、白术、生枣仁、当归、白芍、山药、神曲、甘草）加香附、鹿角、郁金、枸杞子、韭子。

神气惑乱　症见情怀不畅，精神恍惚，情绪不宁，多疑易惊，失眠，悲忧善哭，喜怒无常，时时欠伸，舌淡，脉弦。治宜甘润缓急、调气安神，方用甘麦大枣汤（甘草、小麦、大枣）加郁李仁、龙齿、首乌藤、酸枣仁。

神郁冲逆　症见情志不畅，多思善虑，多疑易惊，少腹胀痛，气从少腹上冲心、肠、咽喉，脐下悸动，心悸，胸胁胀闷，咽喉不逆上气，舌淡苔白，脉弦。治宜平冲降逆、理气解郁，方用奔豚汤（甘草、川芎、当归、半夏、黄芩、生葛根、芍药、生姜、甘李根白皮）加香附、厚朴、苏子、桔梗。

【经验选粹】

梁剑波经验：郁病初起气机郁滞，用达郁汤加味（升麻、柴胡、川芎、香附、桑白皮、橘叶、白蒺藜、佛手、郁金、青皮）。郁久而痰湿内生，扰动清窍，用祛痰夺郁汤（法半夏、陈皮、竹茹、茯苓、苏子、沉香、全瓜蒌、胆南星、桔梗、甘草）。郁久而心营虚耗，精神恍惚不宁、悲忧不乐，用合欢皮汤（合欢皮或合欢花、党参、浮小麦、大枣、百合、益智仁、当归、石菖蒲、五味子、春砂子、茯苓、甘草）。郁久而心脾两虚，心失所养，先用归脾汤加减，待症状缓解后以益神补心丹（党参、茯苓、远志、炒枣仁、五味子、炙甘草、石菖蒲、当归、黄连、柏子仁、珍珠母、川贝母、桔梗、煅龙齿、莲子肉，研末，炼蜜为丸，朱砂为衣，每次6~10g）。郁而化火，用清心发郁汤（丹皮、柴胡、远志、石菖蒲、淡竹叶、黄连、麦冬、郁金、葱白、甘草）。郁而阳虚，用温肾折郁汤（肉桂、丁香、白术、茯苓、猪苓、泽泻、木通、白蔻仁）〔新中医，1992（2）〕。

【医案精选】

刘春圃医案：某女，50岁，因与邻不睦，吵架郁怒，气逆上冲，胸闷太息，头晕若痴，烦躁不能入睡，已18日，某医院疑为"内耳迷路疾患"。感头晕、耳后胀痛,常彻夜不眠,舌苔白厚质黯,脉弦数、左关有力。病机为暴怒伤肝,气机不畅,上扰心神。拟疏肝解郁、安神定志为法,药用生石决明25g,杭菊花、郁金、竹茹、牛膝各12g,广木香、知母、黄柏、龙胆草各10g,首乌藤31g,苦丁茶15g,羚羊角粉0.4g(冲服)。服药2剂,渐能入睡,肝郁略疏,神情安定,但仍感头晕、耳后胀痛,再以上方去牛膝,加夏枯草15g、生龙齿15g、黄芩12g、莲子心10g,清抑肝热,连服7剂后已能安睡,照常操持家务,诸症痊愈。(《北京市老中医经验选编》)

　　刘绪银医案:王某,女,25岁,1993年10月9日诊。患者性格内向,近4个月来因恋爱不遂心愿而心情抑郁,终日嗳气太息,伴头晕、胸脘痞满、胸胁胀痛、食不甘味、失眠多梦、痛经、口苦,经某院诊断为神经官能症,予以西药治疗,未见明显效果。刻下症:舌尖红、苔薄黄,脉弦数。证属神气郁滞、气郁化火。治以理气解郁、养血安神为法,方用丹栀逍遥散加减:酸枣仁20g,丹皮、栀子、柴胡、郁金、薄荷、菊花、赤芍、川芎、麦芽、青蒿各10g,白芍、首乌藤、合欢皮、白术、茯苓、生地黄、当归各15g,甘草5g,水煎服,5剂。同时,予以心理疏导、劝慰。二诊:头晕、失眠、痞满好转,效不更方,续服10剂,头晕、痞满、胀痛消失。嘱经前5天和经后3天来诊,以逍遥散加减调治3个月,病获痊愈。

神　惮

　　神惮是以情志失常,表现为抑郁、胆怯、自卑、恐惧、焦虑,常自觉躯体不适而又不能发现相应明显疾病体征的脑神疾病。

【病因病机】

　　惮者,怕也、畏也、惧也。古虽无"神惮"病名,但相类似的认识见于"神疲""神劳""恐惧""焦虑""神怯""胆怯""惑乱""郁病"等中。脑为元神之府,总众神,故神惮病位在脑,病机主要是元神失明、神用无方,发病不外乎体质、躯体、教养等因素。

　　教养认知因素　《灵枢》云:"心有所忆谓之意,意之所存谓之志,因志而存变谓之思,因思而远慕谓之虑,因虑而处物谓之智。"心理的发展与精神意识活动和平素的教养、知识与经验的积累密切相关。教养不当,知识与经验不足,势必导致对事物事件的认识和处理不当,从而情志异常。

　　体质因素　脑为元神之府,神由精气血化生。若先天禀赋不足,或后天调摄不当,以致气血精亏虚,则神失所倚,脑神发育失常,认知失常而情志变异。

　　躯体因素　神依形立,若身体患病,藏腑经络气化失调,痰浊瘀内生,上犯于脑,元神被蒙,从而认知障碍,情志异常。

　　本病的发生与肝胆密切相关,盖肝主疏泄,胆主决断而为中正之官,肝胆疏泄失常,胆失决断、中正,势必导致气机郁滞,神失明断、中正,从而抑郁、胆怯、善恐、易惊、焦虑不安。

【分型】

神劳型 主要是气血亏虚,胆气不足,神气虚弱。临床表现为常感脑力和体力不足而容易疲劳、精神萎靡不振,或心烦、工作效率低、失眠、健忘、注意力不集中、头晕痛。

卑慄型 主要是气血虚弱,胆气不足,神气怯弱,认知障碍。临床表现为胆小怕事、勇气不足、害羞、善恐、怕上高楼、怕过广场、怕幽静、怕锐器、怕与人接触,与人接触时面孔发红,进入生僻幽静或有不安全因素存在的场所则恐惧、毛骨悚然、出冷汗、身拘紧麻木、善惊,甚或惊厥。《杂病源流犀烛》云:"卑慄,心血不足病也,与惊怔病一类也。其症胸中痞塞,不能饮食,如痴如醉,心中常有歉,爱居暗室,或依门后,见人即惊避无地。"

忧郁型 主要是胆气不足,气机郁滞,神气不畅。临床表现为情绪低落、精神抑郁、精神萎靡、工作效率下降、忧愁、心烦焦虑、悲观悲哀、恐惧或易怒欲哭,或沉默少言,或唉声叹气,或自怨自艾、自责自罪、失眠、食欲不振,或不思饮食或厌食、疑病、多疑、犹豫不决,可伴头痛头涨、胸闷、胁腹胀。

焦虑型 主要是胆气不足,气机郁滞,神气不畅。临床表现为精神紧张、心烦不安、心情不快、胆小羞怯、自卑、恐惧惊慌,常伴心悸怔忡、颤抖、胸闷紧、头晕、出冷汗、手指刺麻、心胸痛、头痛、厌食等。

【病类】

西医的神经官能症中的神经衰弱、焦虑症、强迫症、恐怖症、人格障碍的某些表现类型可按本病辨治。

【治疗思路】

对于神惮的治疗,主要是调神养神。调神是调节心志,进行心理治疗,贵在开导释情。要根据不同的对象及表现形式,通过反复耐心地讲解、释疑,消除患者的心理顾虑,鼓励患者积极参加有益于心身健康的社会活动和体育锻炼,增强战胜困难、克服挫折、正确认识和应对各种制度、环境的信心和勇气。并予以必要的心理暗示等治疗,变消极情绪为积极情绪。

养神是调理藏腑经络气血阴阳以荣脑,要根据主症,结合兼症,分清虚实,佐以安神。安神常用酸枣仁、合欢皮、柏子仁、茯神、龙骨、牡蛎、龙齿、远志、首乌藤。神劳型以补益气血、养脑荣神为主,常用黄芪、党参、鹿角胶、龟甲、何首乌、白术、阿胶、鸡血藤、熟地黄、刺五加皮、枸杞子、五味子、百合、淮小麦、柏子仁、茯神、酸枣仁。卑怯型以益气壮胆为主,常用黄芪、党参、白术、五味子、刺五加皮、茯神、酸枣仁、龙齿。焦虑型、抑郁型以理气解郁、安神定志为主,常用酸枣仁、柴胡、郁金、佛手、青皮、香附、厚朴、木香、陈皮、龙骨、牡蛎、合欢皮。因神由气血化生,又能驭气,影响气血运行,神情失常则气血不和,运行失常,而气为血之帅,血为气之母,气郁则血滞,血脉不利则气机郁滞,故应佐以活血,常用当归、川芎、丹参、丹皮。同时,脑位处最高,惟风药可到,风药轻透升清,可散郁滞,故可适当使用,如刺蒺藜、菊花、茉莉花、薄荷。

【辨证论治】

气虚神疲　症见精神萎靡、情绪低落,兴趣缺乏或神志恍惚,注意力不集中,或善悲善惊善恐,沉默少言、心悸、嗜睡、健忘、头昏隐痛、形倦乏力,纳少或不思饮食,舌淡苔白,脉缓弱或细弱。治宜益气养神,方用人参养荣汤加酸枣仁、刺蒺藜、刺五加皮。

胆虚神怯　症见精神抑郁、心烦不宁、多疑善恐,遇事多虑易惊,胆小怕事、拘谨、害羞,多梦易醒,惊恐与紧张则汗出、一身拘紧麻木或颤抖,纳少,舌淡苔白,脉弦细。治宜益气安神,方用《伤寒论》桂枝甘草龙骨牡蛎汤(桂枝、炙甘草、龙骨、牡蛎)加人参、黄芪、五味子、浮小麦、大枣、酸枣仁。

神气郁滞　症见多愁善虑、悲观厌世、情绪不稳,抑郁或有自杀倾向,心烦躁、坐立不安,思维迟钝、运动迟缓,唉声叹气、失眠多梦,胸胁脘腹闷满、嗳气、腹痛、头痛,不思饮食,大便不调,舌淡红苔白,脉弦。治宜理气散滞、解郁畅神,方用《景岳全书》柴胡疏肝散(柴胡、枳壳、白芍、川芎、香附、陈皮、甘草)加酸枣仁、茯神、丹参。若郁久化火而口苦、目赤、耳鸣、嘈杂吞酸、心烦易怒,舌红苔黄,脉弦数,宜解郁散火,方用丹栀逍遥散。

血虚神弱　症见精神不振或心烦不宁,心悸难眠,健忘,善悲易哭,倦怠乏力,面色萎黄,头晕绵痛,目干涩,舌淡苔白,脉细弱。治宜补血养神,方用《和剂局方》四物汤(当归、白芍、川芎、熟地黄)加黄芪、酸枣仁、刺蒺藜、刺五加、龙眼肉、远志、茯神、龙齿。

气血郁滞　症见精神抑郁,性情急躁,头痛、失眠、健忘,思维迟钝,胸胁疼痛,手足麻木,一身拘紧,身体某部有发冷或发热感,面色晦暗,舌质紫暗或有瘀点、瘀斑,脉弦涩。治宜理气活血、解郁安神,方用《类证治裁》四物化郁汤(生地黄、芍药、当归、川芎、桃仁、红花、香附、青黛)加合欢皮、山楂,或用《杂病源流犀烛》血郁汤(丹皮、红曲、通草、香附、降香、苏木、山楂、麦芽、桃仁、红花、韭菜汁、穿山甲)加减。

阴虚神郁　症见情绪不畅,精神抑郁,心悸,健忘,失眠多梦,五心烦热,头晕头痛,目眩,耳鸣,目赤,视物昏花,口咽干燥,肢体麻木,舌红少津,脉细数或弦细数。治宜养阴安神,方用《摄生秘剖》天王补心丹(生地黄、五味子、当归、天冬、麦冬、柏子仁、酸枣仁、人参、玄参、丹参、茯苓、远志、桔梗)加刺蒺藜、钩藤、菊花。

阳虚神萎　症见精神萎靡,情绪低落,困倦,心烦惊恐,心悸失眠,面色白,男子阳痿、遗精,女子带下清稀,舌淡胖,苔白,脉沉细。治宜温阳壮神,方用右归丸加酸枣仁、柴胡、远志、香附、刺蒺藜、刺五加皮、巴戟天。

痰浊蒙蔽 症见精神抑郁,闷闷不乐,呆坐懒语或突然失语,或突然昏仆,喉间有痰,吐沫肢僵,或突然失明,或突然耳聋,或嗜睡难醒,头晕头痛,肢体困重,胸闷纳少,舌黯苔腻,脉弦滑。治宜化痰醒神,方用涤痰汤加郁金、香附、石菖蒲、冰片、川芎。

痰气交阻 症见精神抑郁,胸部闷塞,胁肋胀痛,咽喉或咽中如有物梗阻,苔白腻,脉弦滑。治宜行气化痰,方用《金匮要略》半夏厚朴汤(半夏、厚朴、茯苓、紫苏、生姜)加石菖蒲、郁金、川芎、丹参、降香。

髓海空虚 症见精神萎靡或恍惚,心烦不寐或嗜睡多梦,头昏头晕,目眩耳鸣,头脑空痛,腰膝酸软,疲倦乏力,少气懒言,面色萎黄,形体消瘦,心悸,汗出,或男子遗精、阳痿,女子梦交、月经不调,舌脉细弱。治宜补髓荣脑、养神安神,方用补天大造丸加味。

【经验选粹】

王净净经验:神经衰弱属中医脑神疾病,发病与性格、社会环境、职业、工作生活等方面的因素相关,是本虚标实病证,本虚是脑部气血不足、神气怯弱,标实主要是因情志刺激、劳累、饮食等因素导致气机郁滞、痰浊内生,上扰脑窍。治疗以调理气血、荣脑养神治其本,散滞化浊、安神治其标。临床常用鸡血藤、地黄、白芍、柏子仁、酸枣仁、龙骨、牡蛎、合欢皮、柴胡、郁金、刺五加、白蒺藜、葛根、何首乌、枸杞子、五味子。

张连城经验:强迫症的中医病机主要是胆失决断,治疗以调畅胆腑为主,常用治法有温胆安神法、舒肝利胆法、清热利胆法、补肝济胆法、活血利胆法,常用方剂有温胆汤、柴胡疏肝散、龙胆泻肝汤、柴胡加龙骨牡蛎汤、酸枣仁汤等。〔北京中医杂志,1991(3)〕

张家驹经验:恐怖症属中医胆病,胆为中精之府,其性升发而主决断,在病理情况下多为阳亢火旺之府,而火热煎熬其精汁又易为痰,故胆病多郁、多痰、多情志之变。治以柴胡加龙骨牡蛎汤加减。〔实用中医内科杂志,1994,8(3)〕

【医案精选】

刘绪银医案:李某,男,18岁,学生,1994年5月5日诊。神疲乏力、失眠、多噩梦2个月,经某医院诊为神经衰弱,予以谷维素、安神补脑液治疗,未见疗效。刻下症:患者今年要参加高考,担心考不好而终日心情抑郁,食欲下降,口苦,夜寐不安,渐致失眠,常做噩梦,梦见落榜而被父殴打,白天神疲欲睡,乏力、头痛、心悸,舌尖红、苔薄微黄,脉弦细。证属胆气不足、气血虚弱、神气郁滞。治以壮胆益气、养血安神为法,方用酸枣仁汤合甘麦大枣汤加减:酸枣仁20g,淮小麦、大枣各30g,葛根、茯苓、鸡血藤、五味子、首乌藤、龙骨、牡蛎各15g,柴胡、郁金、川芎、合欢皮、山楂、知母各10g,人参、甘草各5g,水煎服,5剂。二诊:夜寐好转,头痛、心悸已止,纳食增加,守原方续进7剂。三诊:睡眠正常,梦减少,精神好转,舌淡红、苔薄白,脉弦细,守方加减调理1个月而痊愈。

藏　躁

藏躁是以精神忧郁、烦躁不宁、悲忧善哭、喜怒无常,常伴藏腑躯体症状为主要特征的神志疾病,多发于中青年,女多于男。

【病因病机】

藏躁,首见于《金匮要略》。《金匮要略》云:"妇人藏躁,喜悲伤欲哭,象神灵所作,数欠伸。"发病与精神因素和肝胆冲任失调相关,主要是燥热扰脑和脑神失养。

燥热上扰　素体阴虚,或情志不遂,忧思郁怒过度,五志过极,肝胆冲任失调,阴血亏虚,气郁阳亢化火;或嗜食辛辣炙燥、烟酒,积热生燥,以致藏腑燥热,上扰脑神,或藏腑失调,痰浊内生,蕴久化热,上扰脑神,神情妄动。

脑神失养　素体阴虚或年老阴血不足,或饮食失调,生化不足;或大病久病耗伤阴血;或妇女经、孕、产引起阴血不足,导致冲任亏虚,藏腑和脑神失养,神志失守妄动。

【病类】

西医的经前紧张综合征、更年期综合征按本病辨证论治。

【治疗思路】

对于藏躁的治疗,以养阴安神、调理冲任为基本原则,常用百合、酸枣仁、甘草、白芍、远志、柏子仁、合欢皮、当归、枸杞子、生地黄、龙骨、牡蛎。同时,佐以理气解郁,常用郁金、柴胡、香附。应积极进行心理疏导,对患者予以开导、劝慰、解释,鼓励患者积极参与社会活动,消除其不良心理状态,必要时予以暗示治疗。

【辨证论治】

热伏冲任　症见全身烘热、烦躁易怒或喜怒无常、多梦易惊,心悸不安、头晕耳鸣、汗出、目赤、腰膝酸软,男子遗精,女子乳房胀痛、衄血、月经紊乱,口渴口苦,舌红、苔黄,脉弦细数。治宜清热安奇、养血安神,方用《金匮要略》百合地黄汤(百合、生地黄)加酸枣仁、白芍、茯苓、枸杞子、淡豆豉、栀子、首乌藤、龙骨、牡蛎。

冲任郁滞　症见抑郁不乐、心烦不宁、喜悲欲哭、胸胁脘腹胀满、善太息、夜寐不安,女子乳房胀痛、月经紊乱、痛经,舌淡红、苔薄白或薄黄,脉弦。治宜理气解郁、调和冲任,方用逍遥散加川芎、丹皮、龙骨、牡蛎、枸杞子。

气阴两虚　症见精神不振或情志恍惚、心烦意乱、悲伤欲哭、失眠健忘、心悸、气短、呵欠频作,舌红或嫩红、少苔,脉细弱。治宜益气养阴,方用甘麦大枣汤(甘草、小麦、大枣)加酸枣仁、远志、柏子仁、龙骨、牡蛎。

痰火扰奇　症见喜悲欲哭或喜怒无常、心烦胸闷、口渴不欲饮、潮热盗汗、头痛目眩、四肢麻木,舌红、苔黄腻,脉滑数。治宜清热化痰,方用黄连温胆汤加柴胡、石菖蒲、郁金、瓜蒌、川芎、山楂、生龙齿、远志。

冲任瘀滞　症见经前及月经期神情呆滞或喜怒无常,失眠、头痛或头昏头晕、身胀或痛、乳胀或痛、少腹疼痛,月经色暗有血块或经少、经闭,舌黯或有瘀斑、瘀点,脉弦。治宜理气活血,方用血府逐瘀汤加合欢皮、首乌藤。

痰湿蒙窍　症见经期或更年期头重如裹、倦怠嗜卧、沉默寡言,或悲泣时作,或痛哭流涕,语无伦次,或猜疑,舌苔腻,脉濡滑。治宜豁痰开窍,方用涤痰汤加郁金、远志、首乌藤、柴胡。

冲任虚弱　症见倦怠乏力、精神不振、神志恍惚、头昏目眩、耳鸣、健忘、腰膝酸软,女子月经紊乱,畏寒肢冷、便溏虚肿,舌淡、苔白,脉虚无力。治宜固摄冲任,方用验方二仙汤(仙茅、淫羊藿、巴戟天、黄柏、知母、当归)加阿胶、鹿角胶、龟甲胶。

【医案精选】

刘绪银医案:张某,女,47岁,1995年7月4日诊。头面烘热、汗出,汗后觉头部发凉,伴心烦失眠、头昏、耳鸣、神疲乏力、腰酸痛,月经愆期、量或多或少,历时5个月,某医院诊断为更年期综合征,予以激素、维生素、逍遥丸治疗,未见明显疗效。刻诊:纳差、乏味,身胀酸楚,心悸,舌淡、苔薄白,脉弦细。证属冲任不足、阴阳失调所致之脏躁。治以二仙汤加减:黄芪、仙茅、淫羊藿(仙灵脾)、巴戟天、酸枣仁、鸡血藤、淮小麦、大枣、墨旱莲、首乌藤、柏子仁、龟甲各15g,鹿角胶、阿胶、地骨皮、益母草、知母、当归、柴胡、郁金各10g,甘草5g,水煎服,7剂,嘱其调摄情志。药后烘热减轻,夜寐、头昏好转,以原方加减调理,服药15剂,诸症消失。在月经未绝之前,于经前7天、经后3天,以原方加减调理3个月而愈。

百 合 病

百合病是继发于热病、大病、久病之后的,以精神恍惚、神情不安、欲行不能行、欲卧不能卧、食欲时好时坏、口苦、脉微数为主要表现的心身疾病。

【病因病机】

百合病,首见于《金匮要略》。《金匮要略》云:"百合病者,百脉一宗也,悉致其病也。意欲食,复不能食,常默然,欲卧不能卧,欲行不能行;饮食或有美时,或有不用闻食臭时;如寒无寒,如热无热;口苦,小便赤。诸药不能治,得药则剧吐利。如有神灵者,身形如和,其脉微数。每溺时头痛者,六十日乃愈;若溺时头不痛,淅然者,四十日愈;若溺快然,但头眩者,二十日愈。"

本病有明显的精神失常症状，因此，发病与脑髓、脑神密切相关。程门雪指出："肺为水之上源，肺热则小便黄赤，病深者头痛，邪热不独伤肺，由肺移脑，精神错乱，故其病剧伤脑，轻者但头渐渐，最轻但头眩耳。总之，百合一病，热伤肺阴，延及脑髓，征于膀胱也。"发病与疾病和情志相关，病机主要是气血亏虚和痰瘀阻滞导致形神失养。

疾病因素　疾病久治不愈，或失治、误治导致藏腑受损、气血耗伤，痰浊内生而壅滞血脉，从而形神失养。《金匮方论衍义》云："若火淫则热，热蓄不散则积，积则毒生而伤其血，热毒之血流于脉，本因母气之淫邪，是故百脉一宗，悉致其病也。"《重订伤寒蕴要方脉药性汇全》云："大抵伤寒汗、吐、下之后，元气虚劳，多变此证。"

情志劳累　七情内伤、过度疲劳等损伤藏腑，耗伤气血，或导致痰浊内生而壅滞脉络，从而形神失养。《金匮玉函经二注》认为百合病多因"情欲不遂，或因离绝菀结，或忧惶煎迫"所致。

总之，本病发病与疾病及情志密切相关，《医宗金鉴》指出："伤寒大病之后，余热未解，百脉未和；或平素多思不断，情志不遂；或偶触惊疑，率临异遇，因而形神俱病，故有如是之现证也。百脉周于身，脉病则身病，故身形如和不和，欲卧不能卧，欲行不能行也。百脉通于心，脉病则心病，故常默默也。如寒无寒，如热无热，似外感而非外感也。意欲食复不能食，或有美时，或闻食臭，有不用时，似里病而非里病也。至脉数、口苦、小便赤者，是郁结之热，虽侵里而其热未甚也。"形失养则形疲，故见欲行不能行；神失养则神气不足，故神志恍惚、欲卧不能卧、常默然。膀胱经入脑，溺时其气下降，影响脑之气血供应，故头眩。

【病类】

西医的脑器质性精神障碍、躯体疾病伴发的精神障碍、中毒性精神病按本病辨证论治。

【治疗思路】

本病多是正虚邪恋、虚实夹杂之证，治疗当扶正祛邪并举、形神并重，祛邪不伤正，补虚不碍邪，以甘润、甘辛、甘淡为原则，避免峻猛，常用百合、地黄、酸枣仁、山药、鸡子黄、合欢皮。对于病久入络者，予以疏通脉络、调和气血，用川芎、丹皮、鸡血藤。

【辨证论治】

阴虚内热　症见精神、行为、饮食异常，心烦不安、夜寐不宁，自觉发热而体温正常，口苦、口渴不欲饮、尿黄、舌红、苔白或薄黄、脉微数。治宜养阴润燥，方用《金匮要略》百合地黄汤（百合、生地黄）加淡竹叶、鸡子黄、酸枣仁、生龙骨、知母。

痰热内扰　症见精神、行为、饮食异常，心中懊恼、夜寐不宁、头涨痛、头晕目眩，欲食而不能食，自觉发热而体温正常，口苦、口渴而不欲饮，面红，尿黄，舌红、苔黄腻，脉滑数。治宜化痰透热，方用黄连温胆汤加淡竹叶、薏苡仁、川贝母、菊花、桃仁、百合。

气血亏虚　症见精神、行为、饮食异常，沉默寡言、神疲乏力、夜寐不宁或多寐而不解乏，头昏，欲食而不能食，自觉身冷而四肢温和，口苦、食欲不振，舌淡、苔白或白腻，脉细弱。治宜益气补血，方用甘麦大枣汤加百合、酸枣仁、当归、茯苓、白术、玉竹、龙齿。

瘀血阻滞　症见精神、行为、饮食异常，头涨痛、心烦不宁、沉默寡言、神情呆滞、夜寐不宁，肌肤干燥，欲食而不能食，口渴不欲饮，舌黯、舌底脉络纡曲、苔白，脉涩或迟。治宜活血化瘀，方用四物化郁汤(生地黄、白芍、当归、川芎、桃仁、红花、香附、青黛)加石菖蒲、酸枣仁、合欢皮、首乌藤。

髓海不足　症见精神、行为、饮食异常，沉默寡言、记忆力减退、健忘，智力下降、神疲乏力、腰膝酸软，身困欲睡，夜寐不宁或多寐，头昏，欲食而不能食，性欲低下，舌淡、苔薄，脉细。治宜益精补髓、形神并养，方用杞菊地黄汤加龟甲、鳖甲、酸枣仁、石菖蒲、鸡血藤、益智仁、刺五加、白蒺藜。

【经验选粹】

潘澄廉经验：本病属现代医学的精神神经病范围，肠伤寒患者在退行和恢复期之间的阶段常可出现精神紊乱状态，以百合地黄汤为主方治疗，可使患者精神恢复正常。〔浙江中医杂志，1956，创刊号〕

赵棣华经验：本病是病后机体失调之综合征，过度疲劳、感冒、大叶性肺炎、急性肠炎、菌痢、伤寒、肺结核咯血、肝炎、分娩大出血等均可出现百合病，治疗以补益气血为主，用八珍汤加减。〔浙江中医杂志，1965(4)〕

【医案精选】

林善星医案：林某，女，30余岁，籍贯莆田，农民。暑期患热病20余天，经西医治疗，热退病除，但觉神疲无力、精神倦怠，数日后渐渐精神冲动兴奋，知觉过敏，对事怀疑，对人恐惧，常误解人语，口渴、小便短赤、大便闭结、头痛、心悸不宁、视力不清、喜静畏烦、食欲不振，日渐加剧，甚至自笑自语、时歌时泣，有时语言行动自若如常人。查体：身无寒热(37.3℃)，脉数(五至余)软，唇焦舌红、津液缺乏，营养不良，精神憔悴，卧床不起。处方：百合、石决明、麦冬、薏苡仁各15g，滑石18g，生地24g，玉竹9g，水煎2次，混合后分3次服，每3小时1次，每昼夜连服2剂。另以薏苡仁、苇根、天花粉等煎汤代饮频服。初时拒绝服药，家人强与之，第一次服药后数分钟即吐出，后俟其口渴索饮时给药，遂不吐。次日复诊：神志已清，小便亦长，诸症均减轻。照方再服1日，大便通，惟食欲不振、倦怠嗜卧。原方去生地、滑石、石决明，各药量减轻，加生谷芽、怀山药，每日

1剂,连服3日,能下床行走。嘱再用地瓜粉、牛乳等为调养饮料,很快恢复健康。
〔福建中医药,1958(10)〕

刘绪银医案:王某,女,42岁,1993年10月12日诊。7月时与人争执,被人殴打头部,当即昏倒、呕吐,约20分钟后神志清楚,头痛、眩晕、耳鸣、恶心欲呕,某院检查发现后枕部有2cm×1.5cm的头皮血肿,X线拍片、CT扫描等检查未发现颅骨骨折、颅内血肿。诊断为脑震荡,予以甘露醇、酚磺乙胺(止血敏)、胞二磷胆碱、10%葡萄糖液等静脉滴注,配合中药活血化瘀之品内服,治疗15天后头皮血肿消失,头痛减轻,再无呕吐。但留有头昏、神疲、眩晕、精神不振、困倦欲睡、行走不能、自觉畏寒发热、纳差等症状,且逐渐加重,形体消瘦,先后服多种维生素、谷维素、安神补脑液、天麻首乌片、杞菊地黄丸及中药煎剂,均未收到明显效果。经人介绍,请余诊治。刻下症:患者受伤后担心有后遗症而心情不畅,忧郁寡欢。现头微痛,游走不定,全身发胀酸楚,时恶心欲呕,头昏重、时而眩晕,神疲乏力、身困嗜卧,行走无力不稳,动则头昏眩,沉默寡言,忧心忡忡,时时欲哭,夜寐不安、多梦,纳食无味,口苦,口渴不欲饮,大便时时干结,小便黄,舌淡红、苔薄黄,脉弦细数。脑血流图检查提示供血不足,心电图和CT扫描检查正常。此乃脑部受伤而神被扰,气机紊乱,继而情志抑郁而气血不和,加之过度脱水导致阴血耗伤、神形失养所致。治当滋阴养血、解郁安神,以百合地黄汤、甘麦大枣汤、四物汤合而化裁:百合50g,生地黄、麦冬、酸枣仁、白蒺藜、刺五加、茯苓、山楂各15g,当归、川芎、白芍、柴胡、郁金、首乌藤、合欢皮、炙甘草各10g,大枣5枚,水煎2次,混匀后分早晚服,日1剂,嘱放宽心情,不必担心后遗症。用药5剂,精神好转,能安卧,大便通畅,纳食增加。效不更方,续服10剂,头痛、口渴、口苦已止,头昏眩晕减轻,夜寐正常,纳正常,精神好转,行走较前有力,步态较稳,小便正常,大便溏,舌淡红、苔薄白,脉细缓。原方生地黄改熟地黄15g,加白术10g、枸杞子20g,续服10剂。药后大便正常,头不昏,眩晕止,步态稳,身胀减轻,稍神疲,舌淡红、苔薄白,脉细缓。原方化裁:百合30g,枸杞子20g,熟地黄、麦冬、黄芪、当归、川芎、鸡血藤、茯苓、刺五加、白芍、淮山药各15g,白术、柴胡、郁金、合欢皮各10g,甘草5g,大枣5枚,服30剂而愈。

胆　胀

胆胀是指因各种致病因素导致胆腑壅胀,以右胁胀痛、口苦、善叹息,多伴有胃脘胀满,并反复发作为主要特征的胆腑疾病。

【病因病机】

胆胀,首见于《黄帝内经》,《灵枢·胀论》云:"胆胀者,胁下痛胀,口中苦,善太息。"《病因脉治》云:"肝胆主木,最喜条达,不得疏通,胆胀乃成。"胆胀发病与外感、饮食、情志等相关,病机主要是气机郁滞、胆汁淤积。

外感六淫,留而不去,内犯肝胆,壅滞胆道,导致肝胆疏泄失常,胆汁淤积。饮食失节,过食油腻生冷黏滞之品,损伤肝胆脾胃,肝胆受损则疏泄失职而胆汁瘀滞;脾胃损伤则运化失司,升降失常,食积内停,湿浊内生,上壅胆腑,导致肝胆失于疏泄,胆汁内积。情志不遂,忧怒思虑过度,损伤气机,久则导致肝胆疏泄失司、胆汁郁滞。劳倦努力过度,损伤气机,导致肝疏泄不力,胆汁排泄障碍。胆汁郁久则气逆、化热。

　　胆与肝合,肝之余气溢于胆,胆腑不利、胆汁淤积则肝之余气因之郁逆,肝血瘀滞。胆开窍于嗌,胆汁助脾胃运化水谷,胆腑不利、胆汁淤积则脾胃运化失助,升降失常,清气不升,浊气不降,受纳腐熟无力,表现出咽喉不适、脘腹胀、纳差、恶心呕吐、嗳气泛酸。《医源》曰:"凡人食谷,小肠饱满,肠头上逼胆囊,胆汁渍入肠内,利传渣滓。胆有热则上呕苦涩,热迫下行则下泄青汁。胆受惊,亦泄青汁。胆有寒,渣滓不传;胆汁无所用事,亦致泄青。"李东垣云:"胆气不升,则飧泄肠澼,不一而起矣"(《脾胃论》)。

　　【病类】

　　西医的慢性胆囊炎、硬化性胆管炎、胆囊增生病、胆道运动功能障碍、胆囊管综合征等可按本病辨证施治。

　　【治疗思路】

　　对于胆胀的治疗,贵在疏通,以利胆通腑为法,常用柴胡、茵陈、川楝子、郁金、川楝子、金钱草、佛手、砂仁、木香、香附、大黄。但应辨寒、热、虚、实,热则清利,用大黄、柴胡、茵陈、青蒿、黄芩、龙胆草;寒则温通,用柴胡、干姜、青皮、郁金、佛手、砂仁、木香、香附、桂枝、吴茱萸,虚则补通,用黄芪、白术、砂仁、党参、沙参、白芍。

　　【辨证论治】

　　胆气郁滞　症见右胁胀满疼痛,甚则牵涉左肩背、脘腹胀满、胸闷嗳气、口苦、善叹息,情志抑郁,食少纳呆,妇女乳房胀痛,舌红或淡红,苔薄白,脉弦。治宜疏肝利胆,方用柴胡疏肝散加延胡索、川楝子、陈皮、郁金、山楂。

　　胆气上逆　症见右胁胀满作痛,脘腹胀闷,嗳气频作,恶心、呕吐苦汁,急躁易怒,头晕目眩,咽喉不适,便秘,舌红苔白或薄黄,脉弦。治宜利胆降逆,方用《伤寒论》旋覆代赭汤(旋覆花、代赭石、人参、半夏、炙甘草、生姜、大枣)或《金匮要略》旋覆花汤(旋覆花、新绛、葱)加藿香梗、瓜蒌、郁金、白芍、川楝子、菊花。

　　胆腑郁热　症见右胁灼热胀痛,口苦口渴,心烦失眠,胃脘痞满,尿黄赤,便秘,舌红苔黄,脉弦数。治宜清热利胆,方用《症因脉治》柴胡清肝饮(柴胡、栀子、丹皮、青皮、白芍、苏梗、钩藤)加龙胆草、黄芩、郁金、川楝子。

　　胆腑湿热　症见右胁胀满疼痛,口苦口臭,善叹息,脘腹胀满,食少纳呆,厌油腻,面目黄,尿黄赤,大便秘结或往来寒热,舌红苔黄腻,脉弦滑。治宜清热利湿、利胆通腑,方用《伤寒论》茵陈蒿汤(茵陈蒿、栀子、大黄)加柴胡、枳实、槟榔、郁金,或用龙胆泻肝汤。

木郁土困　症见右胁胀痛,脘腹胀满,饮食减退,口苦口黏,胸闷善叹息,身困乏力,大便黏滞不爽、便溏,舌苔白腻,脉弦细。治宜利胆解郁、健脾和胃,方用柴芍六君子汤(人参、白术、茯苓、陈皮、姜半夏、甘草、柴胡、白芍、钩藤)加减。

痰湿交阻　症见右胁胀满疼痛,口苦善叹息,吐涎沫或咽如物梗阻,吐之不出,咽之不下,胸膈满闷,情志抑郁,舌苔白腻,脉弦滑。治宜理气解郁、化痰降逆,方用半夏厚朴汤加枳实、陈皮,痰湿化热者用黄连温胆汤加减。

气滞血瘀　症见右胁刺痛固定不移,昼轻夜重,口苦,善叹息,面色晦暗,肌肤甲错,舌质紫暗或有瘀斑,脉弦细涩。治宜活血化瘀、理气止痛,方用四物化郁汤加川楝子、延胡索、五灵脂、蒲黄。

阴虚气滞　症见右胁隐痛绵绵,口干咽燥,心中烦热,目眩,失眠,舌红苔少津,脉弦细数。治宜滋阴养肝、理气解郁,方用一贯煎(生地黄、枸杞子、沙参、麦冬、当归、川楝子)加白芍、石斛、丹皮。

胆寒气滞　症见右胁疼痛,得热痛减,善叹息,畏寒肢冷,神疲乏力,脘腹胀满,喜按喜温,腰脊发凉或冷痛,舌淡苔白,脉细沉。治宜温阳壮胆、益气达木,方用《金匮要略》黄芪建中汤(炙黄芪、桂枝、炙甘草、白芍、饴糖、生姜、大枣)加柴胡、吴茱萸、郁金、香附、延胡索。

【经验选粹】

朱良春经验:慢性胆囊炎的病机主要是气机郁滞,治以调畅气机为中心。胆热胃寒,寒热错杂,右胁闷胀不适,隐痛或阵发性加剧,用自拟柴胡桂姜胆草汤(柴胡、桂枝、干姜各10g,瓜蒌仁18g,生牡蛎30g,龙胆草、生甘草各6g),湿热中阻用青蒿茵陈汤(青蒿、茵陈各30g,黄芩、陈皮、旋覆花各10g,生甘草6g),黄疸茵陈用50g,并先煎30分钟。〔辽宁中医杂志,2003,30(8)〕

李寿山经验:胆胀多由情志不畅、饮食不节引起,肝胆失疏,气病及血,久病入络,瘀血积于胆腑;或痰火湿食互阻,肝郁化火,湿热蕴结胆道。治疗以通为法,气机郁滞用四逆散合黄芩汤加减,湿热郁滞用温胆汤合四逆散加减,湿热蕴结、腑气不通用大柴胡汤加减,寒湿内阻用柴胡桂枝干姜汤加减,瘀血阻滞用复元活血汤合四逆散或温胆汤加减。〔辽宁中医杂志,2003,30(5)〕

【医案精选】

范国梁医案:张某,男,42岁。右胁胀痛2个月余,进食后胃胀不适,纳差,晨起干呕,乏力,畏寒,大便稀,舌紫黯、苔白厚腻,胆俞穴压痛。B超检查:胆囊壁粗糙、囊壁厚0.3cm。诊断:胆胀。处方:乌梅、桂枝、黄柏、黄连、姜黄、白鲜皮各15g、细辛6g、川椒3g、当归、附子各10g，每日1剂，水煎分早晚服。服4剂后干呕消失，胃胀减轻，但觉胸中及呼吸时热，手足麻木，原方去附子，川椒改1g。继服6剂后症状基本消失，B超复查示胆囊壁光滑，厚0.2cm，继服10剂。随访2年，未复发。〔长春中医学院学报，2001（3）〕

何任医案：患者，男，42岁，1990年11月18日初诊。右上腹隐痛绵绵年余，曾诊断为胆囊炎伴胆囊息肉，服西药未效。近来疼痛甚作，形寒、泛呕，大便稀，纳可，舌苔微黄，脉弦。此少阳为病，阴阳失和，寒热不能调。治宜升降阴阳、平调寒热，柴胡桂枝汤主之：柴胡、桂枝、黄芩、生甘草、姜半夏各9g，黄连4g，生姜6g，白芍15g，金钱草18g，太子参、海金沙各12g。服5剂后诸症若失，续进28剂，疼痛未作，B超示胆囊息肉消失。〔江西中医药，2001（2）〕

刘绪银医案：李某，男，38岁，1992年2月8日诊。既往有胆囊炎病史1年，此次因食肥膏、酒而引起右上腹胀痛，寒热往来阵作，纳差、口苦、恶心欲呕，历时10天，经某县医院B超检查提示胆囊炎，服抗生素和消炎利胆片，有所缓解。但未获治愈，见余在家，请以中医治疗。刻下症：舌红、苔黄腻，脉数。此乃过食肥膏、辛热，内酿湿热，湿热壅滞胆腑所致。治以清热利湿、通腑利胆为法，处方：金钱草30g，茵陈、青蒿、金银花、蒲公英、山楂各15g，柴胡、白芍、延胡索、郁金、川楝子、陈皮、茯苓、法半夏、龙胆草、赤芍、鸡内金、苍术、丹皮各10g，甘草5g，每日1剂，水煎2次，混匀后分早晚服，药渣外敷右上腹。用药3剂，疼痛减轻，寒热已止，原方去金银花、龙胆草、蒲公英，续用3剂。药后疼痛轻微，无寒热，纳好转，恶心减轻，舌淡红、脉缓，原方去茵陈、赤芍、金钱草，再用药10剂而获愈。

胆　热　病

胆热病是指因湿热温毒之邪侵袭胆腑所致的，以发热、右胁下疼痛、呕吐为主要临床特征的胆腑疾病。

【病因病机】

胆属少阳，《黄帝内经》有"少阳热病"的认识，《素问·热论》云："今夫热病者，皆伤寒之类也……三日少阳受之，少阳主胆，其脉循胁络于耳，故胸胁痛而耳聋。"《伤寒论》曰："少阳之为病，口苦、咽干、目眩也……往来寒热，胸胁苦满，默默不欲饮食，心烦喜呕，或胸中烦而不呕，或渴，或腹中痛，或胁下痞硬。"《中藏经》正式提出了"胆热"。《备急千金要方》提出了"胆实热"，说："病若腹中气满，饮食不下，咽干头痛，洒洒恶寒，胁痛，名曰胆实热。"

本病发病主要是湿热毒壅滞胆腑，胆汁淤积，并与肝脾胃相关。盖胆属少阳，为气机出入之枢，居半表半里，藏泄胆汁。若起居不慎，或气候骤变，冒雨涉水，或居处潮湿，风寒湿燥温热毒之邪乘机而入；或饮食不洁，湿浊邪毒随食内入，壅滞胆腑，则胆气不利，胆汁淤积。饮食不节，过食油腻肥甘，脾胃受损，运化失司,食积生浊,上犯于胆,阻滞胆道,胆汁淤积。邪浊胆汁蕴结则化生湿热。胆汁助脾胃消化水谷饮食,胆汁淤积则脾胃失助而运化失常,脘腹满胀、呕吐。

本病在病理演变过程中,气郁化火、湿热蕴结可伤阴动血,表现为肌肤瘀斑、鼻衄、齿衄。湿热胆汁蕴久则生毒酿浊,腐肉酿脓,脓毒弥漫三焦则高热,毒热搏结则可导致厥逆。浊毒上逆可损肝扰脑,产生变证。胆热病失治误治,迁延日久,正虚邪恋,则可迁延成胆胀、胆瘅。

【病类】

西医的急性胆囊炎、化脓性胆管炎按本病辨证施治。

【治疗思路】

对于胆热的治疗,以清热利胆为基本大法,常用大黄、柴胡、茵陈蒿、金钱草、川楝子、龙胆草、黄芩、虎杖、丹皮、山栀子。

【辨证论治】

胆气郁滞 症见右上腹胀痛,口苦、恶心呕吐,舌淡红、苔薄白,脉弦。治宜理气散滞利胆,方用柴胡疏肝散加川楝子、木香、郁金、金钱草、延胡索。

邪犯少阳 症见右上腹痛,寒热往来,口苦咽干,心烦喜呕或呕黄苦胆汁,食欲不振,日晡潮热,舌红苔黄,脉弦。治宜和解利胆,方用《伤寒论》小柴胡汤(柴胡、黄芩、生姜、半夏、人参、甘草、大枣)加茵陈蒿、黄连、郁金。

湿热蕴结 症见右上腹剧痛拒按,痛引肩背,恶心呕吐,口干口苦,寒热往来,黄疸,大便干结,尿短黄,舌红、苔黄腻,脉数。治宜清热利湿,方用《兰室秘藏》龙胆泻肝汤(龙胆草、栀子、黄芩、木通、车前子、泽泻、当归、生地黄、柴胡、甘草)加金钱草、郁金、槟榔、黄连、虎杖。

热毒炽盛 症见寒战高热,右上腹疼痛剧烈拒按,可触及包块,黄疸,恶心呕吐,腹满硬痛、口干唇燥、大便燥结,尿黄赤短少,烦躁不安,舌红绛苔黄燥,脉弦数。治宜清热解毒、苦寒攻下,方用《伤寒论》大柴胡汤(柴胡、黄芩、半夏、枳实、白芍、大黄、生姜、大枣)加黄连、茵陈蒿、山栀子。

瘀热互结 症见发热,右上腹剧痛拒按,恶心呕吐,腹胀纳呆,皮肤瘀斑,舌质紫暗或有瘀点,脉弦涩。治宜清热解毒、活血止痛,方用《肘后救卒方》黄连解毒汤(黄连、黄芩、黄柏、栀子)加大黄、赤芍、丹皮、蒲黄、延胡索。

邪毒内陷 症见高热,表情淡漠或神昏谵语,皮肤瘀斑,鼻衄齿衄,满腹板硬,气息不匀,呼吸急促,舌红绛,脉细数。治宜清热解毒、开窍救逆,方用茵陈蒿汤加赤芍、玄参、丹皮、生地黄、紫草、水牛角、金银花、连翘,急服安宫牛黄丸。

厥脱证 常在热毒炽盛、邪毒内陷后出现。症见表情淡黄或甚或神昏谵语,气息不匀,气促,汗出,四肢厥冷,脉微欲绝。治宜益气固脱,汤药用《金匮要略》大黄附子汤（大黄、附子、细辛）加味,并用生脉注或参附注射液静滴。

【其他疗法】

1. **针灸疗法**　取阳陵泉、足三里、期门、曲池、合谷,强刺激留针。邪毒内陷者取水沟、曲池、合谷,强刺激。脱证取水沟、百会,强刺激或灸法。

2. **药物注射疗法**　高热者肌内注射柴胡注射液,静脉滴注双黄连注射液。

3. **保守治疗无效者,当手术治疗。**

【经验选粹】

刘渡舟经验:急性胆囊炎以肝胆湿热证多见,治疗以疏肝利胆为主,以变通大柴胡汤加减,该方药用柴胡18g,大黄、白芍、枳实、黄芩、半夏、郁金各9g,生姜12g。（董建华《胆囊炎胆石症独特秘方绝招》）

任继学经验:急性胆囊炎属中医胆胀之急性病变,形成因素有三:一是内在藏腑本气自病,气与水津相互渗透引起;二是外感六淫为患;三是情志失调,久损胆体,经络不利,胆汁瘀结引起。证见经热,初起似感冒之表证,寒热往来、口苦咽干、右腹疼痛、胀满、心烦喜呕,甚则呕胆汁,宜表里双解,方用增损小柴胡汤。证见热结腑实,寒热往来、多潮热,甚则汗出而热不衰,右腹拘急胀痛、心下痞硬或痞满而微烦,口苦尿赤,便结,宜通腑泻热,用增损大柴胡汤。证见湿热蕴结,头重如蒙、口苦干呕、胸闷身重、发热、午后热甚、胸胁苦满胀痛、黄疸,当清热利湿,用甘露消毒丹。（《悬壶漫录》）

【医案精选】

邢锡波医案:佟某,男,41岁,工人。近10日来右胁疼痛、阵发性酸痛、不放射,食欲不振、口苦、大便稍干,住院前日晚右胁疼痛加剧,伴呕吐及寒热、口渴喜冷饮。检查:体温39.2℃,急性病容,面色潮红,巩膜不黄,右上腹有明显压痛及反跳痛,未触及胆囊及肝脾。白细胞16.270×10^9/L,中性粒细胞0.85,尿三胆、肝功能及血、尿淀粉酶均正常。脉弦数、左关甚,舌质红、苔黄腻。诊为急性胆囊炎,证属肝郁气滞、胆经湿热。治宜疏肝理气、清热利湿。处方:连翘18g,银花、茵陈、蚤休各15g,栀子、郁金各12g,柴胡、乳香、五灵脂、川楝子、半夏、枳壳各10g,甘草6g。连服3剂,体温37.4℃,胁痛减轻,恶呕不作,胸闷不显,知饥思食,腹软,压痛不显,脉弦细,舌淡红、苔薄黄,是胆热外宣,络通郁解。前方加减:茵陈15g,银花、连翘、蚤休、栀子、郁金各12g,柴胡、乳香、川楝、黄芩各10g,黄连6g。连服3剂,体温正常,胁痛消失,饮食恢复,身觉有力,精神清爽,腹部柔软,出院休养。（《邢锡波医案集》）

刘绪银医案:李某,男,65岁,2004年5月8日诊。5月6日参加同事儿子婚宴,饮酒食肥膏之物,回家途中淋雨后出现恶寒、发热、鼻塞流涕、全身酸楚、咳嗽、腹胀、腹痛,认为是感冒,服白加黑片、板蓝根冲剂、头孢氨苄胶囊,鼻塞流涕好转,仍发热、腹胀、腹痛。刻下症:恶寒轻发热重,腹胀痛以右上腹为重、拒按、头痛、身酸楚，口苦，恶心欲呕，纳差、厌油腻，大便2日未行，小便黄。检查：体温38.5℃，腹软，右上腹压痛、反跳痛，舌红苔黄腻，脉洪数。白细胞11.3×10^9/L，中性粒细胞0.9，淋巴细胞0.1，B超提示胆囊肿大。此因过食肥膏油腻、外感湿热所致之胆热。治以清热利湿、通腑利胆为法，用龙胆泻肝汤加减：金钱草30g，青蒿、金银花、蒲公英、茵陈各15g，龙胆草、大黄（后下）、枳实、柴胡、栀子、黄芩、虎杖、木通、泽泻、当归各10g，延胡索、白芍、生地黄12g，甘草5g。水煎2次，混合后分早、中、晚服。同时头孢氨苄胶囊1g口服，每日4次。服第1次药后约半小时泻大量大便，服药1剂后腹痛减轻，服药3剂后发热、腹胀痛明显减轻，但腹泻，舌脉同前。原方去大黄续服2剂，疼痛明显减轻，热退，体温38.0℃，但神疲、口渴、时恶心、厌油腻，尿淡黄，舌红苔黄腻，脉弦。改蒿芩清胆汤加减：青蒿、茵陈、金钱草各15g，竹茹、法半夏、陈皮、茯苓、黄芩、枳实、柴胡、郁金、赤芍、延胡索各10g，苍术、白芍、生地黄各12g，甘草5g。续服5剂后恶心止，纳好转，厌油减轻，右上腹稍胀痛，口渴，二便正常，舌淡红、苔薄黄，脉弦细。停服头孢氨苄胶囊，考虑阴血已虚，改一贯煎加味：沙参、麦冬、当归、生地黄、茯苓、淮山药、茵陈、枸杞子各15g，柴胡、白芍、川楝子、鸡内金、川芎、郁金、赤芍各10g，甘草5g。服药5剂，惟右上腹偶尔隐痛、口微渴，舌淡红、苔薄微黄，脉弦。以原方5剂善后。

胆　石　症

胆石症是以右上腹胀闷或痛，胆道有砂石为主要特征的胆腑疾病。

【病因病机】

本病发病与肝、脾胃密切相关。情志内伤，气机郁滞，肝失疏泄，胆失决断，脾胃升降失司；或嗜食肥甘，脾胃运化失职，湿浊内生；或外感湿热，损伤肝胆，以致胆汁淤积，与湿浊热毒搏结，久则成为沙石。沙石阻滞胆道，则气机不利，不通则痛。在病理演变过程中，胆汁淤积可导致肝胆气逆，胆汁溢入血脉，发为黄疸。气机郁滞严重则导致厥证，气郁化火和湿热蕴结可伤阴动血；淤积日久则酿生浊毒，浊毒蕴结则可损肝扰脑，产生变证。

本病可分为急性发作期和休止期。急性发作常因外感和饮食不节、过食油腻诱发，主要是湿热内蕴、气滞血瘀、腑气不通，表现为右胁下剧烈疼痛、拒按、腹胀满、发热、黄疸、便秘。休止期主要是气机郁滞、湿热未尽，表现为右胁隐痛或胀痛、脘腹胀痞、口苦、纳差。

【病类】

西医的胆道结石按本病辨证论治。

【治疗思路】

对于胆石症的治疗，以清热利湿、散结消石、通腑止痛为法。急性发作期通腑利胆,休止期疏利胆腑。理气用柴胡、厚朴、枳实、川楝子、郁金,清热利湿用茵陈、黄芩、金钱草、龙胆草,散结消石用海金沙、琥珀、半夏、金钱草、鹅胆、矾石、硝石,通腑止痛用大黄、芒硝、延胡索。

【辨证论治】

1. 发作期

气机郁滞　症见右胁或剑突下绞痛,恶心呕吐,口苦,厌油腻,舌淡红、苔薄黄,脉弦。治宜利胆排石、理气止痛,方用大柴胡汤加金钱草、鸡内金、海金沙、川楝子、鹅胆、延胡索。

湿热蕴结　症见右胁或剑突下剧痛牵涉肩背,拒按,恶心呕吐,口干苦,寒热往来,黄疸,大便结,尿短赤,舌红黄腻,脉弦数。治宜清热利湿、利胆排石,方用龙胆泻肝汤加大黄、虎杖、鹅胆、金钱草、海金沙、鸡内金、茵陈、竹茹、蒲公英。

瘀热互结　症见右胁下持续重痛如刀绞、拒按,或腹内有包块,高热,面红目赤,黄疸,大便秘结,尿黄,舌红苔黄燥,脉弦数。治宜清热利胆、化瘀止痛,方用《医林改错》膈下逐瘀汤(当归、川芎、赤芍、五灵脂、桃仁、红花、丹皮、乌药、香附、延胡索、枳壳、甘草)加茵陈蒿、栀子、金钱草、海金沙、鹅胆、芦根、金银花、蒲公英。

瘀浊毒闭　症见右胁疼痛持续不解,全身发黄,寒战高热,腹部强直板硬,烦躁不安,呼吸急促,甚则神昏谵语、皮肤瘀斑、衄血,大便闭结,舌红绛苔黄燥,脉弦数。治宜清热解毒、通腑利胆,方用大柴胡汤合黄连解毒汤加茵陈、丹皮、赤芍、生地黄、鹅胆、金银花、蒲公英、虎杖、败酱草。

寒湿内阻　症见右胁下或剑突下疼痛,恶心呕吐,胸闷脘痞,不思饮食,形寒肢冷,舌淡苔白腻,脉弦滑。治宜散寒燥湿、利胆排石,方用《医学心悟》茵陈术附汤(茵陈、白术、附子、干姜、炙甘草、肉桂)加苍术、厚朴、鸡内金、木香、郁金、枳壳、延胡索。

厥脱　症见疼痛持续如刀绞,大汗,面色苍白或暗,四肢厥冷,舌淡或灰暗、苔白,脉弦紧。治宜理气止痛、通脉救逆,方用四逆汤(甘草、干姜、附子)合四逆散(柴胡、白芍、枳实、甘草)加延胡索、细辛、郁金、通草、当归。

2. 静止期

胆气郁滞　症见右胁下胀痛,口苦,纳呆便溏,舌苔白,脉弦。治宜理气散滞,方用柴芍六君子汤(人参、白术、茯苓、陈皮、半夏、甘草、柴胡、白芍、钩藤)加鸡内金、海金沙、山楂、枳实、木香、延胡索。

阴虚气滞　症见右胁下隐隐胀痛,口干咽燥、心中烦热、舌红少苔或苔黄、脉细弦而数,方用一贯煎加金钱草、白芍、石斛、女贞子、郁金。

湿热滞胆　症见右胁下隐隐灼痛,脘腹痞胀,口苦口干,纳呆厌油腻,便干结,舌红苔黄腻,脉弦滑或弦数。治宜利胆化湿,方用黄连温胆汤加金钱草、柴胡、茵陈、川楝子、黄芩。

【经验选粹】

徐景藩经验:肝内胆管结石以疏利肝胆、清化通络为法。疏通用柴胡、延胡索、香附、枳壳、青皮、陈皮,畅泄用大黄、刀豆壳、柿蒂、代赭石。清利肝胆湿热用茵陈、青蒿、黄芩、栀子、虎杖,黄疸、身痒加秦艽、白鲜皮。化即清化、化坚,清化用金钱草、海金沙、鸡内金、郁金,化坚用皂角刺、鳖甲。活血通络用郁金、延胡索、当归须、川芎、泽兰、三棱、莪术,攻窜通络用王不留行、土鳖虫、九香虫、蜣螂、穿山甲,温经通络用木香、香附、附子。〔南京中医药大学学报,1998,14(5):305〕

邵念方经验:将胆石症治法概括为清、利、溶、诱、导、排诸法。清即清热,用柴胡、栀子、连翘。利即利湿,用茵陈蒿、竹叶、滑石。溶即溶石,用金钱草、海金沙、鸡内金、玄明粉。诱即引诱,在服药同时饮食猪蹄,引起发作,以诱石外出。导即疏导,用柴胡、郁金、枳壳,按压耳穴之肝、胆、内分泌,以疏肝利胆,导石外出。排即排石外出,用枳壳、大黄、芒硝、厚朴。(《胆囊炎胆石症独特秘方绝招》)

【医案精选】

金明义医案:患者某,右胁疼痛2年多,曾疑诊为"胆囊炎""肝炎""胃炎",多方治疗未好转,改中药治疗,用疏肝理气、和胃健脾、清热利湿等法治疗,仍未见好转。刻下症:右胁持续疼痛、食少纳呆、周身乏力,舌红苔黄腻,脉弦缓。右上腹拒按、有肌紧张,未触及肝脏和胆囊。B超检查:肝内可见增强的光点数个,右肝内胆管可见一回声增强的光点,伴有声影,提示肝内胆管结石。患者疑此诊断有误,又到其他两大医院做B超检查,均诊断肝内结石。辨证:肝气郁滞,肝失疏泄,气血瘀结。治则:疏肝利胆,排石。大柴胡汤加减:柴胡、黄芩、枳壳各15g,金钱草50g,海金沙、鸡内金、川楝子各25g,茵陈、甘草各10g,大黄5g,水煎服。连服12剂后右胁持续疼痛转为间歇性疼痛,饮食增多,大便稀薄。以上方去川楝子、大黄,加麦芽15g。又服30剂,自觉症状基本消失,B超复查肝内仍有结石,继续服上方92剂,自觉症状消失,B超检查肝内结石消失,又去其他两医院做B超检查,仍未发现结石。(《龙江医话医论集》)

刘绪银医案:唐某,女,45岁,1999年9月20日诊。右上腹疼痛,反复发作3年,曾经某医院诊断为胆囊结石(泥沙型),以利胆消炎片、头孢氨苄胶囊、消石素治疗,疼痛控制,但未获根治,每次发作均服药能控制疼痛,痛止后未再治疗。此次因食油腻鸡蛋后发作,右上腹持续隐痛,B超检查发现胆囊结石(泥沙型),医院建议手术治疗,担心手术对身体不利,改求中医治疗。刻下症:右上腹胀痛时轻时重,偶尔如针刺,腹胀痞闷、纳差、口苦,大便正常,尿黄,舌淡红、苔黄微腻,脉弦。此乃湿热内蕴、气机郁滞所致之胆结石症。治以理气止痛、利胆化石为法,用三金排石汤化裁:金钱草、打鼓藤各30g,鸡内金、茵陈、青蒿、海金沙(以鹅胆包煎)、白芍、山楂、茯苓、芦根各15g,柴胡、郁金、川楝子、延胡索、木香各10g,甘草5g,水煎服,每日1剂;山莨菪碱(654-2)片10mg口服,每日2次。用药3天,疼痛减轻,纳食好转,口渴明显,舌淡红苔微黄稍腻,脉弦,停服654-2片,续服5剂。疼痛偶尔发生,且明显减轻,腹胀减轻,纳正常,口微苦、口渴,舌淡红苔薄白,脉弦。原方去木香、川楝子,加石斛10g,续服7剂。未再疼痛,腹胀消失,纳食正常,口不苦不渴,舌淡红、苔薄白,脉弦。原方去石斛,续服5剂。五诊:无疼痛,偶尔口稍苦,脉弦。嘱续服1~2个月后做B超检查,如疼痛则服654-2片。调治3个月,经B超检查,结石已排,病获痊愈。

胆　瘅

　　胆瘅是因胆气郁滞而胆汁上逆所致的,临床以口苦、口渴、呕吐苦水、胃脘嘈杂、胸胁脘腑胀满、烧心感、咽喉不适、消瘦为特征的疾病。

【病因病机】

　　胆瘅属于消瘅的一种,病名出自《素问·奇病论》。《灵枢·五变》云:"怒则气上逆,胸中畜积,血气逆留,膑皮充肌,血脉不行,转而为热,热则消肌肤,故为消瘅"。胆瘅的病机主要是胆气郁滞、胆汁上逆,发病与情志失调、饮食不节、劳倦、外感等,以及肝、胃、冲脉失调密切相关。

　　肝之余气疏泄于胆则化为胆汁,胆借肝之疏泄而排胆汁;胃主受纳,以降为顺,得胆汁而化水谷;冲为十二经之海,为病则逆气里急。因此,情志失调,肝气郁滞,冲气上逆;或饮食失节,脾胃受损,脾失健运,胃失和降,浊气上逆;势必胆气随之郁滞,胆汁上逆。胆汁不泄于胃,则胃之受纳腐熟障碍,表现口苦、呕吐胸胁胀满。气郁则化热,热扰肝、冲、胃,耗伤阴血,故口渴、嘈杂、烧心、消瘦。胆开窍于嗌,胆气上逆则嗌机不畅,咽喉不适、吞咽困难。

【病类】

　　西医的胆汁反流性胃炎、反流性食管炎、胆汁性消化吸收不良、胆汁性肝硬化病等按本病辨证论治。

【治疗思路】

　　对于胆瘅的治疗,以理气利胆、疏肝和胃、平冲降逆为原则,常用半夏、柴胡、川楝子、郁金、茯苓、枳实、金钱草、代赭石、吴茱萸、竹茹。但应辨寒、热、虚、实,初起多实,重在利胆降逆;后期虚实夹杂,当利胆安冲。

【辨证论治】

　　胆热气逆　症见口苦口渴、呕吐苦水,烧心、胃脘灼痛痞满、恶心,咽喉不适,吞咽困难,皮肤干燥、瘙痒,头昏头痛、失眠、耳痛,舌红、苔黄,脉数。治宜清热泻胆、平冲和胃,方用黄连温胆汤加代赭石、川楝子、生姜。

胆寒气逆　症见口苦呕恶,脘痞隐痛、嘈杂、腹泻、烧心、口渴不欲饮,舌淡、苔薄黄或腻,脉细。治宜辛开苦降、温中安冲,方用《伤寒论》半夏泻心汤(半夏、黄芩、黄连、干姜、人参、大枣、甘草)加吴茱萸、枳壳、竹茹。

胆郁血瘀　症见口苦呕恶、呕苦水或呕血,胃脘胁肋疼痛、痛有定处,腹泻或便血,胸闷疼痛、心悸,头晕头痛、耳鸣,皮肤干燥、瘙痒、黄疸、色素沉着或瘀斑、瘀点,舌黯或瘀点、舌下脉络紫黯纡曲,脉细涩或弦。治宜理气利胆、活血化瘀,方用《伤寒论》四逆散(柴胡、枳实、芍药、甘草)加香橼皮、丹参、赤芍、茜草、蒲黄、花蕊石、代赭石、紫苏梗、佛手,或用鳖甲煎、膈下逐瘀汤加减。

阳虚胆逆　症见口苦、泛吐清苦水,脘痞胁满隐痛或冷痛喜温、嘈杂,纳少腹泻,神疲、头昏头晕、耳鸣、形瘦,皮肤色素沉着,舌淡、苔白,脉细弱。治宜温中散寒、益气降逆,方用《伤寒论》吴茱萸汤(吴茱萸、人参、生姜、大枣)加肉桂、黄芪、公丁香、白术、竹茹、半夏,或用柴芍六君子汤(人参、白术、茯苓、陈皮、姜半夏、甘草、柴胡、白芍、钩藤钩)加减。

阴虚胆逆　症见口苦口干、呃逆嗳气,烧心、心烦,脘胁痞满灼痛、嘈杂似饥、纳呆,咽喉不适、吞咽困难,便秘或干结,皮肤干燥、瘙痒,头痛头昏、耳鸣、耳痛,舌红少津,脉细或细数。治宜益气养阴、利胆降逆,方用《医宗金鉴》麦味地黄汤(麦冬、五味子、茯苓、山药、丹皮、生地黄、山萸肉、泽泻)加淡竹叶、沙参、竹茹、半夏、黄连、石斛、芦根,或用一贯煎加减。

【经验选粹】

颜正华经验:胆汁反流性胃炎、食管炎多因情志不遂导致木不疏土或木横克土所致;也可因饮食失节,脾胃失和,导致土壅木郁或土虚木贼所致。反流是胃气挟肝胆浊气上逆所致,病久入络则气滞血瘀。治疗主要是疏肝理气、通腑降胃、调脾胃、活血。疏肝理气用柴胡、香附、川楝子、佛手、香橼,降胃逆、调脾胃用代赭石、旋覆花、木香、陈皮、甘松、绿萼梅、谷芽、麦芽、枳壳,通腑气用瓜蒌、决明子、当归、郁李仁、枳实、槟榔、大黄,活血用川芎、赤芍、丹参、延胡索、当归、乳香、没药。〔新中医,2004,36(12):7〕

【医案精选】

刘绪银医案:刘某,男,48岁,1994年3月7日诊。因胃溃疡于1985年6月行手术治疗,此后一直纳差、口苦、胃脘隐痛时发时止。曾经某医院诊断为胆汁反流性胃炎,经中西药治疗好转,但反复发作。此次发作于春节饮酒之后,以胃脘胀满疼痛为主,经某医院内镜检查,发现胃黏膜充血、糜烂。诊断为胆汁反流性胃炎,以胃丙胺、西咪替丁、雷尼替丁、法莫替丁及中药治疗,未见明显效果。刻诊:素体性格急躁易怒,胃脘隐痛喜按、时轻时重、饭后及饮冷加重,腹胀、恶心、泛酸苦黄水、纳差、口苦,大便时溏,夜寐不安。形体消瘦,面色欠红润,腹柔软,胃脘部深压痛,无反跳痛,肝脾未扪及,舌淡苔白腻,脉弦细。肝功能、血常规、尿常规、大便常规及潜血试验等正常。患者虽以胃痛为主,但实属胆瘅。治以疏肝利胆、健脾和胃为法,用柴芍六君子汤加减:柴胡、木香、法半夏、郁金、陈皮、竹茹、延胡索、白及各10g,茯苓、黄芪、淮山药、山楂、蒲公英各15g,白术、酸枣仁、白芍各12g,鸡内金8g,砂仁、三七粉(冲服)、甘草各5g。连服5剂,疼痛减轻,纳食好转,大便不溏。再服7剂,腹胀疼痛明显减轻,未泛酸,但口渴,大便干结,考虑形瘦本为阴血不足,去木香,加当归10g、沙参15g、石斛12g。服5剂后,口渴止,大便正常。后以原方加减调治半月获愈,嘱其注意生活习惯,随访1年,未见复发。

呃　逆

　　呃逆,俗称"打嗝",古称"哕",是指气逆上冲出于喉间,呃而有声,声短而频,不能自止的病证。

【病因病机】

　　呃,古代又称"哕",呃逆病位在膈,传统中医认为是胃气上逆所致,《素问·宣明五气》云:"胃为气逆,为哕"。其实呃逆亦与冲脉失调、冲气上逆密切相关。盖冲脉为十二经之海,起于少腹,并足阳明胃经,夹脐上行,既有分支至胸中而散,又从胸中上行。因此,呃逆主要是冲脉、胃气上逆,尤以冲气上逆为主。《素问·骨空论》云:"冲脉为病逆气里急。"病机主要是气逆上冲动膈,凡一切能导致冲脉失调、胃失和降的病因,均可引发呃逆。

　　外邪扰动　外感风寒热湿热之邪,邪气内舍,客于冲脉、胃腑,导致胃失和降、冲脉失调,气逆上冲动膈。

　　饮食损伤　进食仓促或过食生冷,食积不化,蕴阻气机;或因病而服寒凉药物过度,损伤胃阳、冲脉;或过食辛热,燥热内盛,扰动冲脉、胃腑,气逆动膈。

　　情志内伤　《素问·百病始生》云:"怒则气上""思则气结""惊则气乱"。惊忧思怒不解,以致冲气郁逆、胃失和降,气逆动膈。气郁还可化火,灼津成痰,火扰冲脉、灼伤胃腑,痰滞阻冲脉、胃腑,亦导致冲气、胃气逆上动膈。《医学心悟》云:"呃逆之症,气自脐下直冲上,多因痰饮所致,或气郁所发。"

　　下元不固　冲脉丽于阳明,起于命门,与肾相连。若素体不足,年高体弱、久泻久病、劳累太过,耗伤正气,损伤脾、肾,导致下元不固,冲脉失固而冲气逆乱,引动胃气,上逆动膈。

　　此外,若跌仆、手术等损伤胃腑、冲脉,或失血过多而导致津液耗伤,或妊娠也可影响气机,导致冲脉、胃腑之气机逆乱,引起呃逆。

　　在本病的病理演变过程中,气机郁滞是核心病机,若久治不愈,气郁及血,可导致血运不利,气滞血瘀。

呃逆既可是一种独立性疾病,也是其他疾病的一个症状。若见于大病中,则多系危重病证和虚脱的表现。《景岳全书》云:"惟虚脱之呃,则诚危殆之证。"《医学心悟》指出:"至于大病中见呃逆者,是土败木贼为胃绝,多难治也。"

【病类】

西医的膈肌痉挛和其他疾病以呃逆为主要表现时可按本病辨证论治。

【治疗思路】

对于呃逆的治疗,以平冲和胃降逆为原则,常用杏仁、苏子、旋覆花、瓜蒌、柿蒂、藿梗、代赭石,但应辨寒、热、虚、实兼夹,《景岳全书》云:"呃逆之大要,亦为三者而已,一曰寒呃,二曰热呃,三曰虚脱之呃。寒呃可温可散,寒去则气自舒也。热呃可清,火静而气自平也。惟虚脱之呃,则成危胎之证"。寒则温降,用吴茱萸、沉香、附子、干姜、高良姜、豆蔻;热则清降,用竹叶、竹茹;虚则收敛,用人参、五味子;实则泻下,用瓜蒌、大黄、竹茹、杏仁。

【辨证论治】

寒凝冲逆　症见呃声沉缓有力,遇寒尤甚,胸脘痞闷,喜热饮,可伴恶寒、胸痛、腹痛,舌苔白。治宜温中祛寒、平冲降逆,方用《三因极一病证方论》丁香散(丁香、柿蒂、高良姜、炙甘草)加厚朴、陈皮、枳实、杏仁。

火扰冲逆　症见呃声洪亮有力,口臭,口渴喜冷饮,大便结,尿黄,舌红苔黄,脉数。治宜清火降逆、安冲止呃,方用《伤寒论》竹叶石膏汤(竹叶、石膏、麦冬、人参、粳米、炙甘草)去人参,加竹茹、柿蒂、大黄、生地黄、杏仁、瓜蒌。

湿浊蕴冲　症见呃逆频作、呃声有力,酸腐之气味随呃逆而上逆,嗳腐吞酸,脘腹胀满,舌苔厚腻,脉滑。治宜化浊导滞、理气降逆,方用《杂病源流犀烛》食郁汤(苍术、厚朴、川芎、陈皮、神曲、山栀、枳壳、香附、砂仁、炙甘草)加莱菔子、藿梗、麦芽、苏梗,或用《症因脉治》枳壳化滞汤(枳壳、厚朴、神曲、陈皮、麦芽、莱菔子、砂仁)加减。若湿浊蕴而生热,呃逆、腹胀、大便秘结,舌红、苔黄腻、脉实有力,用《内外感伤辨惑论》枳实导滞丸(枳实、大黄、神曲、茯苓、黄芩、黄连、白术、泽泻)加减。

痰气交阻　症见呃而吐痰涎,胸胁胀满,咽喉不适,伴心悸、头昏目眩,舌苔白腻,脉弦滑。治理气化痰、平冲降逆,方用旋覆代赭石汤加减。

冲脉瘀滞　症见呃逆久而不止,胸腹胀痛,舌黯有瘀斑、舌下脉络紫黯纡曲,脉弦或弦涩。治宜活血化瘀、理气降逆,方用血府逐瘀汤加白芍、僵蚕。

阳虚冲寒　症见呃声低长,气难续,吐涎,心悸或痛,脘腹不舒,喜温喜按,神疲乏力,手足不温,舌淡苔白,脉细弱。治宜温补下元、固冲降逆,方用《三因极一病证方论》附子理中丸(附子、人参、干姜、白术)加丁香、肉豆蔻。

阴虚冲逆　症见呃声短促,咽干唇燥,烦躁不安,心悸,失眠,腰膝酸软,大便结,舌红少津少苔,脉细数。治宜滋阴安冲、降逆止呃,方用《温病条辨》益胃汤(沙参、麦冬、生地黄、玉竹、冰糖)加竹茹、橘皮、山药、炙枇杷叶。

饮停冲逆　症见呃逆吐涎，脘腹胀满，肠鸣，心悸，头昏，舌淡苔白腻，脉缓或滑。治宜温阳化饮、平冲降逆。方用苓桂术甘汤(茯苓、桂枝、白术、甘草)加吴茱萸、槟榔、半夏、木香、沉香、生姜。

【其他疗法】

1. 针刺疗法　取冲脉穴和配足阳明经穴为主，常取幽门、天突、太冲、膻中，或针刺或按压，皆可取效。

2. 闭气法　深吸气后做短暂闭气。

【经验选粹】

刘冠军经验：治疗呃逆中药以柿蒂丁香饮(柿蒂、竹茹各15g，丁香、橘红各10g)为基本方，热呃者加枇杷叶、麦冬、石斛、黄芩，减丁香；寒呃者加肉桂、薤白；实呃者加火麻仁、桃仁、郁李仁、紫苏子、瓜蒌仁；气逆者加代赭石、旋覆花、紫苏梗、沉香、藿梗；痰饮者加半夏、茯苓、旋覆花；血瘀者加桃仁、红花、牛膝；胁痛者加柴胡、白芍、青皮；咽似炙肉者加厚朴、半夏、紫苏梗、茯苓。针灸先取天突、巨阙，泻法；再取足三里、内关、太冲，泻法，留针15分钟；最后针膈俞，泻法，不留针；寒呃者加灸上脘，热呃者加泻陷谷、内庭，气滞者加期门、支沟，阴虚者加太溪、三阴交，久呃者加气海、关元。另外，可用0.05%阿托品注入巨阙、内关。(《中国百年百名中医临床家丛书·刘冠军》)

姚振加经验：针刺治呃逆，以调和任脉、疏肝、宽膈和胃、降逆为主，取天突为主穴，以内关、足三里、太冲为配穴，每次针刺主穴和一个配穴，每天1~2次，有针麻感时，接电疗机，阳极接主穴，阴极接配穴，强刺激，每次5~15分钟。〔广东医药资料，1975(6)〕

【医案精选】

黄氏医案：尤，积饮有年，呕吐酸水腻浊，甚至一二斗，必须倾囊而止。自言喜得小便则适，交春其病剧，肢麻、呃逆，脉弦而迟，胃阳式微，肝木肆横。先以吴茱萸合半夏汤，服得稍平。然察色按脉，正气日馁，几至厥象，殊属险途。勉拟方：人参、姜夏、茯苓、陈仓米、熟附、干姜、白芍、丁香。二诊：连进温中镇逆，呃逆不止，间有神志失守，语言无序，脉濡少力，起卧不安。气藏丹田，肾可纳气，倘引动真气，阳升厥脱奈何？考古之训，须究下焦。宗景岳摄古立方，吸气归原之旨。人参、干姜、龙齿、紫石英、沉香、牛膝、熟地、茯神、炙草、五味子、丁香、柿蒂。(《黄氏纪效新书》)

刘绪银医案：赵某，女，45岁，1993年8月11日诊。既往有慢性肠炎病史5年，时好时差。2个月前因感冒而腹泻、呃逆，感冒、腹泻已愈，但时有呃逆、吐酸水，脘腹痞闷，腹中响，喉痒、如物梗阻，经多家医院诊治未效。刻下症：每日呃逆3~5次，伴脘腹胀闷、头昏神疲、纳少、手足欠温，舌淡、苔白腻，脉沉细。证属寒饮内停、冲胃气逆。治当温中和胃、化饮降浊、平冲降逆，以苓桂术甘汤加味：茯苓、吴茱萸各20g，白术15g，桂枝、半夏、干姜、旋覆花、附子各10g，大枣5枚，沉香、厚朴各8g，甘草6g。服3剂后，症状减轻。续服3剂，呃逆止，仍脘腹痞闷、纳少、神疲困倦。原方加黄芪30g，山楂15g，神曲10g。服5剂，纳食正常，仍神疲、困倦，改补中益气汤，服5剂，以善后。

奔　豚

奔豚是以突然少腹气撑作痛，继而自觉气从少腹上冲心胸咽喉，腹胀、腹痛、恶心呃逆、脐下悸动、胸闷心悸、喘逆或气息窒闷，难受欲绝，发作之后又如常人为主要特征的气机逆乱性疾病。

【病因病机】

奔豚之名始见于《黄帝内经》，《灵枢·邪气藏府病形》云："肾脉急甚为骨癫疾，微急为沉厥奔豚，足不收，不得前后。"《难经》云："肾之积名贲豚，发于少腹，上至心下，若豚状，或上或下无时，久不已，令人喘逆、骨痿、少气。"《金匮要略·奔豚气病脉证治》认为是惊恐诱发，以奔豚汤、桂枝加桂汤、苓桂术甘汤治疗。

《素问·骨空论》云："冲脉为病，逆气里急。""此生病，从少腹上冲心而痛，不得前后，为冲疝。"《脉经》曰：冲脉病"苦少腹痛，上抢心，有瘕疝、绝孕、遗矢溺、胁支满烦也。"《类经·经类》指出："冲脉侠脐上行至于胸中，故其气不顺则隔塞逆气，血不和则胸腹里急也。"可见，奔豚病是冲脉病。冲脉起于少腹，循行上下内外，无处不到，沟通上下表里内外，并与足阳明胃经、足少阴肾经并行，故冲脉逆乱则少腹胀气撑作痛、脐下悸动，逆上则气从少腹上冲动膈冲心胸而胸胁支满、心悸、咳喘、呕呃，甚或上冲扰动脑神则神识异常、情绪不宁，甚或神气逆闭而如死状。冲气不达四肢，则寒热交作、手足微逆或发热。本病发病与外邪、情志、饮食、内伤等相关，病机主要是冲脉气逆。

外感邪气　风寒热湿热之邪内舍，客于冲脉，导致冲脉失调，气逆上冲。

饮食因素　进食仓促，损伤气机，导致冲脉失调，气逆上冲；或过食生冷，误服寒凉药物，脾胃受损，运化失常，痰饮内生，流窜冲脉，或损伤冲脉；或过食辛热，燥热内盛，扰动冲脉，导致冲脉气逆。《医宗金鉴》云："内有水气，亦能病奔豚。"

情志内伤　情志不舒，大惊卒恐，惊忧思怒不解，导致气机紊乱，冲脉气逆。情志内伤、大病久病导致藏腑失调，痰浊内生，壅滞冲脉，导致冲气逆乱。冲脉并肾经而行，故《诸病源候论》说："夫贲豚气者，肾之积气，起于惊恐，忧思所生。若惊恐则伤神，心藏神也；忧思则伤志，肾藏志也。神志伤动，气积于肾，而气上下游走，如豚之奔，故曰奔豚。其气乘心，若心中踊踊如事所惊，如人所恐,五脏不定,食饮辄呕,气满胸中,狂痴不定,妄言妄见,此惊恐贲豚之状。若气满支心,心下闷乱,不欲闻人声,休作有时,乍瘥乍极,吸吸短气,手足厥逆,内烦结痛,温温欲呕,此忧思贲豚之状。"

体虚失固 素体体虚或年高体虚或劳累太过、大病久病等导致肝肾不足、脾胃虚弱,以致气血亏虚,冲脉失于温养固摄而冲气逆乱。《金匮要略心典》云:"肾气内动,上冲胸喉……亦有从肝病得者,以肝肾同处下焦,而其气并善上逆也。"

本病既可是一个独立性疾病,也可继发于其他疾病,继发者病情较重。

【病类】

西医的癔球症、肠易激综合征和食管、肠道蛔虫病、胃痉挛、肠梗阻、假性肠梗阻、肠道憩室和脑外伤、脑血管疾病以及心脏疾病中的心房纤颤、心动过速、期前收缩、传导阻滞等表现出类似症状时按本病辨证施治。

【治疗思路】

对于奔豚的治疗,以理气散滞、安冲降逆为基本原则,常用柴胡、木香、香附、佛手、郁金、杏仁、柿蒂、半夏、厚朴、代赭石、紫石英、吴茱萸,但应辨寒、热、虚、实,灵活应用。对于继发者,应积极治疗原发病。因情志内伤所致者或有情志精神症状者,应予以心理劝慰、开导,必要时予以心理暗示治疗。

【辨证论治】

冲气郁滞 症见少腹胀满,攻窜作痛,痛无定处,气从少腹上冲心胸而胸胁支满或胀痛,可伴呃逆、嗳气、咳喘、喉间气逆、脐下悸动、心悸、精神抑郁、情绪不宁,舌淡苔白,脉弦。治宜理气散滞、平冲降逆,方用《金匮要略》桂枝加龙骨牡蛎汤(桂枝、芍药、生姜、炙甘草、大枣、龙骨、牡蛎)加柴胡、杏仁、代赭石、紫石英、旋覆花。

火煽冲逆 症见少腹胀满作痛,气从少腹上冲心胸,胸胁满痛、心悸、口苦咽干、喉间气逆、气粗,可伴头痛、目赤、急躁易怒、嘈杂吐酸、大便秘结,舌红苔黄,脉弦数。治宜清热泻火、平冲降逆,方用《金匮要略》奔豚汤(甘草、川芎、当归、半夏、黄芩、生葛、芍药、生姜、甘李根白皮)加丹皮、柴胡、郁金、赤芍。

寒滞冲逆 症见少腹胀满冷痛,气从少腹上冲,胸胁胀满,纳少,手足不温,舌淡苔白腻,脉细弱。治宜温经散寒、平冲降逆,方用《伤寒论》桂枝加桂汤(桂枝、芍药、生姜、大枣、炙甘草)加茯苓、吴茱萸、白术、附子。

痰阻气逆 症见少腹胀满,气从少腹上冲心胸、咽喉而胸胁满闷、喉间梗阻,或气逆咳喘,或喉间气逆,气粗,心悸动,或突然神志不清,昏仆如死状,舌苔厚腻,脉滑弦滑。治宜化痰理气、平冲降逆,方用半夏厚朴汤(半夏、厚朴、茯苓、生姜、苏叶)加石菖蒲、郁金、瓜蒌、旋覆花、代赭石。若昏仆者予以送服苏合香丸,针刺水沟,强刺激。若痰郁化热而口苦、心烦、舌红黄腻,加黄连、郁李仁、胆南星、川楝子。

饮停冲逆　症见少腹胀满作痛、脐下悸动、肠鸣,气从少腹上冲心胸而胸胁支满、心悸动,恶心欲呕,大便溏或腹泻,纳少,舌淡苔白腻,脉弦滑或弦缓。治宜化饮理滞、平冲降逆,方用《金匮要略》苓桂术甘汤(茯苓、桂枝、白术、甘草)加薏苡仁、草豆蔻、厚朴、苍术、白术、木香,或用五苓散加味。

【经验选粹】

王祖良经验:神经官能症和癔病中的一部分患者的临床表现属于奔豚病,《金匮要略》中奔豚病证中的桂枝加桂汤和苓桂术甘汤证的一部分是继发于感染性疾患的心血管症状,或从发热一开始就是感染性心脏疾患。心肌炎就有奔豚病表现,诸如房颤、心动过速、期前收缩、传导阻滞等,都有"冲心"症状,而桂枝、茯苓有强心利尿作用,适用于心功能代偿阶段的某些心脏疾患。奔豚病不能排除不完全机械性肠梗阻。(上海中医药学会《金匮要略讲座资料选编》)

【医案精选】

岳美中医案:某女,年七十,呕吐、腹痛一年余,1973年4月16日诊。诉腹痛有发作性,先呕吐,即于小腹结成瘕块而作痛,块渐大,痛亦渐剧,同时气从小腹上冲至心下,苦闷欲死。既而冲气渐减,块亦渐小,终至痛止,块消如常人。此中医之奔豚气。患者因其女暴亡,悲哀过甚,情志经久不舒而得此证。予仲景桂枝加桂汤:桂枝15g、白芍9g、炙甘草6g、生姜9g、大枣4枚,水煎,温服,每日1剂。共服14剂,奔豚气大减,腹中作响,仍有1次呕吐。依原方加半夏9g、茯苓9g,以和胃蠲饮,嘱服10剂。药后,时有心下微作冲痛,头亦痛,大便涩,左关脉弦,与理中汤加肉桂、吴茱萸,数剂而愈。(《岳美中医案集》)

刘绪银医案:刘某某,女,71岁,2009年2月9日诊。既往有右肾结石病史7年,曾面目水肿,于1998年经余以中药五苓散加减治疗2个月,右肾结石已除。1个月前因受凉后出现腰痛、腹痛,痛时有气从少腹上冲,日2~3次,伴头晕、心悸、腹胀,经某医院检查后诊为左肾结石、肾积水,以中药和西医利尿治疗无效,建议手术治疗。患者儿子不同意手术,邀余诊治。刻下症:面色萎黄,神疲困倦,怕冷,自汗,纳呆,腹胀,四肢发凉,皮肤潮湿,舌淡红、苔白腻,脉细缓。证属寒饮内停、冲气上逆,治宜温阳化饮、平冲降逆,佐以散结化石。以苓桂术甘汤加味:黄芪、茯苓、白茅根、薏苡仁各30g,吴茱萸20g,泽泻、车前子、桂枝、附子、干姜、苍术、白术、木香各10g,山楂、海金沙、金钱草各15g,大枣5枚,甘草5g。服5剂,症状减轻,纳食增加,续服10剂,腹痛、腰痛、气冲诸症止,仍神疲、怕冷,舌淡红、苔白,脉细缓。改济生肾气丸加减,连服10剂。2009年11月随访,未复发。

王某某,女,54岁,1993年8月10日诊。患者既往有冠心病史,3个月前突发心绞痛,经治疗疼痛缓解。但担心以后经常发作而心情不畅,时有心悸、悸时腹胀,觉有气从下腹向上冲,胸闷。经多家医院诊断为冠心病、神经功能紊乱。给予中西药物治疗,未见明显好转。半月前症状加重,少腹胀痛,痛时有气向上冲、手足麻木不温,胸闷、心悸,咽喉如物梗阻,2~3日1次,多方治疗未效,所服药物皆是改善心血管的西药和中药疏肝理气、活血化瘀之品。刻下症: 形态肥胖,情绪低落,平素腰痛,大便干结,夜寐难安,多梦,四肢欠温,舌苔白,脉弦细。病属奔豚,证属下焦虚寒、冲气上逆为主。治以温补下元、平冲降逆为主,佐以理气活血、解郁安神。处方: 吴茱萸、桂枝、鹿角霜、杏仁、柴胡、白芍、当归、川芎、瓜蒌各、酸枣仁各10g,厚朴12g,檀香、附子、干姜各8g,大枣5枚,生姜3片,炙甘草6g。水煎,分早、晚服,服7剂,同时嘱多参加娱乐活动,放宽心情。服药期间仅发作1次,且症状较前轻。续服7剂,未见发作。续服5剂,随访1年,未见发作。

面　　痹

面痹是以突发面部麻木、口眼㖞斜为主要表现的痿痹类疾病。

【病因病机】

古无"面痹"病名,但有相关认识。《灵枢·经筋》云: 足阳明之筋,其病"卒口僻,急者,目不合; 热则筋纵,目不开; 颊筋有寒则急,引颊移口,有热则筋弛纵,缓不胜收,故僻……名曰季春痹。"故为发展中医药学术,提出"面痹"。

盖跷脉过鼻旁、目眦、口角,司目之开合、肌肉运动。维脉分布头部两侧,维系一身上下内外阴阳,主表。因此,面痹是外感、内伤引起的跷、维脉病。

邪气侵淫　风寒湿热之邪客于颜面,壅塞跷、维脉,经气不利,脉络痹阻,从而口僻。《金匮要略》曰:"邪气反缓,正气即急,正气引邪,㖞僻不遂。"

痰浊阻滞　饮食失节,过食醇浆、辛辣厚味,损伤藏腑,气化失调,痰浊内生,流窜跷、维,壅塞经脉,脉气不利,脉络痹阻,从而口僻。

脉络空虚　禀赋不足,或七情内伤、饮食损伤、劳逸过度、耗伤气血,以致跷、维空虚,筋肉失于濡养而筋肉弛缓,痿废不用,发为口僻。

《诸病源候论》云:"偏风口㖞是体虚受风,风入于夹口之筋也。"本病以正虚为内因,邪实是诱因,初起邪实为主,病久正虚为主,多夹痰瘀。

【病类】

西医的面神经炎和Meige综合征(又称Brueghel综合征、睑痉挛-口颌肌张力障碍)及以口眼㖞斜为主要表现的疾病可按本病辨证论治。

【治疗思路】

对于面痹的治疗,以活血通络为法,常用丹参、川芎、桃仁、红花、丝瓜络、水蛭、蜈蚣、穿山甲、地龙。初起以实为主,祛风散邪用葛根、柴胡、防风、细辛、藁本、羌活、钩藤、白芷、荆芥。后期虚实夹杂,化痰通络用白芥子、南星、僵蚕、川贝母、半夏,扶正用黄芪、白术、当归、鸡血藤。

【辨证论治】

风寒袭络　症见突然口眼㖞斜,面部发紧麻木,眼睑闭合不全,口角流涎、眼泪外溢,伴恶风寒、头痛、鼻塞,舌苔薄白,脉浮紧。治宜祛风散寒通络,方用《伤寒论》葛根汤(葛根、麻黄、桂枝、生姜、炙甘草、芍药、大枣)合《杨氏家藏方》牵正散(僵蚕、白附子、全蝎)加川芎、防风、荆芥。若气虚风袭,自汗、神疲乏力,则去麻黄加黄芪、白术。

风热灼络　症见口眼㖞斜,眼睑闭合不全,头痛,耳后、耳内疼痛,发热,恶风,汗出,心烦口渴,舌红、苔薄黄,脉浮数。治宜清热通活,方用《医学心悟》柴葛解肌汤(柴胡、葛根、甘草、芍药、黄芩、知母、生地、丹皮、贝母)合牵正散加栀子、夏枯草。

风湿滞络　症见口眼㖞斜,眼睑闭合不全,目胞虚浮,口角流涎,头重身困,恶风或身热不扬,颈项不适,胸闷脘痞,舌苔腻,脉浮缓或濡缓。治宜祛风化湿、通经活络,方用羌活胜湿汤合牵正散加苍术、薏苡仁。

痰浊阻络　症见口眼㖞斜,眼睑闭合不全,目胞虚浮,面色晦滞,面肌麻木或抽搐,僵硬、按之板实或疼痛,头重如裹,胸闷,舌体胖大、苔白滑或浊腻,脉弦滑。治宜化痰通络,方用牵正散加蜈蚣、川贝母、丹参、水蛭、穿山甲、白芥子、胆南星、川芎、鸡血藤、地龙。痰瘀化热而耳后疼痛、面部发热,舌苔黄腻,脉滑数,加黄芩、竹茹、白芷、赤芍、丹皮。

气虚血瘀　症见口眼㖞斜,面部抽搐,麻木、僵硬,面色无华,口角流涎,舌质紫暗、苔白,脉细涩。治宜益气活血通络,方用牵正散合补阳还五汤加减。

【医案精选】

刘绪银医案:刘某,女,43岁,1997年1月5日诊。1个月前因天气寒冷受风而头痛,左侧面部刺痛、肌肉抽搐,经治疗后头面痛缓解。但面肌抽搐未止,逐渐麻木,口眼㖞斜,时有自汗,畏寒怕冷。服中西药及理疗,未见显效。刻下症:左口角向上歪斜,面部欠温,舌淡红苔白,脉缓。病属面痹,证属跷、维失调,营卫不和,筋脉失养所致。治以益气固表、调和营卫、疏通经脉为主,葛根汤加减:葛根、黄芪各30g,白芍、鸡血藤各20g,桂枝、防风、白术、川芎、地龙、白附子、僵蚕、炙甘草各10g,水煎,分早晚服,夜间以药渣外敷面部。同时针刺颊车、地仓、迎香、下关、四白、丝竹空、瞳子髎、攒竹、颧髎、合谷、风池、翳风,平补平泻,行针5分钟,每日1次。治疗7天后,症状减轻,续治5天,抽搐停止,麻木基本消失,口眼㖞斜纠正。再治7天获痊愈。

项　痹

项痹是以颈项疼痛、活动受限,连及头、肩、上肢疼痛,头目眩晕,上肢麻木,甚或下肢酸软无力为主要表现的筋骨疾病,多发于中老年人。

【病因病机】

古无"项痹"病名,但有相关认识。《灵枢·五邪》说:"邪在肾,则病骨痛阴痹。阴痹者,按之而不得,腹胀腰痛、大便难、肩背颈项痛、时眩。"《杂病广要》说:"寻常被风寒湿气交互为病,颈项强直,或半身偏疼,或复麻痹。"故为发展中医药学术,提出"项痹"。

《灵枢·本输》云:"颈中央之脉,督脉也。"督脉属脑,行于项背脊中,其络脉扶脊上项、散头,下当肩胛,别走太阳,入贯脊臑。《素问·骨空论》曰:"督脉为病,脊强反折。"《灵枢·经脉》指出:督之络脉为病,"实则脊强,虚则头重"。因此,项痹是督脉病,基本病机是督脉不利,病理关键是虚、瘀。手、足三阳经和任、冲、跷、维脉皆过颈项与督脉交会,故项痹常涉及其他经脉。

虚　颈部骨节需经脉,尤其是督、冲脉、任脉、足太阳经脉、足少阴经脉输布气血阴精以充养。若禀赋不足,后天失调,气血阴精不足,则经脉尤其是督脉空虚,导致颈部筋骨失于温养,从而骨骼柔弱,发生变性,不耐劳作和外邪,一旦调摄失当,或外邪入侵,则易发生病变。

瘀　外邪浸淫,留而不去,壅滞颈部筋骨经脉,督脉络失和,经气不利,气血瘀滞。跌仆、努力或长期姿势不当,长期低头、侧颈,损伤颈项,督脉经气不利,气滞血瘀,瘀血留而不去,深入筋骨。或七情、饮食、劳倦损伤藏腑经络,气化不利,津液停聚为痰湿,痰湿流窜项督,则深入骨节,闭阻经脉。

本病多为隐匿发病,只有极少数人因外伤、跌仆牵拉急性发作或晨起暴发。初起多是感受风寒湿热之邪,督脉不和,头痛项强、腰背四肢关节酸痛,汗出或无汗,恶风。邪气留滞,经脉闭阻,则颈部板滞钝痛或沉重酸楚,休息或颈部活动后可减轻,劳累或夜间睡姿不当或复受外邪则加重,反复发作,颈项疼痛掣头或肩背胸,上肢疼痛麻木酸胀,颈项背部肌肉拘急呈条索状或有硬结,弹拨时可发出响声,轻度压痛,压迫颈部时四肢麻木酸胀加重,颈部活动受限。督脉闭阻,上气不足,清阳不升,则脑髓失充养,眩晕、耳鸣、头痛、睡眠失常。督脉总督一身经脉,故项部瘀痹、督脉闭阻常导致其他藏腑经脉气失调,出现肢体麻木疼痛、胸闷、呕恶、胸痛、心悸、二便失调等症状。

【分型】

风湿型　主要是外感风寒湿邪,邪气壅滞颈部筋骨经脉,经脉不利。临床表现为颈项疼痛、强直僵硬、肌肉紧张拘急,活动受限,多晨起和气候变化或受凉后加重,活动后或遇暖则减轻,颈项部压痛明显,可触及结节。

骨赘型　发病与年老体衰、劳损、外伤相关,主要是气血不足,经脉尤其是督脉空虚,筋骨失养,发生结构改变;或劳损藏腑经络,痰湿内生,痰浊流窜颈项,或劳损、外伤导致颈项骨骼结构改变,气血瘀滞,脉络不通。痰瘀深入骨骼,留而不去,形成骨刺。骨刺又可压迫损伤经脉,导致颈部经气不利、气滞血瘀。临床表现为颈部疼痛板滞、连及肩臂,脊背疼痛、麻木,活动受限,颈部压痛,压迫颈部时症状加重。

落枕型 发病与颈部长期姿势不当、外伤、受凉相关,主要是颈部筋骨受损,结构位置异常,经脉不利,气血瘀滞。临床表现多为颈部一侧疼痛,头常偏向一侧,颈部肌肉拘急痉挛,颈项不能自主旋转活动,活动时或气候变化与受凉后疼痛加重,患侧压痛明显,可触及条索或块状硬结。

痿证型 主要是气血亏虚,经脉不利,筋骨失养。临床表现为颈部酸胀痛、痿软,手足麻木、肌肉痿软乏力、活动不利,伴颈项强直、耳鸣、听力下降。

【病类】

西医的颈椎病、颈肌筋膜炎、颈椎间盘突出症、颈椎关节错缝等颈部疾病可按本病辨证论治。

【治疗思路】

项痹有新久虚实之异,新病因外邪侵袭、跌仆、牵拉损伤所致,以实证为主;病久虚实夹杂。治疗在于疏通督脉、调和气血,应注意使用葛根,因葛根善治项背强几几。实证搜邪通脉,用水蛭、蜈蚣、穿山甲、地龙;虚证益气养血、补益精髓,用鹿角胶、龟甲,佐以通督。风湿型祛风通络为主,用葛根、桑枝、桂枝、白芍、威灵仙、秦艽、川芎。落枕型以理气活血、柔筋缓急为主,用葛根、白芍、当归、鸡血藤、甘草。骨赘型以活血化痰、软坚散结、通经活络为主,用川芎、姜黄、水蛭、僵蚕、牛膝、威灵仙、白芥子、醋穿山甲、醋乳香、醋没药。痿证型以通经活络、补益气血、滋养筋骨为主,用葛根、杜仲、地龙、蜈蚣、千年健、木瓜、补骨脂、龟甲、鳖甲。累及藏腑者应佐以调理藏腑。

【辨证论治】

风寒束督 症见颈项痛,旋转不利,拘紧麻木,伴头痛、一身酸楚、肩背四肢疼痛、汗出、恶风畏寒,舌淡苔薄白,脉浮紧或弦紧。治宜疏风散寒、宣痹通督,风湿型用羌活胜湿汤加葛根、威灵仙、秦艽、桂枝、桑枝、白芍,落枕型用葛根汤加羌活、川芎、防风,骨赘型用《伤科补要》麻桂温经汤(麻黄、桂枝、红花、白芷、细辛、桃仁、赤芍、甘草)加葛根、白芍、威灵仙、川芎、丝瓜络、路路通、牛膝。

湿热着督 症见颈见颈背强痛、辗转不利,眩晕,伴头痛、头涨、眼胀、目赤、流泪、肩背疼痛、一身酸楚,心烦、口渴,舌红苔黄腻,脉浮数或弦数。治宜清热化湿、宣痹通督,方用柴葛解肌汤加苍术、桑枝、地龙。

寒凝项督 症见项背板硬强痛,头目眩晕,肩背上肢冷痛麻木,肌肉痿细,一身筋骨拘紧不适,得温及活动后减轻,遇寒则症状加重,舌淡苔白,脉弦紧或沉迟。治宜温经散寒、宣痹通督,方用《伤寒论》桂枝加附子汤

（桂枝、芍药、附子、炙甘草、生姜、大枣）加黄芪、川芎、乳香、没药、蜈蚣、葛根、川乌、细辛、穿山甲，或用《金匮要略》黄芪桂枝五物汤（黄芪、桂枝、炙甘草、白芍、饴糖、生姜、大枣）加木瓜、葛根、丝瓜络、锁阳、肉苁蓉、水蛭、蜈蚣。

项督瘀滞　症见眩晕、头颈肩背胀痛或刺痛或抽痛，掣连肢体，痛有定处，夜间加重，颈部有结节骨刺，舌质紫暗或有瘀斑，脉细涩或弦细。治宜活血行气、搜邪通督，方用验方活血止痛汤（当归、川芎、乳香、没药、葛根、木瓜、苏木、红花、穿山甲、蜈蚣、全蝎、地龙、秦艽、威灵仙、赤芍、香附）。

痰湿阻督　症见项背强直麻木，肩臂四肢着重麻木、挛缩掣痛，伴头重如蒙、眩晕、恶心欲呕、胸痞闷，舌黯淡苔白腻，脉濡滑或弦滑。治宜化痰通络、宣痹通督，方用导痰汤加僵蚕、川芎、水蛭、白芥子、地龙。

冲任失调　症见颈项不适、头痛、眩晕、恶心、呕吐、心悸、心烦失眠、腹胀、眼花，舌淡红、苔白，脉细。治宜化痰通络、滋阴养血、固奇安冲，方用温胆汤合甘麦大枣汤加鸡血藤、龟甲、鳖甲、酸枣仁、延胡索、刺五加、桂枝、吴茱萸、龙骨、牡蛎。

跷维失调　症见颈项不适强直、恶寒发热、头昏脑涨、眼花、流泪、鼻塞、肢体麻木。治宜调营卫、和阴阳、通督脉。遇寒加重、手足不温、舌淡红、苔白、脉沉细者，用桂枝汤加天麻、当归、葛根、川芎、防风。发热重、五心烦热、舌红、苔黄、脉数者，用小柴胡汤加葛根、钩藤、牛膝。

项督虚痹　症见眩晕、项背疼痛，肢体沉重乏力，甚或活动障碍，肌肉萎病，麻木不仁或拘急、震颤，或痿废、腰膝酸软、眩晕、神疲、记忆力减退。治宜补益肝肾，填精补髓，通络宣痹。偏阴虚者，伴心烦、口苦、五心潮热，舌红少苔少津，脉弦细，用右归丸加葛根、鸡血藤、木瓜、龟甲、当归、白芍。偏阳虚者，伴四肢不温、男子阳痿、女子宫冷、小便淋漓不尽，舌黯淡，脉沉细，用右归丸加葛根、牛膝、穿山甲、水蛭、肉苁蓉、巴戟天、锁阳。

【经验选粹】

路志正经验：项痹发病以素体虚弱、肝肾亏虚为本，外因以风寒湿邪、劳伤为多见。风寒湿邪侵袭，经气不利证用桂枝加葛根汤加羌活、姜黄、桑枝，经络痹阻用阳和汤加细辛、葛根、白芍、白芷，气滞血瘀用血府逐瘀汤加全蝎、地龙、细辛。痰瘀交阻用温胆汤加减，肝肾不足用健步壮骨丸加减。颈椎病亦是本虚标实之证，以气血不足、筋骨失养为本，风寒湿邪或痰瘀痹阻、经脉不通为标，有由轻到重、由局部到整体、从经络到藏腑的过程。颈椎病之风寒湿邪侵袭，经气不利证用桂枝加葛根汤加减，风寒痹阻用蠲痹汤加减，气滞血瘀用血府逐瘀汤加减，痰瘀交阻用导痰汤加减，肝肾不足用壮骨丸加减。（《实用中医风湿病学》）

【医案精选】

刘绪银医案：王某，女，42岁，2003年6月8日诊。头痛、头晕数年，伴颈项酸胀，手指麻木，每遇气候变化和睡姿不当则加重。曾经中西医诊治，未见明显疗效。血压正常，X线片示颈3~7椎骨质增生、颈椎生理曲度变直。舌黯、苔白，脉弦。诊断：项痹，证属脊督瘀滞。治以理气散滞、活血通督为法。方药用葛芍芄仙四虫散加减：葛根、白芍各30g，秦艽、威灵仙、鸡血藤、木瓜各20g，穿山甲15g，地龙10g，全蝎3g，水蛭6g，蜈蚣2条(去头足)，牛膝12g，羌活、川芎、白芷、藁本各10g，甘草6g，水煎分早晚服，药渣热敷颈部。用药5剂，诸症悉除，随访6年，未见复发。

苏凤哲医案：王某，女，42岁，2013年4月3日初诊。自诉：右侧项部疼痛1周，以胀痛为主，伴有疲乏无力，劳累后加重，怕风怕凉，揉后自觉舒适。查体：右侧项部肌肉僵硬，风池及周围压痛，活动不便，尤其是头向前俯时更甚，痛时连及肩胛不适。诊为项痛，按经络辨证，属太阳、少阳证，伴督、任受累。治以通经活络，调血止痛。针取天柱、风池、天井、外关、水沟，留针30分钟，以上诸穴均用泻法，外关、天井穴针尖向上捻转提插，使针感向肩部传导，天柱、风池二穴针尖向下，使针感向下传导为佳。头向前俯痛时加刺水沟，行针30秒，此症消失后则去此穴，施以前法，间日1次，共5次，诸症完全消失而痊愈。

脊　痹

脊痹是以脊背疼痛、僵硬强直，严重者脊柱弯曲、活动不利，连及胯与下肢疼痛、麻木为主要临床表现的脊柱疾病。

【病因病机】

古无"脊痹"病名，但有相似认识，《灵枢》指出："八正之虚风，八风伤人，内舍于骨解朦胧腰脊节腠理之间，为深痹也"(《九针论》)；"邪在肾，则病骨痛，阴痹。阴痹者，按之而不得，腹胀，腰痛，大便难，肩背颈项痛，时眩"(《五邪》)。故为发展中医药学术，提出"脊痹"。

督行脊中而络肾，络脉入脊膂，病则腰脊疼痛。《素问·骨空论》曰："督脉为病，脊强反折。"《灵枢·经脉》指出：督之络脉为病，"实则脊强"。《诸病源候论》指出："尺脉沉主腰背痛，寸口脉弱，腰背痛，尺寸俱浮，直下，此为督脉腰强痛。"《类证治裁》云："肾气逆冲，挟脊而上攻背痛者，系督脉主病。""亦有肝浊逆冲，从腹而上攻背痛者，系冲任主病。"脊痹的病机是督脉经气不利，主要是虚、邪、瘀。

虚　先天不足，或后天失调，耗散过度，或年老体衰，生化不足，引起气血精亏虚，则脊督空虚，骨骼失养而变性，易受邪为病。既病之后，又无力驱邪外出，则邪气留连深入脊督，经脉闭阻，发为脊痹，《杂病源流犀烛》曰："年老伛偻者甚多,皆督脉虚而精髓不充之故"。

邪　久居湿地或长期水中作业,或贪凉露宿、久卧当风,或汗出受风,或冒雨涉水,以致风寒湿热之邪侵淫,内舍脊骨,壅滞督脉,督脉不利。《静香楼医案》云:"背脊为督脉所过之处,风冷乘之,脉不得通,则恶寒而痛。"

瘀　藏腑不和,气血失调,内生痰浊瘀血,痰浊流窜脊督;或跌仆损伤,瘀血不去,津随血停而生痰湿,痰瘀深入骨骼,壅塞脊督,督脉不利。

本病常隐渐发病,初起以实为主,反复发作或病久则虚实夹杂,后期气血凝滞,督脉痹阻,筋骨失养,痰瘀着骨,脊柱变性、变形,出现畸形。督脉总督一身经脉,任、带、跷、维、足太阳膀胱等经脉或络于督脉或交会于督脉或循行于背脊,因此,脊痹除胸背、项背疼痛强直外,可下连胯腿而疼痛、麻木、活动不利,累及藏腑则腹胀、心悸、胸闷、二便失调等。

【分型】

风湿型　主要是外感风寒湿热之邪所致。早期以脊柱周围及腰臀疼痛、晨起僵硬为主,活动后可减轻;反复发作1~3年后则腰脊痛处固定,并可向上扩展至胸背,腰脊强硬难以消去。晚期脊柱变形,严重畸形、强直,活动明显受限,肌肉萎缩,常累及藏腑,出现心悸胸闷、咳嗽、呼吸困难、腹泻等症状。

骨赘型　多发生于40岁以上的中老年,主要是藏腑失调,气血不足,痰瘀阻滞,脉络痹阻,筋骨失养,痰瘀深入骨骼,脊椎边缘形成骨赘物。早期以脊椎及周围酸胀隐痛为主;后期可脊柱变形,下肢疼痛、麻木,活动受限。

【病类】

西医的强直性脊柱炎、增生性脊柱炎、脊髓压迫症、脊髓血管病等可按本病辨证施治。

【治疗思路】

对于脊痹的治疗,以宣痹通督为原则。风湿型祛邪宣痹,常用葛根、独活、防己、羌活、秦艽、络石藤、忍冬藤、桂枝、威灵仙、知母、苍术、防己、牛膝之类,骨赘型活血化瘀、搜邪通络,常用水蛭、地龙、穿山甲、蜈蚣、独活、僵蚕、延胡索、乳香、没药、姜黄、川芎。病久补益肝肾、温壮督脉,用鳖甲、龟甲、鹿角胶、紫河车、补骨脂、狗脊、熟地黄、枸杞子、鸡血藤、续断、木瓜、杜仲、牛膝。

【辨证论治】

风热袭督　症见发热、咽喉不适或咽痛、咳嗽,肢体麻痹、痿软乏力,可伴流涕、鼻塞、小便短赤,舌红苔薄黄,脉浮数。治宜疏风透热、宣通脊督,方用柴葛解肌汤加地龙、杏仁、当归。

寒湿凝督　症见腰脊酸楚或拘急冷痛、全身拘紧困重、腰脊僵硬连胯,活动不利,下肢疼痛麻木,遇寒加重,舌淡苔白,脉紧。治宜散寒祛湿、宣痹通督,方用《金匮要略》甘姜苓术汤(甘草、干姜、茯苓、白术)加独活、汉防己、苍术、狗脊、羌活、木瓜。若四肢不温、神疲乏力,可用《备急千金要方》独活寄生汤(独活、桑寄生、秦艽、防风、细辛、当归、白芍、川芎、干地黄、杜仲、牛膝、人参、茯苓、桂心、甘草,陆英外用)加减。

湿热蕴督　症见脊腰酸楚疼痛困重,头重肢重,身热不扬,尿黄,舌苔黄腻,脉濡。治宜祛湿清热、通督散滞,方用《成方便读》四妙丸(苍术、黄柏、薏苡仁、牛膝)加秦艽、汉防己、当归、威灵仙、忍冬藤、木瓜、络石藤。

督脉瘀闭　症见腰脊疼痛、痛处固定,或脊柱弯曲变形,活动不利;上连胸背项背而胸背颈项疼痛拘急,甚或放射至下肢;下连胯腿疼痛麻木、活动不利;累及任、冲则女子阴部瘙痒、带下、月经不调、胸闷心悸,累及足太阳经而小便失调,及带脉而腹胀满。舌质紫暗或有瘀斑,脉弦涩或细涩。治宜活血通督,用《医林改错》身痛逐瘀汤(秦艽、川芎、桃仁、红花、羌活、没药、香附、五灵脂、牛膝、地龙、当归、甘草)加蜈蚣、土鳖虫、水蛭。神疲乏力、汗出,加黄芪、熟地、党参。畏寒怕冷、四肢不温,加肉桂、细辛、桂枝。胸闷心悸、苔腻、脉滑,加瓜蒌、白芥子、僵蚕。

肾督虚弱　症见腰脊空痛,绵绵难止,时时隐作,活动不利,形体消瘦,肌肉干瘪,下肢萎缩,伴神疲乏力、心悸、头晕、耳鸣,女子经少经闭、宫冷,男子阳痿、遗精,腹部胀坠、腹泻,或二便秘失禁,舌黯淡,脉沉细或细涩。治宜益肾补督、舒筋活络,方用《医方考》龟鹿二仙汤(龟甲、鹿角、枸杞子、人参)加穿山甲、地龙、水蛭。若兼湿加防己、独活、桂枝、附子、苍术。若偏阴虚则咽喉干燥、五心烦热,方用左归饮加味。若偏阳虚,则畏寒肢冷、面浮色白、尿后余沥甚或不禁、气喘,加附子、干姜、肉桂、巴戟天、锁阳,或用右归饮。

【经验选粹】

焦树德经验:强直性脊柱炎是肾气不足,风寒湿邪乘虚而入,郁而不化,影响督脉,气血凝滞,经脉痹阻所致。治以补肾强督、祛寒化湿、通络为法,拟定补肾强督治尪汤(熟地黄、淫羊藿、金狗脊、制附片、鹿角胶、川续断、骨碎补、羌活、独活、赤芍、白芍、知母、土鳖虫、防风、麻黄、干姜、怀牛膝、炙山甲、制川乌)和补肾清热治尪汤(生地黄、川续断、地骨皮、骨碎补、秦艽、赤芍、知母、黄柏、忍冬藤、羌活、独活、土鳖虫、蚕沙、络石藤、透骨草、红花、乳香、没药),随证加减。(《实用中医风湿病学》)

林一峰经验:脊柱退行性病变发病的根本为"督脉气衰、阳气不振",而瘀滞留着,痰湿停聚,风寒湿邪内侵,经气运行受阻为标实,总结出治疗专方:鹿茸(或鹿角霜、鹿角胶)、猪(羊、牛)脊髓、熟地黄、细辛、土鳖虫、白附子、桂枝、当归、羌活、防风等,可随证加入白芥子、白蔻仁等化痰散结之剂。〔安徽中医学院学报,2002(10)〕

胡家悌经验:增生性脊柱炎病位在脊柱,督脉行脊内,为足三阳阳气之所汇,统摄全身阳气,肾与命门元阳之气通过督脉而传达十二经脉,与脊髓的生成关系密切,故治疗应补肾与温通督脉结合,才能收到效果。临床常用右归饮加鹿角胶、狗脊、桂枝、细辛。〔湖北中医杂志,2001,23(9)〕

谷越涛经验:脊痹病机主要是肾督阳虚血瘀,以身痛逐瘀汤合二仙汤化裁:当归、川芎、川牛膝、羌活、桃仁、红花、五灵脂、没药、仙茅、熟附子、桂枝、炙甘草,颈部疼痛加葛根、白芍、片姜黄,脊背疼痛加蜈蚣、狗脊,胸胁疼痛加香附、延胡索,髋关节疼痛加地龙、川续断、杜仲,脊柱强直、弯曲、变形明显加鹿角霜、狗脊。〔实用中医内科杂志.2004,18(4)〕

【医案精选】

赵守真医案:刘某,背冷如冰,脊痛不可按摩,虽衣重裘不暖,四时皆然,而饮食、工作如故。医或作风寒治,或作肾虚治,或作痰饮治,针、药年余不效。诊得脉沉而细微,断为阳虚湿重,用附子15g,党参12g,芍药、白术、茯苓各9g。服4剂,病未改善,疑药力不足,遂吞金液丹3粒,又服4剂,仍未减轻。方悟此系督脉为病,遂于原方加鹿角胶9g,补骨脂、枸杞子、狗脊、千年健各12g,内服;外用紫金桂附膏溶化于方形布块成一圆圈,中置白砒细末3g,烘热贴背心冷处。内服3剂,寒痛均减,即专用膏药贴法,5日一换,半月症状全消。(《治验回忆录》)

张学文医案:马某某,女,24岁,干部。初诊(1974年11月28日):患者1年前因感受风寒后始觉背部疼痛,遇冷加重,初起疼痛不定,渐而固定于第五胸椎,且疼痛加剧,曾经针灸、理疗、药物等治疗而效不显著。平素心慌气短,倦怠无力,周身发冷,体质瘦弱,小腹发凉,极易感冒,月经量少色黑夹有瘀块。舌淡青暗有齿印,脉沉细弱。辨证:素体阳虚,督脉失于温煦,外寒入里,与内寒相结,凝滞气血,瘀阻经脉。治法:温通督脉,活血祛瘀。方药:制附片、桂枝、独活、秦艽、川芎、当归、良姜各9g,鸡血藤、丹参各30g,牛膝、狗脊各12g,炙甘草6g,每日1剂,开水煎分2次服。复诊(1974年12月28日):经服上药6剂,背已不痛,腹已不凉,自觉身暖肢温,脉较前有力,舌质已不青暗,但仍有齿印。上方去良姜,加桑寄生15g,再服数剂,疼痛消除,体力增强,月经调和而告痊愈。(《张学文医学求索集》)

刘绪银医案:孙某,男,45岁,农民,1995年10月5日诊。腰腿疼痛反复发作6年,曾诊断为腰椎骨质增生症,服药、牵引未见明显效果。此次因负重诱发加重,疼痛难忍,痛如针刺,不能睡卧,活动受限、辗转不利,双腿疼痛、足趾麻木,失眠、心悸。舌黯、苔白,脉弦。X线片示:颈5~7椎、胸1椎、胸12椎、腰3~5椎骨质增生,椎间隙消失,脊柱生理曲度变直。双直腿抬高试验、4字症试验强阳性。诊断:脊痹,证属脊督瘀滞。治宜活血化瘀、通督宣痹,葛芍芄仙四虫散加减:葛根、白芍、鸡血藤、木瓜各30g,秦艽、威灵仙、川牛膝、续断、穿山甲(研末,冲服)、延胡索、茯苓、白术、当归、乳香、没药、川芎各15g,僵蚕、地龙各10g,水蛭(研末,冲服)8g,全蝎(研末,冲服)3g,蜈蚣(研末,冲服)2条,甘草5g。水煎服,日1剂,分早晚2次,饭后服,药渣外敷腰部。用药3剂后疼痛明显减轻,续服5剂后诸症消失,活动正常。

脊痿

脊痿是因各种原因导致脊髓枯萎,临床以腰脊痿软、感觉运动障碍、麻木、四肢肌肉萎缩为主要特征的痿病。

【病因病机】

古无"脊痿"病名,但有相似认识。《素问·痿论》云:"肾气热则腰脊不举,骨枯而髓减……故足不任身。"故为发展中医学术,提出"脊痿"。督行脊中,跷司运动,故脊痿病机主要是精血不足,督跷空虚,经脉痹阻,脊髓失养。

虚　先天禀赋不足,或七情、劳倦过度,大病久病,阴精气血亏损;或调摄失当,生化不足;以致气血阴精亏虚,督跷空虚,脊髓化源不足,发为脊痿。

瘀　病久入络,或藏腑失调,痰湿浊邪内生,或产后恶露未尽,流窜脊髓督跷,脉络痹阻;或跌仆损伤,血脉瘀阻,从而髓失所养,发为脊痿。

脊髓内连藏腑,冲、任、带、跷络于督脉,故脊痿常累及藏腑与冲、任、带、跷诸脉,出现相应症状。本病预后较差,可引起终生残疾,甚或危及生命。

【分型】

筋痿型　主要是气血不足,奇经空虚,脊髓筋肉失养。临床表现为肌肉萎缩无力、拘急痉挛麻木、活动受限、步履艰难。

藏腑型　主要是气血阴精亏虚、脊髓痿废、督脉痹阻,累及藏腑,痰瘀内生。临床表现为咳嗽无力、痰难咯出、呼吸困难、口流涎沫、吞咽困难、舌謇语涩、声微或言语困难、二便失禁或困难。

【病类】

西医的延髓麻痹症、脊髓空洞症、运动神经元疾病、亚急性脊髓联合变性等可按本病辨证论治。

【治疗思路】

对于脊痿的治疗,以益髓督、通督跷为原则,同时要健脾胃、补肝肾、益气血以资化源,理气以助血行。常用鹿角胶、龟甲、鳖甲、紫河车、熟地黄、枸杞子、补骨脂、山萸肉、骨碎补、木瓜、黄芪、白术、当归、鸡血藤、川芎、穿山甲、牛膝、乳香、没药、姜黄、水蛭、蜈蚣、地龙、僵蚕。

【辨证论治】

督跷瘀阻　症见肌肉萎缩、肢体麻木痿废不用,唇紫舌青,四肢青筋显露,脉涩。治宜活血化瘀、开痹通络,方用身痛逐瘀汤加穿山甲、蜈蚣。

痰阻督跷　症见头晕目眩,肢体麻痹、手足不仁、震颤、肌肉萎缩,咳嗽、胸脘痞闷,口角流涎,纳差,二便失调,舌淡暗苔腻,脉濡或滑。治宜化痰开痹、通经活络,方用涤痰汤或导痰汤加僵蚕、地龙、贝母、橘红、丝瓜络。

阴虚髓热　症见形体消瘦,肢体麻木不仁、肌肉萎缩,腰脊痿软,头昏目眩,耳鸣,咽干,皮肤干燥,低热,或五心烦热,烦躁不安,盗汗,舌红绛少苔少津,脉细数。治宜滋阴补髓,方用虎潜丸加鸡血藤、木瓜,或用地黄饮子、大补阴丸加减。

督跷空虚　症见形体消瘦,肢体麻木、震颤、痿软无力,肌肉萎缩,腰脊或全身痿废,头晕,神疲,心悸、气短,腹胀,自汗,面色浮肿不华,男子阳痿,女子月经失调,便溏或二便失禁或尿潴留,舌红或淡胖有齿痕,或口舌麻木震颤,脉沉细无力。治宜益精填髓通络,方用《医学正传》鹿角胶丸(鹿角胶、鹿角霜、熟地黄、川牛膝、白茯苓、菟丝子、人参、当归、白术、杜仲、狗骨代虎骨、龟甲)加枸杞子、巴戟天、补骨脂、木瓜、蜈蚣。

【经验选粹】

陈金亮经验:运动神经元病四肢肌肉萎缩僵直、肌肉跳动,伴心悸、头眩、小便不利、水肿、苔白、脉沉者,用真武汤加减;伴心烦不寐、惊悸、多梦、五心烦热、咽干口燥、舌红、脉细数,用黄连阿胶汤加减;伴头晕耳鸣、腰膝酸软、舌红、脉细数,用镇肝熄风汤加减;伴神疲体倦、形态消瘦、眩晕耳鸣、目干涩、五心烦热、盗汗、咽干口燥、舌红少津、脉弦细数,用大定风珠加减;伴水肿、局部青紫、皮肤干燥、舌黯淡或黯红、舌有瘀斑、脉细涩无力,用人参、黄芪、全蝎、蜈蚣、土鳖虫、水蛭、蝉蜕、赤芍、当归、桂枝;伴情志抑郁或急躁易怒、胸胁少腹胀满、眩晕、目干涩、视物模糊、五心烦热、口干咽燥、舌红少津、脉弦细数,用丹栀逍遥散加减;伴畏寒肢冷、面目浮肿、言语低微、口干咽燥、面色苍白、自汗或盗汗、手足心热、舌体瘦小、少苔、脉沉细无力,用右归丸加减。伴恶寒、身热不扬、头重如裹、胸闷脘痞、舌苔白腻、脉濡缓,用三仁汤加减;伴少气懒言、神疲乏力、气短、自汗、畏风、苔薄白,用生脉散合六味地黄汤加减。〔疑难病杂志,2003,2(2)〕

【医案精选】

周大成医案:沈某,男,55岁,1991年9月1日诊。两上肢间歇性不遂20年,初发时持续时间0.5~2天,以右上肢发作频繁。经多家医院诊治,先期诊为"桡神经麻痹、桡尺神经麻痹",医治无效,病情加重。后经脊椎管造影与CT检查,诊断为"脊髓空洞症"。经蒸汽浴、放疗、体疗、药物等治疗无改善。近5年反复发作,逐渐加剧,由每年1~2次增至9~10次,每次持续1~2周。刻下症:两上肢活动不利、右上肢为甚,自觉力较前减弱,肌表遇热及疼痛刺激反应麻木,纳食不香,大便溏薄。否认外伤史。上臂、前臂肌肉萎缩、肌力减退,右侧为甚,表皮温觉、痛觉降低,触觉正常。舌黯红苔薄微腻,脉滑。处方:熟地黄(砂仁拌炒)、丹参各30g,当归20g,炙龟甲、补骨脂、潼蒺藜、党参、炒白术、桑枝、木瓜、骨碎补各15g,枸杞子、山茱萸、陈胆南星、生甘草各10g,佛手6g,水煎分2次服。服7剂后左上肢活动渐利,右上肢活动较前好转,胃纳稍振,大便仍溏,舌偏黯、苔薄腻,脉滑。上方加紫苏梗10g、鹿角胶(烊入)9g。续服14剂后,两上肢已能自主活动,但觉力量仍弱,纳食渐香,大便已实,舌偏黯、苔薄腻,脉细,效不更方。再进14剂后诸症逐渐好转,活动自如,守原法调治年余,能正常工作生活,CT复查示脊髓空洞明显缩小。随访5年未反复。全方以炙龟甲、熟地黄、鹿角胶、潼蒺藜、枸杞子、山茱萸、补骨脂等济阴补阳、益肾补督、填精生髓、涵水养肝,又以当归、丹参、木瓜、桑枝、骨碎补等化瘀通络、强壮筋骨、调和气血,配党参、炒白术、紫苏梗等健脾助运,陈胆南星温化痰瘀,标本兼顾,药证合拍,故有良效。〔新中医,1996(2)〕

张绚邦医案:高某某,女,16岁,学生。发病已10个月,双下肢痿软无力、发硬、肌萎缩,下肢颤抖呈痉挛步态,在某医学院确诊为"上运动神经元病变",给予泼尼松及维生素类药物,效果欠佳。就诊时患者面色萎黄消瘦,双下肢颤抖无力,舌淡白。证属肝肾亏损,脾虚不运。治以益气养阴,补肾通督。处方:鹿角霜10g,炙黄芪15g,当归10g,熟地12g,补骨脂10g,蜣螂虫4.5g,地骨皮12g,淫羊藿10g,肉苁蓉9g,鹿衔草18g,地龙10g,煅龙骨、煅牡蛎各15g,另用牛脊髓加入黄豆适量煮食。服药60剂后,加重填精补髓之品。处方:鹿角霜9g,鹿角胶6g,炙黄芪12g,当归10g,熟地12g,川续断10g,狗脊10g,鹿衔草15g,葛根12g,鸡血藤12g,怀牛膝9g。继服90剂,患者肌力增高,病情减轻,容颜丰盛,精神亦佳。已停西药。现能坚持学习。〔中医杂志,1997(10)〕

腰 痹

腰痹是以腰脊疼痛、活动不利,反复发作,可连及下肢疼痛、麻木为主要临床表现的脊柱疾病。

【病因病机】

古无"腰痹"病名,但《灵枢》认为"八正之虚风,八风伤人,内舍于骨解腰脊节腠理之间,为深痹也"。故为发展中医药学术,提出"腰痹"。

痹者,闭也,闭则不通,不通则痛,故腰痹以腰痛为主要表现。腰为肾之府,督、任、带、冲、足太阳等经脉或其络脉分布其间,督脉络肾为一身阳经之总率,任脉、冲脉皆络于督脉,带脉起于脊椎而约束诸纵行经脉,因此,腰痹之病是奇系统疾病。《难经》云:"带之为病,腹满,腰溶溶若坐水中。"《丹溪心法》曰:"凡冲寒、受湿、伤冷、蓄热、血涩气滞、水积堕伤、与失志、作劳,种种腰痛,叠见而层出矣。"腰痹病机主要是虚、邪、瘀。

虚 先天禀赋不足、劳累太过、久病体虚、年老体衰、房事不节,以致气血阴精不足,从而奇经亏虚,无以濡养腰脊,发为腰痹疼痛。《医学衷中参西录》认为"凡人之腰疼,皆脊梁处作疼,此实督脉主之……肾虚者,其督脉必虚,是以腰疼。"

邪　风寒湿热之邪是腰痹的致病因素,若劳力汗出,湿衣裹身,或久卧冷湿之地、涉水冒雨、当风受寒,感受风寒湿热之邪,邪留腰部,内舍督、带,均可导致督、带脉失职,经气不利而发为腰痹。

瘀　劳累过度,跌仆闪挫,腰脊用力不当,损伤腰脊、督、带,使督带瘀滞,气机闭阻,发为腰痹疼痛。《金匮翼》云:"盖腰者一身之要,屈伸俯仰无不为之,若一损伤,则血脉凝涩,经络壅滞。"

腰痹以外感为主者,脊柱、督脉、带脉受邪,初起经气不利,继可入血,壅滞血脉,进而伤正入脏。内伤为主者,初起督脉、带脉空虚,腰脊失于温养,继而因虚而瘀,累及其他经脉,进而由经及脏,导致藏腑失调,气化不利,痰湿浊血内生,痰浊血瘀壅塞痹阻经脉,则病情绵绵难去,甚或腰椎变形、骨椎疏松。累及跷脉、维脉则下肢麻木、运动不利;累及冲脉则冲脉经气不利,不能渗诸阴、灌诸阳,而筋骨失养、下肢痿软,冲气逆急则腹胀满、喘咳。

【分型】

风湿型　发病与吹风、受凉、受湿,或损伤、手术相关,主要是外感风寒湿热之邪,邪气壅滞督、带、跷脉。临床表现为腰臀重着疼痛,向季肋、下腹或下肢放射,平卧后可缓解,腰部肌肉痉挛,腰椎及椎旁压痛明显,可伴发热。

骨赘型　多发生于40岁以上的中老年,主要是藏腑功能失调,气血不足,痰瘀阻滞,督、带痹阻,筋骨失养,骨骼变形,痰瘀深入骨骱,骨骼边缘形成骨赘物。临床多表现为腰部酸痛、僵硬,进一步发展则腰椎变形,腰部肌肉僵硬强直呈板状,下肢疼痛、麻木,活动受限。

骨痿型　多发生于中老年,尤以妇女多见,主要是素体虚弱,藏腑功能失调,气血不足,督、冲、任、带脉空虚,筋骨失养而痿弱。临床多表现为腰臀酸痛痿软,不能久行、久站、久坐,劳累后腰痛加重,严重者可出现腰椎变形、脱位。

偏痹型　多发生于中青年,发病与劳累、劳损、长期姿势不当相关,主要是痰湿阻滞,督、跷、带脉瘀滞。临床多表现为一侧腰腿疼痛,腰部肌肉痉挛僵硬,腰脊侧弯,一侧下肢疼痛、麻木,常弯腰而行或跛行。

【病类】

西医的腰椎间盘突出症、增生性腰椎炎、腰椎椎管狭窄症、腰背部肌筋膜炎、第三腰椎横突综合征、腰肌劳损、腰椎间盘炎等可按本病辨证施治。

【治疗思路】

对于腰痹的治疗,以通脉活血为原则,但有外感、外伤、内伤之分。外感当祛邪散滞、通利奇经。外伤宜活血通络、畅利奇经。内伤宜益精填髓、强壮筋骨、补益奇经,佐以通络。祛邪常用独活、防己、秦艽、苍术、威灵仙、忍冬藤、石楠藤、络石藤,活血常用川芎、姜黄、牛膝、延胡索、当归、乳香、没药,通络常用僵蚕、地龙、水蛭、穿山甲;补益常用枸杞子、骨碎补、补骨脂、鹿角胶、龟甲、白术、木瓜、白芍、续断、杜仲、肉苁蓉、锁阳、巴戟天。

【辨证论治】

寒湿凝奇　症见腰部冷痛,逐渐加重,转侧不利,静卧痛不减,畏风恶寒,肢体发凉,尤以腰以下发凉为多见,如坐水中,阴雨天加重,伴腹胀满,舌淡苔白或腻,脉沉迟或濡缓。治宜散寒除湿、督脉利带,方用《金匮要略》肾着汤(茯苓、白术、干姜、甘草)重用白术,加独活、牛膝、木瓜、细辛、桑枝、汉防己、苍术、川芎、当归。

湿热蕴奇　症见腰脊疼痛,腿软无力,痛处有热感,遇阴雨天痛增,活动后痛减,口干口渴,苔黄腻,脉濡数或弦数。治宜清热化湿、宣通奇经,方用四妙丸加当归、白术、汉防己、萆薢。

督带瘀阻　症见腰腿疼痛如刺或钝痛,痛有定处,日轻夜重,痛引少腹,腰部板硬,俯仰旋转受限,可伴下肢麻木、活动不利,二便失禁,腹胀满甚或逆气里急,舌黯紫或有瘀斑,趺阳脉涩或细涩,寸口脉涩或弦紧。治宜活血化瘀、宣通奇经,方用身痛逐瘀汤加全蝎、蜈蚣、穿山甲、白花蛇。

肾督虚弱　症见腰痛喜按揉,腰膝乏力,劳累更甚,卧则减轻,常反复发作,可伴下肢痿软麻木。偏阳虚者畏寒怕冷、腰腿发凉,如坐水中,少气懒言,腹胀便溏,尿清长或失禁,女子带下清稀、宫冷,男子阳痿、早泄、滑精,舌淡,脉沉细。治宜益气壮阳、温振奇经,方用右归丸加味。偏阴虚者,心烦失眠、口燥咽干、手足心热、大便干结,尿短黄,女子带下色黄味臭、阴痒,治宜养阴填精、益督振带,方用左归丸加味。

痰瘀阻督　症见俯仰转侧受限,下肢拘急麻木、活动不利,头昏头重,胸闷心悸,腹胀满,二便失调,舌黯苔腻,脉濡缓或涩。治宜化痰开痹、通利奇经,方用《和剂局方》小活络丹(制南星、制川乌、制草乌、地龙、乳香、没药、蜜糖)加全蝎、穿山甲、白芥子、川芎、牛膝、僵蚕。

【经验选粹】

丁锷经验:将腰椎间盘突出症辨证分为四大证型治疗。血瘀气滞型药用枳壳、牛膝各20g,赤芍、桃仁、红花各15g,地龙、木通、土鳖虫各10g,当归、陈皮各12g,三七、延胡索各9g;风寒湿邪型药用威灵仙20g,陈皮、牛膝各15g,蔓荆子、法半夏、茯苓各12g,土鳖虫、川芎、细辛各10g,制川乌、制草乌各5g,肉桂、甘草各9g;气血亏虚型药用黄芪50g,山茱萸、枳壳各20g,党参、白术、陈皮、当归、甘草各10g,升麻、柴胡、川芎、茯苓各6g,白芍15g;肝肾亏虚药用桑寄生、川续断、鹿角胶各20g,杜仲、山茱萸、五加皮、独活、枳壳各15g,当归、陈皮各12g,

细辛10g,甘草9g。同时,还要配合牵引、按摩、针灸治疗,并以消瘀散(生南星、五加皮、丁香、肉桂、川芎、冰片)外敷。〔安徽中医学院学报,2000,19(1)〕

阮少南经验:治疗腰椎间盘突出膨出症,急性者取水沟、后溪,督脉之命门、腰阳关、下极、大肠俞。如表现在下肢疼痛不适者,后侧不适加针委中、承山、昆仑,外侧不适加针阳陵泉、绝骨;病情日久,多为肾虚,则可加肾俞、太溪以补肾强腰。他认为水沟为督脉经穴,督脉行于脊里,后溪通于督脉。泄此二穴,能疏通督脉、太阳经经气,以行气化瘀利腰脊。中药用炒赤芍12g,土茯苓30g,当归12g,延胡索12g,五灵脂12g,淮牛膝12g,威灵仙15g,野葡萄根30g;肾虚用独活12g,桑寄生15g,细辛3g,当归12g,炒赤芍12g,炒白芍12g,川续断15g,狗脊15g。

【医案精选】

叶天士医案:陈,三七。脉左虚涩、右缓大,尾闾痛连脊骨,便后有血,自觉惶惶欲晕,兼之纳谷最少。明是中下交损,八脉全亏。早进青囊斑龙丸,峻补玉堂、关元。暮服归脾膏,涵养营阴。守之经年,形体自固。鹿茸(生,切薄,另研)、鹿角霜(另研)、鹿角胶(盐汤化)、柏子仁(去油烘干)、熟地(九蒸)、韭子(盐水浸炒)、菟丝子(另磨)、赤白茯苓(蒸)、补骨脂(胡桃肉捣烂蒸一日,揩净炒香),上溶膏炼蜜为丸,每服五钱,淡盐汤送。

鹿茸壮督脉之阳,鹿霜通督脉之气,鹿胶补肾脉之血,骨脂独入命门,以收散越之阳气。柏子凉心以益肾,熟地味浓以填肾,韭子、菟丝子就少阴以升气、固精。重用茯苓淡渗,《本草》以言明本药能引诸药,入于至阴之界耳。不用萸味之酸,以酸能柔阴,且不能入脉耳。(《临证指南医案》)

王少华医案:咸某某,男,49岁,1970年4月诊。6年洒淅形寒,脊背尤甚,炎暑时亦犹非棉不温。审阳事不兴,腰背强直,难以俯仰已9年。近4个月觉脊背有气攻冲,面色㿠白,语声低微,胃纳欠馨,大便溏薄,每于鸡鸣时临圊,日一二行,舌淡有紫气、边多齿痕,苔白滑,脉细无力。若非督阳有损,焉得至此。故为温督壮阳,药用鹿角霜15g,菟丝子、熟地黄(砂仁1.5g拌炒)、川续断、金毛狗脊各12g,生黄芪、枸杞子各9g,油桂3g,猪脊髓1条煎汤代水煎药。服10剂后形寒好转,脊背攻冲之气未再现,腰酸略有起色。后连续复诊4次,以上方为基础,略事增损,先后用过补骨脂、煨肉果、胡桃肉、紫丹参等,共服药50剂,除阳事依然不举外,他无所苦,遂停药。〔浙江中医杂志,1985(2)〕

刘绪银医案:陈某,男,50岁,1995年10月3日诊。腰背酸痛反复发作7年,近3个月来一直疼痛,腰背僵硬,活动受限,伴左下肢麻木,阴雨天和久坐、久行、劳累后加重,经某院拍X线片与CT及血化验检查,诊断为腰椎骨质增生症,予以牵引、推拿、独活寄生汤、大活络丸、骨刺片等治疗,无明显改善。舌黯、苔白,脉沉细。诊断:腰痹,证属督脉虚弱、气血瘀滞。治以温补督脉、活血通络为法,方药用葛芍芄仙四虫散加减:葛根、白芍、木瓜、鸡血藤各30g,秦艽、威灵仙、穿山甲(研末,冲服)、姜黄、川牛膝、杜仲、续断各15g,当归、川芎、地龙、独活各10g,水蛭8g,蜈蚣2条(研末,冲服)、全蝎3g(研末,冲服),甘草5g,水煎分早晚服,饭后服,药渣加醋外敷腰部。用药3剂后疼痛减轻,效不更方,继进5剂,诸症消失。随访3年,未见复发。

苏凤哲医案:崔某,女,45岁,2012年7月2日初诊。主诉:腰痛两年,加重2天。2日前月经来潮,经色正常,腰痛明显,同时伴有腹胀,胃脘不适,乏力,眠差多梦。既往有痛经史。症见:腰痛剧烈,四肢无力,面色晦暗,舌红苔薄脉沉细。辨证:肝郁脾虚,血虚血瘀,冲脉瘀阻。先针刺横骨、大赫、天枢、内关、合谷、太冲、三阴交,平补平泻;再辅以中药,处方:香附12g,八月札15g,川牛膝30g,桃仁10g,炒杜仲15g,厚朴12g,砂仁12g,生白术15g,炒枳实15g,黄芩12g,瓦楞子20g,大腹皮12g,生山药20g,白扁豆12g,炒麦芽15g,合欢皮20g,佛手12g,炒白芍12g,艾叶8g,炮姜6g。针后症状缓解,服用中药7剂,治疗后经量大增,出现大量血块,诸症豁然而解,多年痼疾得愈。

偏　痹

偏痹是指腰以下一侧下肢疼痛、麻木,活动受限为主要表现的肢体疾病。

【病因病机】

古无"偏痹"病名,但认为痹可偏于一侧,故为发展中医药学术,提出"偏痹"。偏痹发病与外感、外伤相关,病机主要是跷、维脉空虚,脉络闭阻,经气不利。

外邪浸淫　风寒湿之邪是引起本病的主要外在因素。寒性凝滞,湿性重浊趋下,寒湿之邪侵犯,客于跷维,经气不利,故下肢疼痛,屈伸不利。

藏奇虚弱　素体虚弱,调摄失当,气血不足,精血亏虚,则跷脉、维脉空虚,筋脉失于温养,脉络失和,故下肢疼痛麻木、活动受限。

劳力外伤　跌仆闪挫或劳累用力过度,导致臀腿、跷维脉受损,经气闭阻亦可发病。损伤后,调治失当,病久入络,气血不畅,痰湿内生,血脉瘀滞,痰瘀互结,又可与外邪相合,阻闭经络,深入骨骺而致病根难除。

【病类】

西医的坐骨神经炎、梨状肌综合征、髋关节错缝、臀大肌痉挛症等按本病辨证论治。

【治疗思路】

对于偏痹的治疗,以舒经通络、止痛为原则,但应辨寒、热、虚、实。通络止痛用水蛭、穿山甲、僵蚕、蜈蚣、独活、木瓜、杜仲、地龙、白芷、牛膝、延胡索、乳香、没药,灵活应用。实则泻之,用独活、防己、秦艽、防风、细辛、白芷;虚则补之,用黄芪、当归、桑寄生、鸡血藤、杜仲、续断;寒则温之,用附子、桂枝、细辛;热则清之,用黄柏、知母、苍术。

【辨证论治】

寒湿滞奇 症见下肢冷痛、沉重、拘急、肌肤或足趾麻木不仁,活动不利或跛行,抬腿或伸腿困难,抬腿及伸腿时疼痛加重,遇阴寒天其痛加剧,舌淡苔白或白腻,脉沉细。治宜祛风散寒、温经通络,方用阳和汤加川乌、草乌。

湿热壅奇 症见下肢灼痛,活动不利或跛行,抬腿或伸腿困难,抬腿及伸腿时疼痛加重,伴口苦、潮热、心烦、尿黄、舌红、苔黄腻,脉弦数或濡数。治宜清热利湿、通经活络,方用四妙丸加忍冬藤、秦艽、地龙、伸筋草。

跷维瘀滞 症见下肢刺痛或刀割样痛,痛处固定,夜间痛甚,活动不利、跛行,抬腿或伸腿困难,抬腿及伸腿时疼痛加重,舌质紫黯或瘀斑,脉弦细或涩。治宜活血化瘀、搜风通络,用《医学衷中参西录》活络效灵丹(当归、丹参、乳香、没药)加鸡血藤、川芎、桂枝、白芍、地龙、牛膝、延胡索、蜈蚣。

跷维虚弱 症见下肢痿软乏力,行走艰难、跛行,抬腿或伸腿困难,抬腿及伸腿时疼痛加重,舌苔白,脉细弱。治宜补益奇经、柔筋活络,方用《备急千金要方》独活寄生汤(独活、秦艽、细辛、防风、肉桂、桑寄生、杜仲、牛膝、当归、熟地黄、白芍、川芎、党参、茯苓、甘草,陆英外用)加紫河车、鹿角胶、龟甲。

【经验选粹】

熊家平经验:坐骨神经痛发病本在肾虚,标在寒湿、湿热、瘀血。治以益肾养血、通脉止痛为主,针药并用。益肾用熟地黄、枸杞子、杜仲、菟丝子、淫羊藿、怀牛膝,养血用当归、丹参、黄芪。寒湿用独活、威灵仙、木瓜、五加皮,湿热用秦艽、桑寄生、伸筋草、路路通,瘀血用川芎、延胡索、当归、鸡血藤、五灵脂、乳香、没药、蒲黄。川乌、草乌有大毒,损耗肾精,非寒湿重证不宜使用。针灸取肾俞、大肠俞、环跳,药物外治以活血行气、通络止痛为主,用红花油或鸡血藤、延胡索、丹参、独活、五加皮、淫羊藿煎水熏蒸、局部热敷。〔中国中医急症,2003,12(3)〕

【医案精选】

刘绪银医案:刘某,男,51岁,1998年12月8日诊。右臀腿疼痛2年,多次住院,诊断为坐骨神经痛,经局部封闭注射、消炎痛、独活寄生汤、身痛逐瘀汤和大活络丸、小活络丸及风湿药酒、理疗、针灸等治疗。刻下症:跛行,右臀疼痛向下放射至足,足趾麻木,遇寒和弯腰抬腿时疼痛加重,直腿抬高试验阳性,舌淡苔白,脉弦紧。病已入络,跷脉瘀阻。治当温通跷脉,用葛芍艽仙四虫散加减:葛根、木瓜各30g,白芍、鸡血藤、杜仲、枸杞子各20g,威灵仙、秦艽、续断、川芎、当归、牛膝各15g,地龙、千年健、伸筋草、穿山甲、延胡索各10g,蜈蚣2条,全蝎3g,水煎,分早、晚服。药渣加草乌、川乌、透骨草各20g,三棱、莪术、姜黄各30g,煎水熏洗。治疗14天,症状消失。随访2年,未复发。

痿痹

痿痹是指因外感邪气导致的,以肢体筋脉弛缓、手足痿软无力为主要临床特征的筋脉病变。

【病因病机】

《素问·痿论》分痿为"痿躄""脉痿""筋痿""肉痿""骨痿"。《素问·痿论》云:"阳明者,五脏六腑之海,主润宗筋,宗筋主束骨而利机关也。冲脉者,经脉之海也,主渗溪谷,与阳明合于宗筋。阴阳总宗筋之会,会于气街,而阳明为之长,皆属于带脉,而络于督脉,阳明虚则宗筋纵,带脉不引,故足痿不用也。"故为发展中医药学术,提出痿痹。

本病发病以正虚为本,外感邪气为标。素体虚弱,调摄失当,大病久病,气血耗损,经脉空虚,则风寒湿热疫疠诸邪乘机侵淫,浸淫壅滞督、跷、维、带、冲脉,经气不利,筋脉失养,则运动失司,筋脉弛缓不用。津血相关,病久因脉络闭阻,则津液停聚为痰,而痰瘀互结,肌肉严重失养变性,表现为肌肉痿软瘦削,麻木不仁,沉重难举。

【病类】

西医的多发性神经炎、单一性周围神经炎可按本病辨证施治。

【治疗思路】

对于痿痹的治疗,贵在流通气血以濡养筋脉,佐以健脾和胃以资化源。初起多以湿邪为主,当除湿散邪、宣通经脉,常用苍术、白术、秦艽、薏苡仁、牛膝。病久多虚实夹杂、经络瘀滞,当补虚通络,常用龟甲、当归、川芎、地龙、鸡血藤。马钱子有起痿、止痛作用,可适当使用。

【辨证施治】

湿热浸奇　症见发热、筋肉无力兼见微肿,麻木,身重困,胸脘痞闷,舌苔黄腻,脉滑数或濡数。治宜清热利湿,用四妙丸(苍术、牛膝、黄柏、薏苡仁)加秦艽、防己、赤芍、丹皮。

寒湿阻奇　症见肢体筋肉痿软无力兼见微肿,形寒肢冷、肢冷、神疲,大便溏,舌淡苔腻,脉沉迟。治宜温阳散寒、除湿通络,方用独活寄生汤(独活、桑寄生、杜仲、牛膝、细辛、秦艽、茯苓、肉桂心、防风、川芎、人参、甘草、当归、芍药、干地黄,陆英外用)加味。

奇经闭阻　症见四肢肌肉痿软无力,麻木不仁或疼痛,肌肤甲错,时有拘挛痛感,舌黯苔白,脉涩。治宜益气和血、祛瘀通络,用桃红四物汤加蜈蚣、地龙、水蛭、马钱子。

奇经亏虚　症见四肢肌肉萎缩,腰膝酸软,头晕耳鸣,神疲,面色萎黄或苍白或浮肿,舌淡苔白,脉细弱。治宜益气补血,方用八珍汤(人参、白术、白茯苓、当归、川芎、白芍、熟地黄、甘草）。偏阴血虚者，五心烦热、盗汗、口咽干燥、舌红少苔、脉细数，治宜滋阴补血、强筋起痿，用《丹溪心法》大补阴丸（黄柏、知母、熟地黄、龟甲）加鸡血藤、当归、鳖甲。偏阳虚者，自汗、肢冷、舌淡苔白、脉沉细，治宜温阳起痿，用虎潜丸。

痰瘀互结　症见四肢痿软不用，肌肉松软，咳嗽咳痰，呼吸急涩，喉间痰鸣，便闭，舌淡、苔白腻，脉细涩。治宜涤痰通络，方用四虫散（蜈蚣、地龙、僵蚕、全蝎）加茯苓、大黄、石菖蒲。

【经验选粹】

樊祥冲经验：急性感染性多发性神经炎急性期以清热解毒为主，药用金银花、板蓝根、大青叶、黄芩、淫羊藿、桑寄生、马钱子、甘草；恢复期以补脾肾为主，药用黄精、黄芪、枸杞子、桑寄生、淫羊藿、怀牛膝、马钱子、甘草。〔江苏医药，1976（2）〕

石海澄经验：多发性神经炎早期邪实为主，中晚期虚实夹杂。早期燥伤肺胃，以清燥汤合麦门冬汤加减：桑叶、生石膏、苍术、白术、升麻、柴胡、黄连、当归、泽泻、人参、五味子、火麻仁、枇杷叶、沙参、阿胶、天花粉、甘草。进展期湿热阻络以加味二妙散加减：苍术、黄柏、防己、牛膝、五加皮、桑枝、萆薢、当归、龟甲、薏苡仁、泽泻、天花粉、海风藤、海桐皮、五加皮、木瓜、豨莶草；寒湿阻络以麻黄附子细辛汤加人参、白术、苍术、桑枝、瓜蒌、白芷、桂枝、厚朴、防风。恢复期阴虚邪恋用知柏地黄汤加枸杞子、木瓜、牛膝、红花、络石藤、鸡血藤，肝肾亏虚以虎潜丸加减，脉络瘀阻用补阳还五汤加白术、木瓜、鸡血藤、穿山甲，脾胃气虚用补中益气汤加减。（《龙山医悟》）

【医案精选】

石海澄医案：邢某，男，50岁，1994年10月3日诊。患者于3个月前因淋雨后发热、关节疼痛、周身不适、神疲、四肢乏力，自服感冒药未效。次日经某医院诊断为感冒，予以输液治疗，未效。6月27日起下肢红肿、无力、活动困难，某医院按"风湿病"治疗，仍未效。后经某院诊断为多发性神经炎，予以中西药治疗，病情未继续发展。刻下症：手足不温、肢体痿软无力、麻木不仁、面色萎黄、语低声微、少寐、面浮少泽、神疲少言、食少便溏，舌淡胖，脉细弱。治当健脾益胃、调补气血。用补中益气汤加味：党参、黄芪各20g，白术、熟地黄、山药各15g，当归、陈皮、升麻、柴胡各10g，白芍、木瓜、怀牛膝、杜仲、鸡血藤、地龙各12g，甘草5g，每日1剂，水煎分2次服。服30剂后四肢逐渐有力，麻木减轻，舌淡、苔白，脉沉缓。守方续服25剂，四肢有力，麻木消失，面色红润，舌脉正常，改十全大补丸善后。（《龙山医悟》）

苏凤哲医案：钱某某，男，39岁，主诉：双下肢无力1周。患者1周前无明显诱因出现双下肢无力，行动困难，自觉腹中气弱，周身无力，尤以双下肢明显，腰酸软,纳可,眠差梦多,小便可,大便偏干,舌体胖大,苔白,脉细,既往有糖尿病、高脂血症病史。中医诊断:痿证,辨证:带脉不引、肝肾不足。治疗方法:针刺带脉、五枢、维道、阳陵泉、足临泣、足三里、下巨虚、陷谷、内庭、天枢,留针15~20分钟,每日1次。治疗7天后,自诉腰部无力感减轻,可在他人搀扶下行走,周身乏力明显好转,大便不干。

筋 痿

筋痿是以筋肉萎缩、痿弱无力为主要表现的一种筋肉病变。

【病因病机】

筋痿即肉痿,《素问·痿论》云:“筋膜干则筋急而挛,发为筋痿。脾气热则胃干而渴,肌肉不仁,发为肉痿……筋痿者,生于肝使内也。”《灵枢·口问》曰:“胃不实则诸脉虚,诸脉虚则筋脉懈惰,筋脉懈惰则行阴用力,气不复,故为軃”。丹波元简注:“軃,下垂貌,则是首身下垂而不能举也。”

脑散动气,奇经蓄溢气血,督、跷参与运动,冲为十二经脉之海、气血之要冲而渗溪骨、灌诸精,带脉约束诸经脉,精血通过奇经输布于脑和筋肉以濡养脑髓筋肉,脑之动气通过奇经转输于筋肉,从而产生运动。故本病虽是筋肉痿软,但主要是脑、督、跷、冲、带脉失调。若禀赋不足,调摄失当,大病久病,导致气血阴精不足,奇经空虚,则脑与筋肉失养;或七情内伤,气机郁滞,奇经受累;或大病久病,藏腑失调,痰浊内生,壅塞奇经,精血与脑之动气无以输达筋肉,从而发为肌痿。《素问·痿论》曰:“冲脉者……与阳明合于宗筋,阴阳总宗筋之会,会于气街,而阳明为之长,皆属于带脉,而络于督脉。阳明虚则宗筋纵,带脉不引,故足痿不用。”《三因极一病证方论》云:“夫人身之有皮毛、血脉、筋膜、肌肉、骨髓以成形,内则有肝、心、脾、肺、肾以主之。若随情妄用,喜怒不节,劳佚兼并,致五内藏精血虚耗,营卫失度,发为寒热,使皮血、筋骨、肌肉痿弱,无力运动,致成痿躄”。痿病常累及藏腑,导致藏腑失调,功能痿废,痰浊内生,壅滞神机,产生厥脱之证,危及生命。

【病类】

西医的肌营养不良症、重症肌无力、周期性瘫痪按本病辨证论治。

【治疗思路】

对于痿的治疗,总以益气补血、固摄奇经,佐以补肝肾、健脾胃以资化源为原则,常用黄芪、当归、人参、白术、升麻、熟地黄、鹿角胶、鳖甲、龟甲、紫河车、山萸肉、阿胶、补骨脂、枸杞子。《血证论》指出:“然痿废之原,虽在于胃,而其病之发见则在于筋骨,凡虎骨、龟板、鹿筋、猪脊髓、牛脊髓、狗脊、骨碎补、牛膝、苡仁、枸杞子、菟丝子、续断,皆可加入,以为向导。”

【辨证论治】

督跻阳虚　症见眼睑下垂,伴复视、言语不清,咀嚼吞咽困难,或肢软无力,颈软难竖,神疲,少气懒言,便溏,尿频清长,女子月经失调,男子阳痿,舌淡有齿痕、苔薄白或白腻,脉细弱。治宜益气升阳、温补督跻,方用补中益气汤(黄芪、党参、白术、陈皮、炙甘草、当归、升麻、柴胡)重用黄芪,加紫河车、鹿角胶、桂枝、丹参、巴戟天、淫羊藿、补骨脂、葛根,或用右归丸加减。

奇经阴虚　症见眼睑下垂,视物模糊或复视,吞咽咀嚼困难,言语不清,或颈项难竖,四肢腰膝痿软,肌肉萎缩,头晕目眩,耳鸣耳聋,少寐多梦,目干涩,口咽干,手足心热,盗汗,舌红少津少苔,脉细数。治宜滋阴补血、滋养奇经、养肌起痿,方用左归丸加阿胶、当归、女贞子、枸杞子、鸡血藤、麦冬、白术。

痰瘀阻奇　症见睑下垂,目胞、肌肤虚浮,吞咽咀嚼,呼吸困难,言语不清,喉间痰鸣,或四肢痿软无力,颈项难竖,周身困重,胸闷脘痞,恶心,厌食,腹胀,大便黏溏,面色晦暗,唇绀,舌黯或有瘀斑、苔腻,脉滑或涩。治宜涤痰活血、通络起痿,方用涤痰汤合补阳还五汤加附子、薏苡仁、枳壳、蜈蚣、僵蚕、葛根、鸡血藤、丹参、石菖蒲。若痰瘀化热,发热,苔黄腻,用温胆汤合桃红四物汤加减。

厥脱　症见呼吸困难,气息微弱,或喉间痰鸣不能咯出,面色晦暗,唇绀,汗出,肤冷肢凉,嗜睡蜷卧,神情呆滞,脉微欲绝。治宜温阳益气、救逆固脱,方用人参四逆汤加丹参、赤芍、红花、川芎、石菖蒲、黄芪,并急用参附注射液静脉滴注。若发热、神昏,则用生脉散加味,急用生脉注射静脉滴注。

【医案精选】

承小敏、张剑秋医案:蒋某,男,59岁,2001年6月2日诊。左上眼睑下垂8个月,初起尚轻,觉抬眼皮较累,后至眼皮只能抬之半起,平视时两眼大小不一,头颅ＣＴ检查未见异常。先经扩血管、营养神经药及新斯的明等治疗,见效甚微。后经中医治疗,服补中益气汤类方1个月,觉精神略振,但眼睑仍下垂。刻诊:面色少华,左上眼睑下垂,但未遮及瞳仁,怕冷少动,食纳及二便尚可,舌边有齿印、苔薄白,脉沉细。辨证为阳跻脉虚,目开不利。治拟温阳通络,并嘱适当活动四肢。处方:熟附子30g(先煎),川桂枝、淫羊藿、仙茅、菟丝子、炒川续断、川芎、全当归各15g,炙甘草6g。连服半个月,眼睑较前略起。前后加减治疗3个月,眼皮能正常抬起。〔中西医结合学报,2003(1)〕

刘绪银医案:肖某,男,17岁,2001年7月5日诊。6月15日在深圳打工时,大汗后四肢无力、神疲身倦倒地。经医院检查后诊断为低血钾,予以输液补钾,能行走。遵医嘱每日口服钾盐制剂,病情好转,但停服钾盐制剂即发作,再经医院诊断为周期性瘫痪,回家改求中医治疗。刻下症:身高1.75m,体重75kg,精神不振,面萎黄,头昏重,四肢软弱,肌肉酸楚,行走乏力,需人搀扶,且难行百米,动则眩晕,纳差,口淡乏味,口渴喜热饮,但饮热则汗出,汗出即四肢软弱欲倒,尿清长,便溏薄,舌淡苔白,脉沉细无力;血检查提示血钾低。此乃气血不足,奇经空虚,筋脉失充。治以益气升清、温阳振奇为法,处方:黄芪、葛根各30g,淮山药、鸡血藤、枸杞子、太子参各20g,党参、杜仲、续断、白术、茯苓、芡实、金樱子各15g,升麻10、陈皮各10g,鹿角胶、阿胶各8g(烊化服),甘草5g。嘱多食含钾水果。服5剂后四肢有力,停服钾盐制剂未见加重。效不更方,续服5剂,精神好转,四肢有力,未服钾盐能自行行走约500米。尔后服原方25剂,身体恢复正常,未再发作。

脉 痹

脉痹是指血脉痹阻所致的以寸口脉或趺阳脉沉伏、肢体麻木疼痛等为主要临床表现的脉病。

【病因病机】

"脉痹"病名始见于《黄帝内经》。《素问·痹论》认为风寒湿邪内舍于脉则为脉痹,"痹……在于脉则血凝而不流"。因"脉为血之府",故又谓"血痹"。《中藏经》曰:"血痹者……其脉寸口结,脉结不利。"此外,"皮痹""心痹""头痛""眩晕""发热""中风""伏脉""脱疽""无脉"等中有类似描述。脉痹主要是邪气壅塞和藏腑奇经失调所致。

邪气壅塞 《素问·痹论》云:"风寒湿三气杂至,合而为痹……以夏遇此者为脉痹。"寒性收敛,湿性黏滞,热则灼津煎血,风寒湿热之邪侵袭奇经、血脉,留而不去,壅塞脉络,则血液运行不利,凝结黏滞,瘀阻血脉,出现肢体麻木疼痛、脉伏细微涩。

藏腑奇经失调 "脉为血之府",心藏血而主血脉,肺主气而朝百脉,肝主疏泄和藏血,脾生血摄血,肾为经脉之根,奇经蓄溢气血,血液的运行与藏腑奇经关系密切。若素体虚弱,或七情、饮食损伤,或大病久病,导致藏腑经脉失调,鼓动无力,经气不利,气机郁滞,痰瘀内生而壅塞血脉,则血脉痹阻。

脉遍行全身,血脉闭阻则既可导致藏腑失养,又可使血液留滞藏腑,产生种种变证。《素问·痹论》指出:"脉痹不已,复感于邪,内合于心……心痹,脉不通,烦则心下鼓,暴上气而喘,嗌干善噫,厥气上则恐。"血不利则为水,水停津聚则生痰湿,痰、瘀、湿蕴结日久则化热酿毒,故脉痹常见水肿、痈疽。

【病类】

西医的多发性大脉炎、闭塞性动脉硬化症、雷诺病、结节性多动脉炎、血栓性静脉炎、血栓闭塞性脉管炎等可按本病辨治。

【治疗思路】

对于脉痹的治疗,当遵循《黄帝内经》"血实宜决之"的原则,以活血化瘀、宣痹通脉为法,常用川芎、当归、丹参、丹皮、赤芍、牛膝、桃仁、红花、地龙、水蛭、穿山甲、三棱、丹参、莪术、郁金。

【辨证论治】

寒痹 症见肢体麻木疼痛,乏力,筋脉拘急不利,遇寒加重,舌淡苔黄白,脉伏不出或伏细微涩。治宜散寒通脉,方用《伤寒论》当归四逆汤(当归、桂枝、细辛、芍药、通草、大枣、炙甘草)加附子、丹参、川芎、乳香、没药。

热痹 症见肢体热痛麻木,痛处焮红灼热,发热,口渴,关节红肿,热痛,皮肤结节红斑或坏死,舌红苔黄,脉细数或伏而不出。治宜清热通脉,方用《验方新编》四妙勇安汤(玄参、当归、金银花、甘草)加赤芍、丹皮、通草、生地黄、地龙、鸡血藤、忍冬藤、红花、丹参。

湿痹 症见肢体疼痛重着,肌肤麻木不仁、肿胀,皮肤苍白或紫黯或坏死,食欲不振,舌淡苔白腻,脉细缓或伏而不出。治宜祛湿通脉,方用蠲痹汤加防己、苍术、丹参、木瓜。若热邪与湿邪相合,红肿热痛,身热不扬,汗出,苔黄腻,则当清利湿热、宣通血脉,方用宣痹汤(防己、杏仁、滑石、连翘、山栀、薏苡仁、半夏、晚蚕砂、赤小豆)加赤芍、丹皮、牛膝。

气滞血瘀 症见肢体疼痛麻木,胸胁腹胀满疼痛,或腹内癥瘕、臌胀,肌肤紫黯或有瘀斑,肌肤水肿,舌黯、舌下脉络纡曲,脉沉细涩。治宜理气活血、化瘀散结,方用血府逐瘀汤加穿山甲、茜草、延胡索。

阳虚血瘀 症见肢体冷痛,筋肉萎缩,或腹内癥瘕、臌胀,形寒肢冷,肌肤黯紫或皮肤坏死、溃疡,舌淡或黯,脉伏不出。治宜温阳益气、活血通痹,方用阳和汤加味。心悸、水肿,方用《伤寒论》通脉四逆汤(附子、干姜、炙甘草、葱白)加桂枝、当归、鸡血藤、茯苓、泽泻、牛膝、白术、川芎、丹参。

气虚血瘀 症见肢体麻木疼痛,筋肉萎缩,或腹内癥瘕、臌胀,头晕头昏,健忘,神疲乏力,少气懒言,心悸怔忡,舌淡苔白,脉伏不出或细弱。治宜益气养血、宣痹通脉,方用补阳还汤加鸡血藤、牛膝、丹参、白术。

阴虚血瘀 症见肢体疼痛,筋脉拘急牵引,或腹内癥瘕、臌胀,五心烦热,盗汗,头晕耳鸣,低热,口干心烦,形疲乏力,舌红少津少苔,脉伏不出或细数。治宜养阴通脉,用六味地黄汤加丹参、鸡血藤、当归、赤芍、地龙。若阴虚动风,肢体抽搐,用镇肝熄风汤(怀牛膝、龙骨、牡蛎、白芍、天冬、麦冬、代赭石、玄参、茵陈蒿、龟甲、甘草)加磁石、丹参、珍珠母、赤芍、地龙。

【经验选粹】

路志正经验:大动脉炎按脉痹论治,主要是因外感风寒湿热、情志与饮食内伤、藏腑虚弱等引起,常因虚致实或虚实夹杂。临床创制新方治疗,热结痹阻用解毒蠲痹汤(金银花、连翘、赤小豆、牛蒡子、赤芍、白芍、丹参、白茅根、芦根、重楼),痰浊瘀阻用涤痰蠲痹汤(半夏、胆南星、枳壳、白芥子、茯苓、当归、川芎、穿山甲珠、地龙、鸡血藤、炙酥皂角子),脾肾阳虚用培土温阳蠲痹汤(生黄芪、白术、桂枝、白芍、茯苓、枳实、淫羊藿、补骨脂、枸杞子、鹿角胶、地龙、鸡血藤),阴虚郁热可用丹菊饮(菊花、丹参、草决明、赤芍、白芍、首乌藤、甘草)代茶饮。(《痹病论治学》)

王泽德经验:对于血栓闭塞性脉管炎,寒湿型以干姜、附子、肉桂、黄芪、丹参、川芎、细辛、苍术、白术、茯苓、白芷、甘草温经散寒、活血通络。火毒型以地黄、丹皮、连翘、败酱草、黄柏、柴胡、荆芥、当归、丹参、木瓜、桑寄生、僵蚕、皂角刺清热解毒、活血和营。气滞血瘀型以乌药、当归、川芎、桃仁、红花、牛膝、枳实、木香、乳香、没药、黄芪、丝瓜络、甘草活血通络、散瘀还阳。湿热型以苍术、厚朴、黄柏、砂仁、紫花地丁、丹皮、败酱草、当归、桃仁、赤芍、茵陈清热利湿、凉血解毒。气血两虚型以人参、黄芪、党参、白术、茯苓、山药、当归、白芍、枸杞子、丹参、川牛膝、鸡血藤、乌药、僵蚕、天麻、远志、甘草益气养血、调和营卫。〔上海中医药杂志,1992(9)〕

【医案精选】

岳美中医案:钱某某,男,38岁,1961年12月20日就诊。自诉1960年冬发病,就诊时面部青紫瘀斑,鼻尖、耳轮几乎呈青黑色,两手青紫累及腕际,指尖更甚,有麻冷感,拇指亦紫,体温35℃,脉象细微。遇火烤则转红,束臂试验阴性,血小板计数正常。诊断为早期雷诺氏病。处方:桂枝9g,当归9g,赤芍6g,北细辛2.4g,木通6g,吴茱萸6g,艾叶4.5g,桃仁9g,红花3g,炙甘草2.4g,红枣5枚,生姜3片。服30剂而愈,至1963年未复发。(《岳美中医案集》)

房芝宣医案:马某,女,28岁,1974年9月就诊。近3天来左手腕部疼痛,活动受限,左上肢起一条索,肿痛,不能安眠。查左前臂直至上臂有一明显条索,长28.5厘米,质硬,触痛拒按,沿条索皮肤潮红,左前臂微肿,左腕及左肘屈伸略受限,苔白,脉弦略数。辨证:湿热凝结,血瘀阻络。治法:清热利湿,活血散结。拟方:银花24g,公英24g,连翘18g,茵陈30g,条芩9g,猪苓9g,玄参9g,泽泻9g,炒山甲15g,赤芍9g,归尾12g,车前子9g,红花9g,延胡索9g,川楝子18g,升麻9g,甘草3g,地龙12g,泽兰叶12g。服药半月,其疼痛已止,条索变软,无触痛,缩短至20厘米。再拟方药:三棱9g,莪术9g,赤芍9g,半夏9g,玄参18g,炒山甲15g,连翘15g,生黄芪15g,鸡血藤18g,云苓12g,红花9g,炒僵蚕9g,桃仁9g,归尾9g,酒大黄3g,升麻9g。半月后条索基本消失,渐次而愈。(《房芝宣外科经验》)

黄保中医案:杨某某,男,55岁,1998年5月25日诊。6年前无明显原因出现双踝部肿胀、拘急,与季节无明显关系,经多方医治无效,反复发作。面色晦暗,双踝部按之凹陷性水肿,舌嫩红、苔白腻,脉沉滑。诊断为脉痹,治以益气活血通络为法,方药用防己茯苓汤加味:生黄芪45g,川牛膝30g,茯苓、木防己、炒白术各15g,桂枝12g,独活、炙甘草各10g。服5剂后拘急好转,肿胀减轻,继进14剂而愈。〔山西中医,2000(2)〕

刘绪银医案:刘某,男,34岁,2000年9月8日诊。3月份在广东打工时,因右小腿被石灰损伤,感染流脓,经治创口愈合。于5月中旬出现腹胀、下肢水肿、肌肤紫黯。经检查,发现肝脾大、腹水,但无肝硬化,血红蛋白、血小板、白蛋白下降,无乙肝、丙肝等,未明确诊断,予以中西药治疗,疗效不明显。回湖南老家求治,经B超、血化验、CT扫描等检查,发现下腔静脉、肝内静脉堵塞,确诊为布—查综合征,予肝素钠介入和静脉滴注丹参注射液、白蛋白及疏肝理气、健脾益气、活血化瘀作用之中药等治疗,病情好转,腹水减少。7月再次腹水,建议置换血管,因经济困难而无力手术。刻下症:精神萎靡、形态消瘦,身困乏力,伴头晕、自汗、脘腹痞满、腰膝酸软、下肢麻木、纳差、口苦,面色紫黯,全身肌肤泛青,腹部膨胀、青筋暴露,下肢静脉曲张,舌黯、舌下脉络紫黯纡曲、苔白腻,脉弦细无力,肝大3指,脾大,腹部有移动性浊音,穿刺出腹水。此乃中医之脉痹所致之臌胀,证属气血亏虚、脉络闭阻,以补阳还五汤合六味地黄汤化裁:黄芪50g,鸡血藤、枸杞子、熟地黄各20g,茯苓、白术、淮山药、山萸肉、杜仲、丹参、当归各15g,柴胡、郁金、鸡内金、桃仁、地龙、穿山甲、泽泻、猪苓、牛膝各10g,水蛭、炙甘草各8g。水煎2次,每次煎1小时,药液混匀后分早晚服,嘱药后如无不良反应,不必更方。服30剂后觉精神好转、腹水减少,续服60剂后腹水消失,纳食正常,精神明显好转,并能适当参加轻体力劳动。处方:黄芪、鸡血藤、熟地黄、龟甲、枸杞子各30g,党参、杜仲、丹参、鳖甲、淮山药、山楂、白术各15g,川芎、牛膝、片姜黄、猪苓、泽泻、穿山甲、郁金各10g,水蛭、地龙各6g,全蝎3g,炙甘草8,研末,炼蜜为丸,每次10g,每日3次,如无不良反应,坚持长期服用。经治1年,未见腹水,精神、体力恢复,能参加正常劳动,但面色与肌肤仍稍紫暗。后于2008年9月、2009年10月在打工时因饮酒发生胃溃疡出血,经中西医结合治疗出血止后,仍以原方案治疗。

骨 痿

骨痿是指骨骼痿软无力,以不耐或不能坐、立、行,受力或久劳则骨骼变型为特征的骨骼疾病。多见于幼儿和老年人。

【病因病机】

骨痿病名,首见于《黄帝内经》。《素问·痿论》云:"肾气热,则腰脊不举,骨枯而髓减,发为骨痿。"本病发病有先天因素和后天因素,主要是气血阴精亏虚、骨骼失养。《景岳全书·非风》云:"骨有痿弱之病,总由精血败伤而然。"肾藏精以生髓充骨,肝藏血而主筋,精血互生,脾胃为气血生化之本,督行脊骨内而布气血、温骨骼,冲脉为血海而渗灌气血于骨骼,任脉主阴血,因此,发病与肝、肾、脾胃、督、冲、任功能失调相关。

先天不足 父母素体虚弱;或怀孕时母亲调摄失当、大病久病导致气血阴精亏虚,致使禀赋不足,奇经空虚,精血亏虚,无以生髓充骨。《医宗金鉴·幼科心法》云:"小儿五迟之证,多因父母气血虚弱,先天有亏,致小儿生下筋骨软弱,步行艰难,齿不速长,坐不能稳。"

后天失养　小儿调养不当,生化不足;或成年后劳累、房室、七情内伤、大病久病等耗损精血,或饮食、久病损伤藏腑,生化不足,精血不足,从而奇经空虚,髓骨失养;或跌仆劳损、情志内伤、病久入络,脉络闭阻,气血阴精不能输布骨骼,骨骼失养。《灵枢》云:"五谷之津液,和合而为膏者,内渗入于骨空,补益脑髓,而下流于阴股,阴阳不和,则液溢而下流于阴,髓液皆减而下,下过度则虚,虚故腰背痛而胫酸。"

本病的病理演变过程中,骨骼软弱而极易因劳作发生变形而体态改变,或发生骨折。同时,因气血阴精已亏,极易受风寒湿邪侵淫,产生痹证。

【病类】
西医的佝偻病、骨软化症、骨质疏松症等按本病辨证论治。

【治疗思路】
对于骨痿的治疗,以益气血、补肝肾、理冲任、填精髓、壮筋骨为原则,常用龟甲、鳖甲、鹿角胶、阿胶、紫河车、熟地黄、补骨脂、骨碎补、枸杞子、当归、肉苁蓉、木瓜、杜仲、山萸肉、龙骨、牡蛎、动物骨髓。

【辨证论治】
精髓亏虚　小儿以筋骨痿弱、发育迟缓,坐、立、行走迟于同龄人,颈痿软难竖立为特征,伴见鸡胸、龟背。成年人以龟背、驼背,骨重痛、压痛,步履艰难、摇摆步态,或上楼、蹲坐、起立、下床困难,髋内翻、股胫屈曲畸形为特征。偏阴虚者,伴五心烦热、盗汗、烦躁、睡不安而易惊醒,舌红少苔少津,脉细数;偏阳虚者,四肢欠温、少气懒言、自汗、尿多、畏寒怕冷,舌淡苔白,脉沉迟细。治宜填精益髓充骨,偏阴虚者用左归丸加龙骨、牡蛎,偏阳虚者用右归丸加龙骨、牡蛎。

气血亏虚　症见骨骼痿软无力,不耐劳作,伴语言迟钝、智力低下或迟钝,健忘,心悸,神疲,眩晕,肌肉松弛,纳差,面色无华,舌淡苔少,脉细。治宜益气补血、填精补髓,方用八珍汤或人参养荣汤加减。

奇经虚弱　症见脊柱变形、腰膝酸软乏力、空痛,绵绵难止,时时隐作,活动不利,形体消瘦,肌肉干瘪,下肢萎缩,伴神疲乏力、心悸、头晕、耳鸣,女子经少经闭、宫冷,男子阳痿、遗精,腹胀坠、腹泻或便秘、失禁,舌黯淡,脉沉细或细涩。治宜益肾补督、舒筋活络,方用龟鹿二仙汤加穿山甲、地龙、水蛭、肉桂、巴戟天、锁阳。

髓虚寒凝　症见腰脊酸楚或拘急冷痛、全身拘急困重、活动不利,下肢疼痛麻木,遇寒加重,四肢不温,神疲乏力,舌淡苔白,脉紧。治宜益精填髓、散寒通络,方用独活寄生汤加鹿角胶、补骨脂、菟丝子、鹿角霜。

髓虚痰凝　症见腰脊酸楚钝痛、痛有定处,脊柱弯曲变形、肢体疼痛麻木、拘急、活动不利、女子带下、月经不调、胸闷心悸,舌质紫暗、苔腻,脉细涩或细滑。治宜益精填髓、化痰散结,方用六味地黄丸加枸杞子、鹿角霜、川芎、当归、地龙、龙骨、牡蛎、白芥子、僵蚕、穿山甲、水蛭。

脉络闭阻　症见腰腿痿软无力,腰腿疼痛,痛处固定,下肢麻木,不耐劳作、立、行,舌黯苔薄,脉涩或迟。治宜益气补血、活血化瘀,方用四物汤加黄芪、葛根、丹参、鸡血藤、牛膝、地龙、穿山甲、蜈蚣。

【经验选粹】

朱梅年经验:老年性骨质疏松症以肾气虚兼肾阳不足与肾阴不足较多,单纯阳虚和阴精不足极为少见,治疗以补肾为主。阴阳两虚者当阴阳双补,药用熟地黄、生地黄、狗脊、川续断、杜仲、巴戟天、菟丝子等。精血双亏者当用血肉有情之鹿茸、紫河车、龟甲等养血益精。老年人素本气虚,易致血瘀,故需用党参、鸡血藤之类。疼痛多呈挛缩样,用芍药甘草汤缓挛急。〔山东中医杂志,1991,10(2)〕

孙之镐经验:妇女绝经后骨质疏松症的病机主要是肝肾精血不足、冲任虚弱、脉络闭阻、骨骼失养所致。治疗以补肝肾、益精血、固冲任、通脉络为法,常用补骨脂、鹿角霜、龟甲、鳖甲、枸杞子、熟地黄、白术、芍药、木瓜、杜仲、续断、鸡血藤,阴虚以左归丸加减,阳虚以右归丸加减,气虚血瘀以补阳还五汤加枸杞子、杜仲、续断、补骨脂。

【医案精选】

叶天士医案:黄二四,冬藏精气既少,当春夏发泄,失血遗精,筋弛骨痿,不堪行走。精血内怯,奇脉少气。三年久损,若不绝欲安闲,有偻废难状之疾。鹿筋胶、羯骨肉胶、牛骨髓、猪骨髓、线鱼胶、苁蓉干、枸杞子、茯苓、沙苑子、牛膝、青盐。

某,症如历节,但汗出,筋纵而痛,冬月为甚,腰脊伛偻形俯。据述未病前梦遗已久,是精血内损,无以营养筋骨,难与攻迫。议香茸丸,温通太阳、督脉。鹿茸三两,生当归二两,麝香一钱,生川乌五钱,雄羊肾三对,酒煮烂,捣丸。(《临证指南医案·痿》)

刘绪银医案:杨某,男,65岁,2001年11月2日诊。诉3个月前因闪扭而腰腿酸软疼痛,先后经多家医院诊断为腰椎骨质增生症、腰椎间盘突出症、慢性腰肌劳损,予以中西药治疗,疼痛有所减轻,但时轻时重。刻下症:腰腿酸胀疼痛,下肢麻木,轻度浮肿,乏力,头晕,记忆力减退,脊柱变形稍驼背,舌淡、苔白,脉弦沉。血压正常,X线片提示脊柱诸椎均有轻度骨质增生,血清钙、磷偏低,骨密度测定提示骨质疏松。此乃中医骨痿,证属精血不足、肾督虚弱、脉络瘀阻所致。以龟鹿二仙汤合六味地黄汤化裁:龟甲、鹿角胶各10g,杜仲、续断、肉苁蓉、白术、枸杞子、补骨脂、熟地黄、茯苓、淮山药各15g，山萸肉、泽泻、牛膝、川芎、穿山甲各10g。服5剂后觉头晕好转、下肢浮肿消失，酸胀稍减轻，疼痛减轻不明显。处方：龟甲、鹿角胶各10g，葛根、鸡血藤、白芍各20g，杜仲、续断、木瓜、肉苁蓉、枸杞子、补骨脂、熟地黄各15g，牛膝、川芎、穿山甲各10g，水蛭、地龙各8g，蜈蚣2条。服5剂，酸胀疼痛明显减轻，守方续服5剂，症状基本消失，但胃部隐痛，考虑虫类药使用过多，改龟鹿二仙汤合六君子汤化裁，以善后。同时，嘱其多食含钙类食物，如猪骨汤，常服六味地黄丸、杞菊地黄丸、壮腰健肾丸之类，练练太极拳。

瘿　病

瘿病是以颈前结喉处结块肿大为基本特征的疾病。

【病因病机】

《吕氏春秋·尽数》有"轻水所多秃与瘿人"的认识。《三国志·魏书》引《魏略》记载了曹操劝告患有瘿病的人不要开刀割除瘿瘤，"吾闻十人割瘿九人死"，说明在当时已采用手术治疗瘿病。葛洪《肘后救卒方》首创用昆布、海藻治瘿。《备急千金要方》《圣济总论》则提出了"五瘿"。

颈部乃冲、任脉所过之处，因此，瘿病主要是冲任失调，气血瘀滞颈前结候处。《古今医统大全·瘿瘤候》云："任脉为阴血之至脉，气滞上焦，即血不下流，而著于任脉之秒，故多著于颈项皮宽处是也。"由于冲、任、督脉上连脑髓，下连胞宫、精室，旁达骨髓、内脏，故瘿病常见全身症状。发病与情志、饮食、邪毒等相关。

情志内伤　长期情志失调，忿郁恼怒，忧愁思虑或突受惊恐，使藏腑经络失调，津液停聚成痰，冲任气机郁滞，痰气血搏结壅结颈前，则形成瘿肿。《济生方·瘿瘤论治》云："夫瘿瘤者，多由喜怒不节，忧思过度，而成斯疾焉。大抵人之气血，循环一身，常欲无滞留之患，调摄失宜，气凝血滞，为瘿为瘤。"

饮食及水土失宜　饮食中营精不足或居住处水土空气失宜，影响藏腑经络功能，以致冲任失调，水湿津液聚而成痰，痰气瘀结于颈前而发为瘿病。《诸病源候论》云："诸山水黑土中出泉流者，不可久居，常食令人作瘿病，动气增患。""瘿者……亦曰饮沙水，沙随气入脉，搏颈下而成之。"

邪毒侵淫　感受邪毒，邪毒侵淫颈部，壅塞冲任，致冲任失调，气机郁滞，壅滞颈部，留而不去，则发为瘿病。

此外，本病的发生与体质因素相关，妇女易患本病，因妇女以血为本，经、孕、产、乳等与气血冲任密切相关，常易致冲任失调，引起本病的发生。

【分型】

气瘿　临床表现为颈前结喉两侧肿大、弥漫对称，甚或状如壅坠至胸，皮宽不急,边缘不清,触之光滑柔软不痛,偶有结块。

肉瘿　临床表现为颈部结喉处正中附近出现半球形肿块,能随吞咽动作而上下移动,按之不痛,常伴呼吸困难或声嘶,急躁易怒,胸闷易汗出,心悸,月经失调,眼球突出,手震颤,善饥,形瘦形疲,脱发。

瘿痈　临床表现为结喉两旁结块肿硬,疼痛引耳后枕部,发热,皮肤发红或皮色不变,可伴吞咽困难,气急声嘶。

石瘿　临床表现为颈前肿块坚硬如石,推之不移,表面凸凹不平,随吞咽动作而上下的移动幅度减少或固定不移,可伴酸痛、声嘶、颈部瘰疬痰核、呼吸困难、咯血。

瘿气　临床表现为颈前肿大,一般呈对称性、质软,吞咽时上下移动,少数肿大不对称,伴善饥、消瘦、急躁易怒、心悸,畏热多汗、手颤,眼球突出。

瘿劳　临床表现为颈前结喉肿大或先有肿大而后萎缩,疲乏、呆钝、嗜睡、畏冷、浮肿、毛发脱落、皮肤干燥、性欲减退、阳痿、不孕、肌肉关节疼痛、厌食、腹胀、手足麻木,虚里搏动应手无力而缓慢,严重者精神失常、神志昏迷,脉迟缓。

侠瘿　临床表现为颈前结节性肿块生长,常以骨痛为主诉,伴神疲、反应迟钝,多尿,尿血,腰痛,骨骼畸形甚至骨折。

【病类】

西医的甲状腺及甲状旁腺疾病,如单纯性甲状腺肿、甲状腺功能亢进症、甲状腺功能减退症、甲状腺炎、甲状腺肿瘤、甲状旁腺功能亢进症、甲状旁腺功能减退症等可按本病辨证论治。

【治疗思路】

对于瘿病的治疗,以调理冲任、理气活血、消瘿散结为原则。调奇经、益冲任用黄芪、白术、鹿角霜、龟甲、鳖甲、山药、熟地黄,理气活血用柴胡、川楝子、青皮、郁金、地龙、丹皮、赤芍,消瘿散结用浙贝母、海藻、昆布、黄药子、半夏、牡蛎、浙贝母、三棱、僵蚕、莪术。

【辨证论治】

痰气交阻　症见颈前肿大,按之柔软、光滑,颈部觉胀,但不痛,病情随情志波动而波动,可伴胸闷憋、咳嗽、吞咽困难,舌苔薄白,脉弦。治宜理气化痰、通络散结,方用《疡医大全》四海舒郁丸(海蛤、海带、海藻、昆布、陈皮、青木香)加白芥子、姜黄、郁金、香附、半夏、贝母。

痰瘀互结　症见颈前肿大,呈半球形,质地稍硬,可随吞咽动作上下移动,局部胀痛,可伴胸闷发憋、声嘶、纳差,苔腻,脉弦。治宜理气活血、化痰散结,方用《医宗金鉴》海藻玉壶汤(海藻、昆布、海带、半夏、陈皮、青皮、连翘、贝母、当归、川芎、独活、甘草)去独活,加郁金、僵蚕、黄药子、三棱、莪术、穿山甲。

痰瘀毒结　症见颈前肿块迅速增大，凹凸不平、质地坚硬，肿块固定不移，推之不动，可伴局部酸痛、声嘶、呼吸与吞咽困难、颈部瘰疬、青筋暴露，苔腻，脉弦或弦细。治宜化痰活血、解毒散结，方用海藻玉壶汤加黄药子、露蜂房、穿山甲、夏枯草、三棱、莪术、石见穿、白花蛇舌草。

邪热壅阻　症见颈前肿痛，皮肤发红，触之痛甚或有波动感，伴发热甚或高热、咽喉红肿疼痛、咳嗽，舌红苔黄，脉数。治宜清热解毒、透邪散结，方用《东垣十书》普济消毒饮（黄芩、黄连、连翘、玄参、板蓝根、马勃、牛蒡子、僵蚕、升麻、柴胡、陈皮、桔梗、薄荷、甘草）加减。

痰火瘀结　症见颈前肿大，烦热，心悸，失眠，急躁易怒，眼球突出、红赤、震颤，多食易饥，口渴喜饮，舌红苔黄或黄腻，脉弦数。治宜清热化痰、散结消瘿。方用《类证治裁》栀子清肝汤（栀子、丹皮、柴胡、牛蒡子、当归、芍药、茯苓、川芎、甘草）加夏枯草、黄药子、钩藤、石决明、知母、天花粉、白蒺藜、川贝母、玄参。

气虚痰阻　症见颈前肿大，神疲乏力，心悸，自汗，纳差，肌瘦，手指发麻震颤，浮肿，面色少华，月经失调，阳痿，舌黯淡苔白，脉细弱或弦细。治宜益气化痰、通络散结，方用海藻玉壶汤加黄芪、党参、白术、茯苓、淮山、丹参、枸杞子。

阴虚火旺　症见颈前肿大，心悸，心烦失眠，面色潮红，盗汗，头晕目眩，目干涩，眼球突出，口咽干燥，消谷易饥，形瘦，腰膝酸软，手指震颤麻木，皮肤干燥，手足心热，舌红少苔少津，舌体颤动，脉细数。治宜养阴清热、消瘿散结，方用丹栀逍遥散合酸枣仁汤加黄药子、牡蛎、川贝母、玄参、知母、天花粉、夏枯草。

气阴亏虚　症见颈前肿大，心烦心悸，神疲乏力，自汗，眼球突出，耳鸣目眩，腰膝酸软，形体消瘦，消谷善饥，面色无华，手指震颤，女子经少经闭，男子阳痿，舌干少津，脉细数。治宜益气养阴、化痰消瘿，方用《医学心悟》二冬汤（天冬、麦冬、天花粉、黄芩、知母、人参、荷叶、甘草）加牡蛎、贝母、玄参、党参、太子参、黄芪。若大汗淋漓、烦热、面色苍白、脉微欲绝，则宜益气养阴，用生脉散加味，生脉注射液静滴。

冲任虚寒　症见于神倦思睡，畏寒肢冷，心悸心慌，少气懒言，腰膝酸软，纳呆腹胀，男子阳痿，女子经少、经闭，四肢不温，皮肤干燥或浮肿，舌淡胖苔白或白腻，脉细弱或迟缓。治宜温阳益气，方用右归丸加味。若嗜睡、神昏、肢软体凉、呼吸微弱、脉微欲绝，则宜益气回阳救逆，方用《景岳全书》四味回阳饮（人参、附子、炮姜、炙甘草），并用参附注射液静滴。

【医案精选】

张学文医案：金某，女，37岁，1975年10月27日初诊。素体虚弱，于8月份感冒后觉颈项不舒，始发现左侧甲状软骨旁有黄豆大小结节，疼痛，当地治疗无效。9月底转某院外科，诊断为甲状腺囊肿，拟手术治疗，患者不同意，改转中医治疗。诊时伴心慌、失眠、尿黄、尿频、尿急、尿痛，舌质红、苔薄白、脉滑数无力。甲状腺囊肿属中医痰核、瘿证之类，一般认为系由痰气交结所致。而此患者不仅甲状腺囊肿，且有急性泌尿系感染，看似两病，却有瘀血和湿热之共性，证属气阴两亏、热结血瘀，非寻常之痰核瘿证。水血相关，瘀血内阻，则水停湿聚痰生，故见痰核囊肿；湿郁化热，湿热下注，故见尿频、尿急、尿痛。治宜益气养阴、清热散结、化瘀活血，方药：黄芪、丹参各24g，玄参、连翘、苍术各15g，麦冬、穿山甲、赤芍、怀牛膝各10g，夏枯草、白茅根各30g，水煎分2次服，日1剂。服10剂，囊肿消失，他症亦愈，1976年1月22日随访，未见复发。

刘绪银医案：曾某，女，52岁，2003年3月8日诊。患者于1995年因卵巢浆液癌行卵巢摘除术及化疗、中药治疗，身体状况尚可。但2周前觉颈部喉结两旁有肿块，经医院确诊为桥本甲状腺炎。担心西药对身体有影响，要求中药治疗。刻下症：头昏、神疲、甲状腺轻度肿大、表面光滑、压痛不明显，舌淡、苔白，脉细弱。证属气血不足，冲任虚弱。治以龟鹿二仙汤化裁：龟甲、鹿角胶各10g，枸杞子、熟地黄、女贞子、墨旱莲、鸡血藤各20g，当归、黄药子、川贝母、昆布、川芎、蒲公英、夏枯草、牛膝各10g，人参5g，服20剂而获愈。

遗　精

遗精是指男子不因性交而精液频繁外泄，伴其他不适为主要表现的病证。

【病因病机】

遗精是冲、任、督、带失调，精室失约所致，关键是虚、火、湿、瘀。

虚　冲、任、督、带四脉皆循阴器，具有蓄溢调节精室，使精液不致乱泄的功能。若先天禀赋不足，或后天调摄失当，早婚、房室过度，频犯手淫，大病久病，导致奇经虚弱，冲任不固，带脉失约，督失统率，从而精室不固，精液外泄。

火　心藏神、脑主元神，共属火；肾寄相火，冲、任、督上入心脑，下联肝肾、精室。若劳神太过，阴血暗耗，君火偏亢，相火妄动；或心有妄想，所欲不遂，气郁化火，心火妄动；火热扰动冲、任、督、带和精室，心肾不交，蓄溢封藏失司，精室失约，精液外泄。《景岳全书》云："君火不清，神摇于上，则精遗于下。"《罗氏会约医镜》曰："心为君火，肾为相火，心有所动，肾必应之，则肾不能藏，精随以泄。"

湿　饮食醇酒肥甘，酿生湿热；或外感湿热，湿热循经下注，扰动精室，精室失约而精液外泄。《证治汇补》云："有饮酒厚味，痰火湿热，扰动精府者。"

瘀　病久入络，或跌打损伤精室奇经，导致奇经瘀滞，经气不利，不能正常调摄精室精液，从而精室失约而精液外泄。

【分型】

遗精有梦遗与滑精之分，凡于睡中有梦而遗者叫"梦遗"，无梦而遗甚至醒时精液流出者为"滑精"。大凡梦遗病轻，滑精病重。

【病类】

西医的神经中枢性遗精和器质性遗精按本病辨证论治。

【治疗思路】

对于遗精的治疗,贵在分清虚实,实证以清源为主,虚证以固精为法。《类证治裁·遗精》云:"下元虚惫,寐则阳陷而精遗不禁者,宜升固八脉之气。"

【辨证论治】

火热灼奇　症见遗精,阴茎易举,烦躁易怒,面红目赤,头昏脑涨,胸胁不舒,阴部作胀而灼热,口苦咽干,小便黄短,舌红苔黄,脉数。治宜清热泻火,方用《卫生宝鉴》三才封髓丹(天冬、熟地黄、人参、黄柏、砂仁、甘草)加女贞子、柴胡、白芍、黄连、灯心草、黄芩、龙胆草、莲子心。

湿热注奇　症见遗精频作或尿时有精液外流,口苦或渴,阴部闷热,舌红苔黄腻,脉滑数或濡数。治宜清热利湿,方用《卫生宝鉴》猪肚丸(白术、苦参、牡蛎、猪肚)加猪苓、泽泻、黄柏、车前子、萆薢,或用龙胆泻肝汤加减。

精室不固　症见遗精频作,腰膝酸软,神疲乏力,头晕耳鸣,面色少华,心悸。偏阴虚者,口苦咽干、颧红、手足心烦热、盗汗、舌红、脉细数,治宜滋阴敛精,方用知柏地黄丸加金樱子、芡实、玄参、枸杞、龟甲胶。偏阳虚者,畏寒肢冷、阴茎难举或勃而不坚、自汗、舌淡、脉细弱,治宜温阳固精,方用《济生方》秘精丸(菟丝子、韭菜子、五味子、桑螵蛸、龙骨、牡蛎、白石脂、茯苓)加鹿角胶、淫羊藿、补骨脂。阴阳两虚,宜阴阳双补,方用《辨证录》补天育麟丹(鹿茸、人参、山萸肉、熟地黄、肉苁蓉、巴戟天、白术、炙黄芪、淫羊藿、山药、芡实、当归、蛇床子、菟丝子、柏子仁、肉桂、麦冬、北五味子、锁阳、紫河车、海狗肾、砂仁)加减。

瘀血阻奇　症见遗精,腰脊疼痛,少腹及阴部疼痛作胀,肢体麻木,舌黯,脉弦。治宜活血通络,方用四物汤加木瓜、牛膝、杜仲、蜈蚣、地龙、柴胡、鸡内金。

【经验选粹】

李克绍经验:滑泄不止,还可见精窍不利之实证,若一味误用固涩,愈涩愈剧,此时宜通因通用,取利窍之法,或利痰通窍,或活血散瘀。因遗精既久,精窍或有败精滞留,通利精窍能使邪去正安。劳心过度,其愿不遂所致淫思梦遗者,当然要以泻心清心为本,治遗精为标。但有病源不在心神而为"厥气客于阴器",即生殖器官炎症对阴器的刺激,使相火妄动,肝魂不安。梦中交合之遗精与操心过度之杂梦无章有别,乃相火为本,妄梦为标,当泻其相火,用龙胆泻肝汤,无梦而泄,用封髓丹。滑泄既久,升阳不效,其阳气浮越,不能潜藏,固涩失权,精更不固,不可复升,当潜阳,桂枝加龙骨牡蛎汤。(《当代名医临证精华·男科专辑》)

【医案精选】

叶天士医案:某,梦遗病。乃是阴气走泄,而湿热二气乘虚下陷,坠自腰中至囊,环跳膝盖诸处可见。久遗八脉皆伤,宜用通药,兼理阴气。猪苓汤又熟地、五味子、芡实、茯苓、湖莲、山药。

苏凤哲医案:历某,男,18岁,学生,北京市人。2009年6月2日就诊。患者遗精1年,近日因参加高考学习压力大而异常焦虑,出现昼夜遗精,自服药物后(具体药物不详),病势有增无减。症见:精神萎靡,面色㿠白,乏力头晕,腰腿软软,舌体胖大苔白,脉沉细。诊断:遗精,辨证:脾肾两虚,带脉失约。治疗方法:采取灸法,取穴带脉、五枢、维道穴。每穴灸15~20分钟,至皮肤起红晕为度。每日灸1次,1周为1个疗程,1周后遗精数明显减少,5周后遗精基本停止,精神状态转佳,乏力等症好转。

阳　痿

阳痿是指男子青壮年时期阴茎不能勃起或临房勃而不坚的病证。

【病因病机】

阳痿,《黄帝内经》以"阴痿""阴器不用""宗筋弛纵"等术语描述之。明·张介宾《景岳全书》始称"阳痿"。冲、任、督、带四脉均过阴器,上联心脑,下联肝肾,因此,阳痿主要与此四脉失调相关,病机主要是虚、郁、瘀。

虚　先天禀赋不足,或后天失调,大病久病,藏腑虚弱,气血不足,或房劳思虑过度,精气耗损太多,以致精血不足,奇经空虚,宗筋失养,发为阳痿。《景岳全书·阳痿》云:"思虑焦劳忧郁太过者,多致阳痿。盖阴阳总宗筋之会……若以忧思太过抑损心脾,则病及阳明冲脉……气血亏而阳道斯不振矣。"

郁　心有妄想,所欲不遂,神气郁滞,经脉不利,命门阳气失展,气血不达,宗筋失充,故难以勃起或勃而不坚。《辨证录》云:"人有年少之时,因事体未遂,抑郁忧闷,遂致阳痿不振,举而不刚,人以为命门火乎,谁知是心火之闭塞乎。"《冯氏锦囊秘录》曰:"苟志意不遂,则阳气不舒,惟阳气者,即真火也。譬诸极盛之火,置之密器之中,闭闷其气,使不得发越,则火立死而寒矣,此非真火衰也,乃闷郁之故也。"

瘀　外感邪气,留而不去,壅滞奇经,经脉瘀滞;或情志忧郁,气机郁滞,奇经受累,脉气不利;或跌仆损伤,奇经瘀滞,则气血不能正常达于宗筋,宗筋失养而痿废不用,发为阳痿。

【病类】

西医的各种阳痿按本病辨证论治。

【治疗思路】

对于阳痿的治疗,贵在通补奇经。理气活血通经用地龙、蜈蚣、当归、柴胡、郁金、木香、丹参、牛膝。补益养筋用鹿角胶、鳖甲、龟甲、淫羊藿、锁阳、肉苁蓉、巴戟天、枸杞子。

【辨证论治】

奇经阳虚　症见阳事不举,精少,头晕耳鸣,面色少白,精神萎靡,畏寒肢冷,乏力,舌淡苔白,脉沉细弱。治宜温补奇经,方用《辨证录》扶命生火丹(人参、巴戟天、山萸肉、熟地黄、鹿茸、黄芪、附子、肉桂、肉苁蓉、北五味子、酸枣仁、杜仲、龙骨)加蜈蚣、地龙、当归,或用右归丸加减。

奇经郁滞　症见阳痿或举而不坚,心情抑郁苦闷,胆怯多疑,心悸易惊,夜寐不安,舌苔白,脉弦。治宜理气解郁、娱神启阳,方用《杂病源流犀烛》达郁汤(升麻、柴胡、香附、川芎、桑白皮、白蒺藜)加刺五加皮、蜈蚣、地龙、当归。若伴脘腹胀闷、纳差、神疲,脉弦细,用《辨证录》宣志汤(茯苓、石菖蒲、白术、酸枣仁、远志、柴胡、当归、人参、山药、巴戟天、甘草)加减。

奇经瘀滞　症见阳痿精少,面色晦暗,舌有瘀斑,脉涩。治宜通络散滞,方用四物汤加青皮、丹参、蜈蚣、地龙、枸杞子、牛膝。

冲任亏虚　症见阳事不举,精神不振,面色不华,舌淡苔白,脉细弱。治宜益气养血、填冲补经,方用龟鹿二仙汤加紫河车、当归、熟地黄。

湿热阻奇　症见阳事不举,阴囊潮湿、臊臭,身体疲困,尿黄,舌苔黄腻,脉濡数。治宜清利湿热,方用龙胆泻肝汤。若湿热伤阴而兼见五心烦热,舌红少津,脉细数,宜清热利湿养阴,方用知柏地黄汤。

寒湿阻奇　症见阳事不举,腰膝沉重,尿清,便溏,阴囊潮湿,舌淡苔白腻,脉濡缓。治宜温散寒湿,方用九仙灵应散(黑附子、蛇床子、紫梢花、远志、石菖蒲、海螵蛸、木鳖子、丁香、潮脑)加减。

【医案精选】

张学文医案:冉某,男,28岁,战士,1981年2月24日初诊。患者1980年8月因左腹股沟静脉曲张手术治疗后渐觉阳痿,日趋加重,浑身无力,腰痛发麻,时冷战,负重则睾丸、少腹坠胀不舒。某院诊断为"性功能紊乱症",用甲基睾酮、胎盘注射液、谷维素等无效。后就诊于中医,服温肾壮阳、滋补肝肾之剂亦不见效。诊见面色晦暗,舌质暗紫,舌底脉络曲张,六脉沉涩。辨证:瘀血内阻,阴阳两虚。治法:活血化瘀,扶阳育阴。方药:丹参、阳起石各30g,桃仁、红花、生地黄、赤芍、川芎、川牛膝、麦冬、五味子各10g,桑寄生、川续断各15g,水煎分2次服,每日1剂。服10剂后阳痿渐起,脉涩舌黯均减轻,偶尔遗精,守方化裁:生地黄、川牛膝、莲子肉、五味子各10g,麦冬、桑寄生、赤芍各15g,玉竹、山药各12g,阳起石3g。服14剂阳痿痊愈,遗精止。

尿　失　禁

尿失禁是指不能自主控制尿液排泄,以小便自行排出为主要特征的疾病。

【病因病机】

尿失禁,又称"遗溺""遗尿""失溲""失溺""小便不禁"。《灵枢·本输》云:"三焦者,足少阳太阴之所将,太阳之别也,上踝五寸,别入贯腨肠,出于委阳,并太阳之正,入络膀胱,约下焦,实则闭癃,虚则遗溺,遗溺则补之。"《伤寒杂病论》以神志昏迷为主症,而伴随之尿失禁称为"失溲"。《诸病源候论》认为是"肾气虚,下焦受冷也。"《丹溪心法》将病因病机归纳为虚寒、外邪、血少、气虚等。《赤水玄珠》认为湿热亦可导致尿失禁。《类证治裁》认为"遗溺者,小便失禁,虽膀胱见症,实肝与督脉三焦主病也"。

《素问·灵兰秘典论》云:"膀胱者,州都之官,津液藏焉,气化则能出矣。"膀胱是贮藏和排泄尿液的器官,但膀胱的藏泄与脑、督、带、冲、任、肾密切相关。肾与膀胱相连,表里相合,肾主水,主藏泄,司气化,《素问·水论》云:"肾者,胃之关也,关门不利,故聚水而从其类也"。脑为五脏六腑之大主,调节诸藏腑功能,督脉属脑,"系于溺孔之端";带脉具有固摄约束诸纵行藏腑经络的作用,冲、任二脉皆过少腹胞中,冲为十二经之海,任为阴经之总任,上连脑,下连肾、命门、督脉,转输脑气、命火、气血以濡养诸藏腑。因此,尿失禁的病理关键虽是膀胱失约,但与脑、肾、督、冲、任、带失调密切相关,病因不外乎外感、内伤、跌仆损伤,病机有虚实两端。

虚　调摄失当,劳倦、饮食损伤,或忧思过度,或大病久病,导致气血亏虚,脑、肾、督、冲、任、带空虚,固摄无力,从而膀胱失约,发为尿失禁。

实　外感六淫,或七情郁结,或跌仆损伤,导致气滞血瘀,脑、督、带功能失职,固摄失司,膀胱失约,从而为尿失禁。

本病在发展过程中,由于尿本津液所生,津液、血、气相互为用,因此,长期尿失禁,必然导致津液、气血亏虚,脉络失充,血行瘀滞,燥热内生,肢体肌肤失养,表现出口渴、多饮、低热、神疲乏力、肌肤干燥等症状。

【病类】

西医的尿失禁、尿崩症按本病辨证论治。

【治疗思路】

尿失禁既可因膀胱本身病变引起,也可因非膀胱疾病引起。因膀胱疾患所致者可随膀胱疾患的好转而好转,不属于本篇讨论范畴。非膀胱疾病所引起的尿失禁,以固涩为主,常用山萸肉、金樱子、五味子、海螵蛸、桑螵蛸、芡实、覆盆子、升麻。但应辨寒热虚实,寒者多阳虚,当温阳壮阳、补虚固涩;热者多阴虚,当养阴退热、补虚固涩。

【辨证论治】

脑气不足　症见遗尿或小便不禁或失溲,精神不振,头晕目眩,气短,心悸、夜寐不佳,形疲乏力,舌淡、脉细弱。治宜填髓补脑、益气固摄,方用补天大造丸加金樱子、益智仁、五味子,惊恐则小便不禁加龙骨、牡蛎。

气虚血瘀　症见失溲,精神委顿,面部萎黄,头痛或背腰疼痛,形疲,肢麻乏力,头晕,常伴大便失禁,舌黯红或瘀斑、瘀点,脉涩或沉迟细弱。治宜益气活血,方用补阳还五汤加金樱子、益智仁、山萸肉、五味子、芡实、覆盆子、升麻。

肾督虚寒　症见尿失禁,头晕目眩,腰膝酸软,背疼楚,四肢不温,舌淡苔白,脉沉细。治宜温肾壮督、益气固涩,方用右归丸加女贞子、墨旱莲、川续断、狗脊、益智仁、桑螵蛸、龙骨、牡蛎。

阴虚髓亏　症见尿失禁,头晕目眩,口渴多饮,五心烦热,腰膝酸软,面色潮红,舌红少苔少津,脉细数。治宜滋阴益髓、益精固涩,方用左归饮加五倍子、桑螵蛸、五味子、玄参、天花粉、麦冬。

督脉瘀滞　症见尿失溲,腰脊疼痛,下肢麻木或瘫痪,但常伴大便失禁,腹胀痛,趺阳脉弱。治宜活血祛瘀,方用少腹逐瘀汤加蜈蚣、穿山甲、川牛膝。

带脉不固　症见尿失禁,腰膝酸软,两足无力,少腹坠胀或胀痛,剧咳则尿自出,舌淡苔白,脉沉细弱。治宜益气固带,方用菟丝子丸(菟丝子、五味子、煅牡蛎、肉苁蓉、附子、鸡膍胵、鹿茸、桑螵蛸)加黄芪、升麻、覆盆子、芡实、金樱子。

湿热注奇　症见尿频,尿遗或不禁,尿热,口渴,心烦,腰酸低热,或头晕头重,舌红苔黄腻,脉滑。治宜清热利湿,方用八正散(车前子、瞿麦、扁蓄、滑石、山栀子仁、甘草、木通、大黄)加味。

【医案精选】

石学敏医案:刁某,女,8岁。自幼遗尿,每夜1次,冬天尤甚,中西药均无显效。面色㿠白,舌淡苔白,脉沉细。诊曰:禀赋素薄,任督未充,下焦虚寒,膀胱失约。治以温肾固摄,通调任督。关元,针后施灸;百会、三阴交、肾俞,均针刺施术,每日1次。经5次后遗尿停,继针7次以巩固疗效而痊愈,追访半年未犯。(《中国针灸奇术》)

苏凤哲医案:杨某,女,5岁,2012年7月18日初诊。其母代诉:夜间睡眠过熟,不自觉排尿,不分冬夏,每夜尿床。查体:发育、营养状况尚可,无器质性病变,面色红润,舌淡红,苔薄白,脉沉。诊为遗尿,证属肾气不足,膀胱失固。治以醒脑补肾,固摄膀胱。穴取:交信(左)、跗阳(右)、睛明(双)。针刺交信、跗阳,手法为泻交信、补跗阳,留针15分钟。令患儿闭眼后点按睛明穴3分钟。每日1次,治疗7次后夜间已无遗尿,遂按上方再针治3次以巩固疗效。半年后随访未再遗尿。中医学认为遗尿主要与肾和膀胱有关。遗尿患者夜间多沉睡,朦胧难醒,为阳气不足,阴气偏盛。奇经八脉中的阴、阳跷脉分别随足少阴肾经和足太阳膀胱经上行,与肾、膀胱有密切关系;跷本一脉,分行于阴阳。交信、跗阳分别是阴、阳跷脉与足少阴肾经、足太阳膀胱经的交会穴,同时又是郄穴,是经脉气血汇聚深入之处,通过针刺阴、阳跷脉与其交会的其他经的穴位,能交通一身阴阳之气、调节机体阴阳动态相对平衡；针刺手法上采取补跗阳、泻交信，能振奋阳气，使阴阳动态平衡，患者方能自醒排小便。睛明穴为手、足太阳经和足阳明经、阴跷脉、阳跷脉的五脉交会穴，点按此穴，能通过刺激五脉从而调节大脑皮质功能。诸穴合用，激发多经脉的气血，调整藏腑功能，使阴阳平衡，起到醒脑、补肾和固摄膀胱的作用，从而达到增强自控小便能力而治愈遗尿。